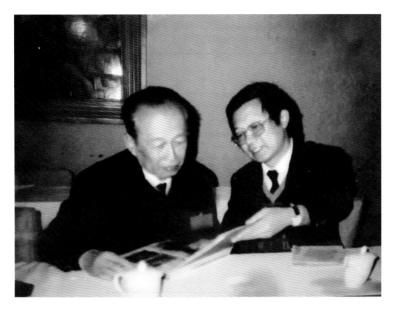

周楣声(左)给学生讲解《灸绳》

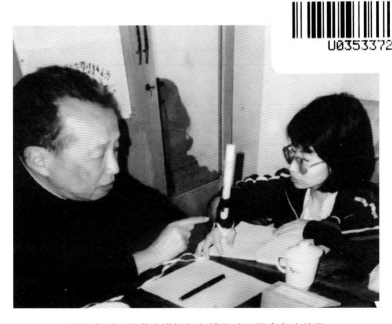

周楣声(左)给学生讲解如何操作才可提高灸疗效果

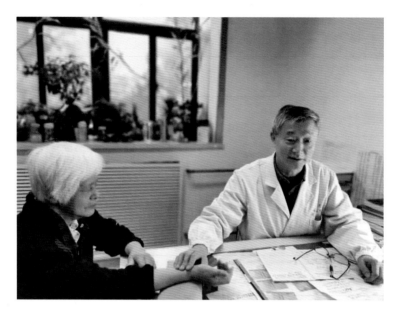

蔡圣朝(右)在门诊给患者诊脉

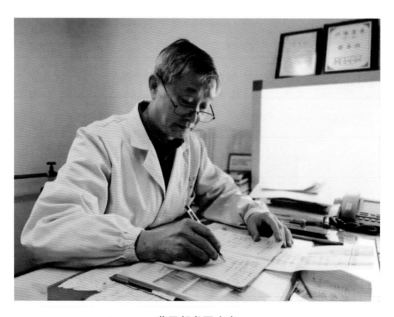

蔡圣朝书写病案

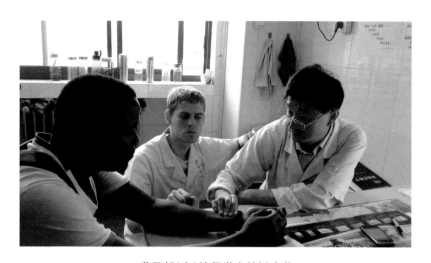

蔡圣朝(右)给留学生教授脉学

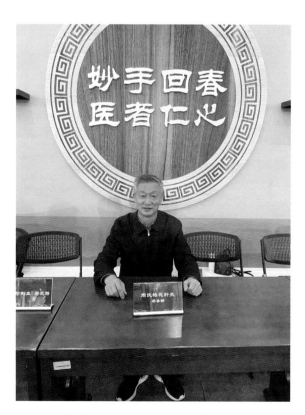

蔡圣朝在第十三届国际文化博览会上

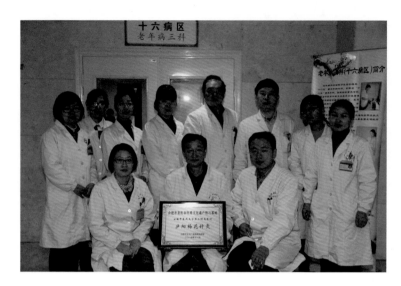

梅花灸学团队

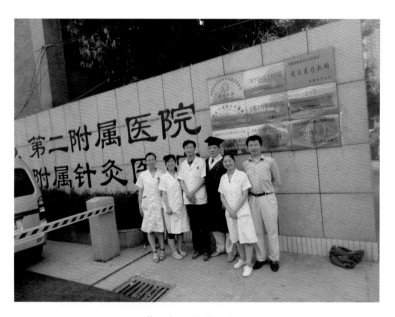

蔡圣朝及其学生合影

周氏梅花针灸流派工作室建设项目
国家中医药管理局名老中医药专家传承工作室建设项目

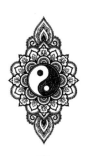

梅花灸学

学术思想与临床经验集

◎主编

蔡圣朝

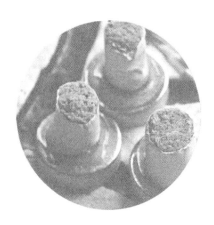

时代出版传媒股份有限公司
安徽科学技术出版社

图书在版编目(CIP)数据

梅花灸学学术思想与临床经验集 / 蔡圣朝主编.
--合肥:安徽科学技术出版社,2022.3
ISBN 978-7-5337-8508-6

Ⅰ.①梅… Ⅱ.①蔡… Ⅲ.①针灸学 Ⅳ.①R245

中国版本图书馆 CIP 数据核字(2021)第 236028 号

MEIHUAJIUXUE XUESHU SIXIANG YU LINCHUANG JINGYANJI
梅花灸学学术思想与临床经验集　　　　　　　　主编　蔡圣朝

出 版 人:丁凌云　　　选题策划:王　宜　　　责任编辑:王　宜
责任校对:李　茜　　　责任印制:梁东兵　　　装帧设计:冯　劲
出版发行:时代出版传媒股份有限公司　http://www.press-mart.com
　　　　　安徽科学技术出版社　　　　http://www.ahstp.net
(合肥市政务文化新区翡翠路 1118 号出版传媒广场,邮编:230071)
　　电话:(0551)63533330
印　　制:合肥创新印务有限公司　　电话:(0551)64321190
(如发现印装质量问题,影响阅读,请与印刷厂商联系调换)

开本:710×1010　1/16　　　印张:18　插页:4　　　字数:400 千
版次:2022 年 3 月第 1 版　　2022 年 3 月第 1 次印刷

ISBN 978-7-5337-8508-6　　　　　　　　　　　定价:86.00 元

编委会名单

主　编　蔡圣朝

副主编　朱才丰　费爱华　贺成功

　　　　徐天馥　李　飞

编　委　杨　坤　秦晓凤　袁卫华　王　丽

　　　　吴萌萌　崔倩倩　曹云燕　代　飞

　　　　高大红　丁诺诺

弁　言

针灸是中国传统医学的独门绝技。其中,以灸治病,历史更为久远。大约在1.8万年前,中华民族就开启了以火驱寒的历史,这可以说是灸疗法的萌芽。人们有意识地用火疗伤愈疾大约也有5 000年历史,其中明确的文字记载约在2 500年前。《庄子·盗跖》说:"(孔)丘所谓无病自灸也。""无病自灸"已经成为当时的一句惯熟的口语,可以肯定的是,春秋战国时期这种治病方法已经非常普遍。而且无病自灸,还有另外两层意义:一是"无病"也可"自灸",显然是预防疾病,而不是治疗疾病;二是"自灸"不是出自巫医之手,说明灸疗法已经脱去神秘面纱,成为流行于民间的普通医术。从《孟子·离娄》"今人欲王者,犹七年之病求三年之艾也"的记载来看,当时主要是以艾灸为主。

传说产生于远古黄帝时期,实际大约成书于春秋时期的《黄帝内经》,是我国现存最早的一部医学著作。其《素问·异法方宜论》又具体说明了艾灸的材质选用、流行的原因:"北方者,天地所闭藏之域也。其地高陵居,风寒冰冽,其民乐野处而乳食,脏寒生满病,其治宜灸焫,故灸焫者,亦从北方来。"这里所说的"焫"是指艾的嫩叶,"从北方来"也隐含了这种疗法自北而南的传播。这些方面无不证明灸法历史悠久、源远流长!

在历史长河中,先民们为了和疾病做斗争,灸法得到不断丰富和完善,创造出了形式多样的灸法,对人类的健康、保健起到了不可低估的作用。梅花灸学在灸疗领域一枝独秀,乘着改革开放的盛世春风,设坛讲学,开枝散叶,更进一步丰富和推动了灸法的长足进步,使"星星艾火"遍布大江南北、长城内外,成为慢性病康养、亚健康状态调理的制胜法宝。

本书正是从理论和临床两个方面系统地探讨了梅花灸学。在理论上,始终紧扣梅花灸学的核心学术思想,注重文献爬梳剔抉,很多内容都是其他书中未曾涉及的,实为本书首次收载;在临床上,围绕临床中的疑难知识点的探索、阐述,解决实际问题。本书传承、总结了梅花灸学八代人的心血结晶。而且,近年科研、临床所提出的灸学方面具有原创意义的学术思想和方法,此书几乎全部收录,在学术上也具有前沿意义。因此,全书内容丰富、全面,充分反映了梅花灸学的渊源以及近年来的研究和临床新进展。

本书的前半部分是梅花灸学的主要学术思想和技法;后半部分是前半部分学术的临床应用和技法的展现,理论结合实际,易学易会,实用性极强,既独树一帜,又极大地丰富针灸学术的内涵。希望借此书的出版,推动针灸学术的发展。同时,本书在呈现先贤学术之吉光鳞羽之际,也包含作者的愚者一得。书中有些提法,绝非臆测,出自临床实践,祈请大方之家商榷、争鸣。

方今海晏河清,春风骀荡;梅花灸学古树新花,在业界声名鹊起。书中所载是梅花灸学八代人朝乾夕惕、不懈努力探索的结晶,现无私奉献给同人,嘉惠于广大读者后学。他山之石,可以攻玉。但因作者学识谫陋,舛误之处在所难免,希望同人高德指教补阙!

目　　录

上篇

梅花灸学

学术思想

第一章 概 述

一、梅花灸学的渊源和代表性传承人

1. 梅花灸学的渊源

梅花灸学,是安徽省非物质文化遗产项目"周氏梅花针灸"的特色灸法,源于我国灸法泰斗周楣声家传"梅花派"灸法,具有近300年的历史,迄今已传承九代,门人弟子遍布世界各地。梅花派因梅花针灸学派第四代传人周树冬素好梅花而得名,"……我今新谱梅花诀,梅花沁心能去疾。年年寂寞在深山,不以无人花不发……光绪壬寅春王月天长沂湖,周丙荣树冬撰"(《金针梅花诗钞·诗序》)。周树冬先生祖居天长市杨村,后院有大片梅园,前临沂湖。老先生酷爱梅花,故将其技法命名为"梅花针灸",应用其绝学救危扶难,施诊乡邻,为杏林增辉。

梅花针灸学派的学术传承有家传、师传两种方式,1979年以前在天长市以周楣声家传、单传为主,1979年周楣声来安徽中医学院(现安徽中医药大学)工作后,学术活动自然转到了合肥,在合肥开坛讲学,传道授业,学术传播至世界各地。

2. 代表性传承人

周树冬(1862—1915),今天长市人,梅花灸派第四代传人,受业于乃叔又渠公,著《金针梅花诗钞》。《金针梅花诗钞》是梅花针灸学派主要针法典籍之一,是周楣声于1957年无意间在姑母家发现,《金针梅花诗钞·前记》云:"1957年夏,余做客于姑母家,为之整曝残书自遗,无意间得《金针梅花诗钞》一稿于故纸堆中,先人手泽赫然在目,悲喜之情实难名喻。"由于战乱等原因,"惜迭经战乱,手稿已散佚殆尽"(《金针梅花诗钞·诗序》),其内容又经周楣声1980年增损重订后出版,该书被称为"继《针灸大成》后又一部重视针刺方法,并有所创见的针灸学专著"(《针刺手法100种》,陆寿康、胡伯虎、张兆发编著)。《金针梅花诗钞》不但记载了梅花派特色导气法(通气法、调气法、助气法、运气法)及诱、敲、压、通气、调气、助气、动气等梅花派特色针刺手法,还记载了不同于子午流注针法的周氏家传脏气法时时间针法和移光定位时间针法。

周楣声(1918—2007),教授,主任医师,全国首批名老中医。周楣声先生自幼随先辈学习中医,博览群书,传承家学,潜心医道,勤耕不辍,博学多才,底蕴深厚,从医70余年,救人无数。周楣声先生毕生致力于弘扬光大祖国医学,授业传道,著书立说,悬壶济民;治学严谨,学术上力求精益求精,提出许多真知灼见,总结出丰富的经验,其在灸法的传承与振兴、研究与临床应用等方面更是造诣颇深;思路活泼,崇尚道学,古典文学基础深厚,能诗能文,幼年对金石书画均有涉猎,其从事刀圭以后,乃慨然曰:"虽能撷艺苑之精华,然饥不可食,寒不可衣;莫若入轩岐之堂室,则既可利己,亦可利人。"他先后撰写《灸绳》《针灸歌赋集锦》《针灸经典处方别裁》《针灸穴名释义》《黄庭经医疏》《周氏脉学》《金针梅花诗钞》《针铎》《填海录》等。著作中见解精辟,立论新颖,在国内外均享有极高声誉。20世纪50年代初,周老被加之不公待遇,褚服加身,在劳改农场从事狱医工作。那个年代本身就缺医少药,在劳改农场更是如此。但劳改农场的艾蒿很多,周老是学中医针灸出身的,于是就想到用艾灸治病,并且很快就打开局面,进而艾灸成为农场狱医的主要治病手段。由此积累了大量临床病例,加之他又勤于观察、善于总结灸疗的系统规律,为灸疗理论体系的建立奠定了基础。

在实践过程中,周楣声发明了用脚踏皮老虎的吹灸方法,提高了疗效;还发明了固定艾条的灸架,方便了操作。这两项发明,沿用至今,尤其是灸架,现在应用很广,只是在材料和加工上有所改进。

周老在《与家人书》中写道:"囹圄窗下……幸识轩岐之路,乃萌奋发之情。"对事业的执着追求,是老人在漫长孤苦逆境中的精神支柱。周老曾说,那个年代,整个国家民族都苦难深重,个人的冤屈算得了什么。所幸九死一生,终于迎来了清平盛世。十五年的劳改,躲过了三年天灾人祸、十年"文革"浩劫,还研究了学问,还完成了几部书稿,也算因祸得福。

20世纪70年代后期,在重视知识、重视人才的大环境下,周老自嘲像"出土文物"被发现,经层层推荐,最后落户到安徽中医学院附属针灸医院(现安徽中医药大学第二附属医院),实现了人生的一次转折。

到针灸医院以后,随着工作条件的改善、各级领导的支持,周老的医术和艾灸的疗效都得到了充分展示。工作不断取得成绩,成绩不断受到表彰,表彰又不断催生新的成绩。这是一个有事业心的知识分子多年积蓄的能量得以释放的过程。那个年代患者常以送锦旗、放鞭炮对医生表示感谢,周老的诊室里挂满了锦旗,挂不开的就堆在墙角。

周老古文功底深厚,精通中医典籍,又有中、西医的临床积累,所以能古今中西、融会贯通;遵古而不泥古,继承更有创新,常能独辟蹊径,常有独到见解。例如热病灸治,就是源于真知灼见的大胆之举,开创了热病灸治的先河,是对中医灸法理论的重大突破。

蔡圣朝(1957—),安徽中医药大学第二附属医院主任医师,博士、硕士研究生导师。安徽省名中医,江淮名医,全国第五、第六批名老中医药学术传承指导老师。

现任安徽省中医药学会老年病专业委员会主任委员,安徽省中医药学会内科分会副主任委员,风湿病专业委员会副主任委员,安徽省中医药学会常务理事,安徽灸法研究会副主任委员。安徽非物质文化遗产"梅花针灸"第七代代表性传承人。幼承祖传四代中医内、妇科精髓。其长期从事中医药及针灸的临床、科研、教学工作,编写著作5部,发表专业学术论文200余篇。其主要研究中医老年病学,为国家卫健委和国家中医药管理局临床重点科室的带头人,在非药物防治老年病方面做出贡献。获安徽省科技进步奖二等奖1项(排名第一)、安徽省科技进步奖三等奖2项(排名第二、第四)、安徽省中医药科学技术奖二等奖1项(排名第二)。

蔡圣朝幼承家学,高中毕业后随父学习中医学并施诊于乡里,熟读并背诵了《黄帝内经知要》《濒湖脉学》《伤寒论》《金匮要略》《药性歌诀四百味》《汤头歌诀》等。其间担任赤脚医生,运用中医药防病治病,对祖国医学有了初步的认识,坚定了学习中医药的信念。1978年进入安徽中医学院学习,1983年毕业后跟随周楣声先生学习针灸近20年,特别是在"热证贵灸"学术研究和探索中多次深入疫区,用艾灸治疗"流行性出血热"获得较理想的效果,为拓展艾灸在热证疾病的应用上做了大量的探索;在研制"万应点灸笔"方面提出了开创性想法;在用艾灸调理阴虚病例方面也做了观察,并提出"道法自然,阳生阴长""调任复原""温阳补肾"等学术观点;在灸法、灸具创新方面,不断探索,发明、设计的灸疗器具获国家专利20余项。

蔡圣朝早年随周老学习、工作,协助举办过四期全国灸法学习班。近年又不断传播学术思想,举办过全国性、安徽省内学习班和继续教育学习班10余期,可以说把灸法学术传播到大江南北、长城内外。培养研究生50余名、各个层次的师承学生十多人,进修学习人员难以计数。

二、梅花针灸的时代背景

梅花针灸学派的形成经历了三个发展阶段。

第一阶段:首提梅花针灸的是第四代传人周树冬,在《金针梅花诗钞》序言中有"……我今新谱梅花诀,梅花沁心能去疾。年年寂寞在深山,不以无人花不发……光绪壬寅春王月天长沂湖,周丙荣树冬撰",率先确立了"梅花针灸"的名称,以研习针法为主要内容。时为光绪二十八年(1902)。

第二阶段:该时期是梅花灸学学术形成的主要阶段。周楣声先生于20世纪50年代末期在劳改农场特定封闭和缺医少药的环境下,应用艾灸在临床中系统地、长时间地观察患者,感悟了艾灸的临床疗效和艾灸的感传和作用规律及效应。在那艰苦而漫长的岁月里,周老边临床边观察,收集大量灸法临床资料,并进行总结,完成了《灸绳》初稿,奠定了"热证用灸""灸疗感传"等学术观点。

第三阶段:丰富、完善阶段。1984年,安徽成立全国第一所针灸医院,组建了灸疗科,主要应用艾灸治疗所收治的患者,大大拓展了灸疗的病种。这期间治疗了大量的皮肤感染性疾病以及运动系统、神经系统和发热性疾病。1985年冬正值安徽省北方"流行性出血热"流行,在当时中央卫生部的支持下,连续4年用灸法治疗该疾病,获得了满意的疗效,更进一步提出"热证贵灸"的学术思想。为克服灸法烟雾大、灰尘多、耗时等弊端,发明了"点灸笔",应用点灸治疗婴幼儿秋季腹泻、小儿消化不良、流行性腮腺炎、痞满、肠易激综合征等,极大地丰富了灸法的临床适应证。创立了"灸架熏灸""热流喷灸""点灸""火针代灸""麦粒灸""天灸(穴位敷贴)""通脉温阳灸""按摩灸"等特色灸法。治疗病种更进一步扩大,对于更年期综合征的阴虚阳越证、干燥综合征的阴虚证以及血清肿瘤标记物增高和肿瘤康复都开展了灸法治疗,树立了灸法在全国的标杆地位。至此,梅花针灸的学术地位进一步得到确立。

三、梅花灸学的学术特点

1. 热证贵灸

通过对一些实热性疾病临床治疗的观察,实热证用灸法治疗效果也非常好,更能反映和体现灸法的即时效应。因此提出"热证可灸""热证宜灸""热证贵灸",打破了热证忌灸、禁灸的认识。虽然"可灸""宜灸""贵灸"只是一字之差,但是经历了大量临床实践而使得认识逐渐深化的递进。有了灸法治疗背痛、颈痛、指头疔、骨髓炎、肛周脓肿、腮腺炎、结膜炎等效果良好的基础,为更进一步证明"热证可灸",申报国家卫生部课题"灸法治疗流行性出血热研究"。流行性出血热属于中医"瘟疫""温病"范畴,以高热、出血、肾脏损害为主要表现。1985—1987年,周老不顾年近七旬的高龄,带领蔡圣朝、唐照亮两人深入流行性出血热的疫区砀山县,积极使用灸法救治流行性出血热患者,有效率达97.47%。《灸法治疗流行性出血热应用研究》一书于1992年2月出版发行,是这一理论和实践成果的总结。

2. 热证可灸的理论依据

1)《黄帝内经》"热病二十九灸"说

《素问·骨空论》曰:"灸寒热之法,先灸项大椎,以年为壮数;次灸橛骨(尾穷)以年为壮数。视背俞陷者灸之,举臂肩上陷者(肩髃)灸之,两季胁之间(京门)灸之,外踝上绝骨之端(阳辅)灸之,足小趾次趾间(侠溪)灸之,腨下陷脉(承筋)灸之,外踝后(昆仑)灸之,缺盆骨上切之坚痛如筋者灸之,膺中陷骨间(天突)灸之,掌束骨下(阳池)灸之,脐下关元三寸灸之,毛际动脉(气冲)灸之,膝下三寸分间(三里)灸之,足阳明跗上动脉(冲阳)灸之,巅上一(百会)灸之,犬所啮之处,灸之三壮,即以犬伤病法灸之。凡当灸二十九处。"

以上各穴,背俞陷与缺盆骨上硬结处是反应穴,灸犬所啮处,意为遭受外伤而感染高热者也可直接在该处施灸。连此三穴在内,其中单穴五,双穴二十,只有二十八穴,所谓"二十九处"者只是概言热证可以在全身多处施灸,不必为二十九处所拘。

纵观古代医籍应用灸法治疗热证多有记载。《针灸大成》收集了诸多治疗热性病的方法。"崔氏四花穴法"治疗男妇五劳七伤、骨蒸潮热、咳嗽痰喘、气虚血弱、尪羸痼疾。"骑竹马灸穴法",此二穴专治痈疽恶疮,发背、疔毒、瘰疬诸风,一切病症。"灸劳穴法"治久劳,其状手脚心热,盗汗,精神困顿,骨节疼寒,初发咳嗽,渐吐脓血,肌瘦面黄,减食少力。这些都是用艾灸治疗热性病和阴虚发热之症。《医学入门》云:"热者灸之,引郁热之气外发,火就燥之义也。"《医宗金鉴·痈疽灸法》云:"痈疽初起七日内,开结拔毒灸最宜,不痛灸之痛方止,疮痛灸之不痛时。"总之,灸法能以热引热,使热外出。灸既能散寒,又能清热,表明对机体原来的功能状态起双向调节作用。

2)"正反逆从"的治则

《素问·至真要大论》云:"有逆取而得者,有从取而得者……何谓逆从?逆者正治,从者反治,从小从多,观其事也。""正治"与"逆治"就是以寒治热,以热治寒,逆其气而折之,乃正常的治疗方法。"反治"与"从治"就是以热治热,以寒治寒,以从其气而达之,即以热法治疗热病,引其郁热外出之意。

《医学纲目》曰:"灸法所以畅达,拔引郁毒,此从治之义也。譬如盗入人家,必开门逐之使出,万一门不开而无所出,必伤生乃已。"又如《理瀹骈文》曰:"若夫热证可用热者,一则得热则行也,一则以热能引热,使热外出也,即从治之法也。"在太乙雷火针条下曰:"寒者正治,热者从治。"

3)"火郁发之"为准则

五郁为病,即五脏之气不得宣通。《黄帝内经》中指出:"木郁达之,火郁发之,土郁夺之,金郁泄之,水郁折之。"热证用灸的依据与准则,因势利导、不失良机,顺势而为。"热证用灸",就是因势利导、火郁发之的具体应用。《类经》曰"因其势而解之、散之、升之、扬之,如开其窗,如揭其被,皆谓之发",散热退热,宣邪外出。

4)临床资料佐证

大量的临床实践病例如艾条灸治疗感冒发热,点灸、灯火灸治疗流行性腮腺炎,点灸治疗结膜炎,艾条熏灸治疗痈疽、疔疮,熏灸治疗骨髓炎,点灸治疗儿童秋季腹泻,点灸治疗手足口病,熏灸治疗流行性出血热等。艾灸对大肠杆菌、金黄色葡萄球菌等引起的炎症都有很好的抑制作用。《灸法治疗流行性出血热——应用与研究》中指出:艾灸有"抗病毒作用(对感染流行性出血热大鼠血中特异性抗体效价显著升高;感染大鼠肺组织中流行性出血热抗原明显低于对照组);对免疫功能有影响(腹腔巨噬细胞吞噬功能的提升,红细胞 C36 受体花环促进);抗休克(升压作用,使机体基本脱离了低血压休克状态;增强心泵功能,使休克时低心排出量和高外周阻力的血流动力学紊乱得到纠正,休克时的循环状态得到改善;改善血液流变学状态,降低血液流变学指标;对体液因素的影响,打断了休克时体液内分泌因子分泌的紊乱,打断了恶性循环,防止休克恶化);改善微循环障碍;保护肾功能(超声观察对肿大肾脏恢复有良好作用,减轻氮质血症);对体液调整作用(艾灸减少体内去甲肾上腺素和多巴胺的过量分泌;艾灸可阻止机体产生过量五羟色胺、组胺,从而对机体产生保护作用;艾灸可调整感染流行性出血热大鼠体内血栓素和前列环素的比值,有利于机体进一步向稳态调整)"。

5)灸法和灸具

随着灸疗的发展和演变,灸疗的方法越来越丰富,灸疗器具越来越完善。不像灸疗萌生早期仅仅是"直接灸",疼痛、破皮伤肉,患者难以接受。现在有隔物灸、点灸、艾盒灸、吹灸、药线灸、雷火灸、温针灸、通脉温阳灸、天灸、艾条灸、灯火灸、电热灸、温筒灸、按摩灸、灸架灸、核桃壳灸、喷灸、温罐灸等。有了如此多的方法供选择,疼痛明显减少,有的则是舒适,给接受者带来了愉悦,疗效大大提高,适应证也在不断扩大。与直接灸相比,患者依从性及疗效有天壤之别,作用方式截然不同。热证能否用灸应该从灸法本身做探讨。

6)热证用灸的注意事项

热证在用灸时有一些特别提醒。当时热退,但必须连续施灸方可巩固。灸疗作用量的客观标准,就是灸感过程的三个基本时相,即定向传导、作用发挥与下降中止。对热证施灸多在灸感过程完毕后不久或尚未完成时,热度就会有不同程度的下降,自感全身凉爽,患处舒适,疼痛大减,或是有思食的要求,但在三四个小时后仍可回升,故必须连续施灸数次后,始可逐步下降而趋于巩固。随着病情的好转,热度亦不再上升。灸时或灸后不久,热度反而复燃,有几种情况不能认为是用灸的不良反应:郁阳爆升发热本身是机体抗病机制之一,灸后病理的抑制作用被解脱,机体反应性增强,抗病力提高,故而不降反升,但无其他不适。这在低热或中等程度发热时常会出现。停灸后热度即下降颇迅速,恢复至正常后每多不复再燃,这是一种良好反应,不能误认为是病情的发展和变化。如〔清〕吴又可曰:"应下之症,下后当脉静身凉,今反发热者,此内结开,正气通,郁阳爆升也。即如炉中伏火,拨开虽焰,不久自熄。"作用量不足,如时间太短,未达到"三个基本时相"要求,或是灸治次数太少,原先的发热进程未被打断,所以灸后热度仍在继续上升。《医宗金鉴》"灸法大小多少歌"注曰:"凡灸诸病,必火足气到,始能愈病。"故必须达到一定的刺激量,才能发挥其退热的作用。取用孔穴不当或不同孔穴,并非均能与不同的疾病相对应,如选穴不当,或是作用方式未曾掌握好,不但灸效不能发挥,而且在灸时或灸后热度仍然继续上升,使患者感到不适。古人对于退热穴的选用可以借鉴,如《素问·骨空论》:"灸寒热二十九灸,先灸项大椎,以年为壮数,再依次灸其余各穴。"经验证明,大椎熏灸或火针代灸,退热作用迅速而神奇。

灸后热升的情况出现时,必须仔细分析,严密观察,在变换孔穴与调整操作后可以继续施灸。如发现病情确实不宜用灸,应改换他法。

7)热证宜灸,但灸疗并不是所有类型的高热唯一的治疗手段

热证是灸疗的适应证之一,但这也和其他各种疗法一样,绝不是死板的和一成不变的,应根据发热类型,单独或配合使用。对于一些重症患者在必要支持疗法和对症治疗下,再采用温和灸,是适当和稳妥的。如置其他各种有效方法不顾,以凝固的思维方法对待和责难热证贵灸,自然是行不通的死胡同。这是必须澄清的。

由此可见,热证可灸、宜灸、贵灸,有中医理论支持和大量临床验证。实践是检验真理的唯一标准。我们既应从以往的医学文献中找出热证用灸的先例与理论依据,更应从临床实践中进行细心观察和反复验证,打破"热证禁灸"的陈规,使灸效得到发扬光大,给人民带来福音!

3. 灸针说与针灸并重

"灸重于针",周氏有感于针道兴、灸道衰,大家只知有针而不知有灸,灸法有良好的治疗效果而不被人重视,在《灸绳》中多次提出"灸针学"与"灸针疗法",但并不意味着要"存灸废针"或"重灸轻针",目的在于将"重针轻灸"的偏向得到补救和矫正,重在互相补充。《灸绳·灸赋》云"灸不忘针,彼此互为肱股;法因病异,取舍贵在衡权","然而物各有宜,因宜是用;事贵权变,用贵多方。灸与针殊,灸针又各有变通之法;病随人异,而病人自应择法而施""灸不忘针,灸针互为依辅"。

梅花针灸强调灸法不等于轻视针法。在针法中强调刺法(九刺、十二节刺、五刺、缪刺、散刺等)、刺序(因时、察形、识禁、审经、辨脉、认症、忌偏、选穴、先后、取穴、择针、进针、持针、深浅、候气、导气、补泻、中机、留针、防晕、出针等)。它有许多独特的针苑奇葩,是其他针法所不具备的。

1)梅花派进针法

以拇、食二指夹持针体,微露针尖两三分,用中指尖在应针孔穴之上,反复揣摩片刻,发挥如同押手的作用,使患者先有酸麻及舒畅之感。然后将食指尖爪甲侧紧贴在中指尖内侧,将中指第一节向外弯曲,使中指尖略行离开孔穴之中央,但中指爪仍紧贴在孔穴边缘,随即将拇、食二指所夹持之针沿中指尖端迅速向孔穴中央刺入,不施旋捻,极易刺进。针入孔穴后,中指即可完全离开应针之穴,此时拇、食、中三指即可随意配合,施行补泻。三指两用,简捷无痛,适宜两手同时进针,在左右同取时尤为适宜。

2)梅花派深浅法

梅花派深浅之法,乃先浅后深,先浅取及不深不浅取之,以祛病邪;后深取及极深取之,以调谷气。邪气去则针下之紧急自除,谷气生则针下之徐和乃见。如畏深而尚浅,则厥疾难瘳;倘安深而忽浅,又必招尤致祸矣。

《金针梅花诗钞》云:"重深轻浅有来由,谷气深调厥疾瘳。穴浅难深深忌浅,妄深中脏必招尤。"穴浅则刺浅,穴深则刺深。深针无害者,则刺之务深;深针有害者,则刺之亦勿过浅,而适得其中。经脉深藏者,入针浅则少效;经脉浮露者,虽求深亦不可能。可深而不深,有如隔靴搔痒;不可深而强深,必将祸不旋踵。宁失之深,但中脏穿腑者切忌;无失之浅,如蝇叮蚊咬者难以收功,此梅花派深浅法之大略也。

法宜遵经,道不离古,重深轻浅有由来也。《灵枢·终始》曰:"一刺则阳邪出,再刺则阴邪出,三刺则谷气至,谷气至而止。所谓谷气至者,已补而实,已泻而虚,故知谷气至也。"谷气与邪气将何以别乎?故又曰:"邪气之来也紧而急,谷气之来也徐而和。"《灵枢·官针》特为之解说曰:"所谓三刺则谷气出者,先浅刺绝皮,以出阳邪,再刺则阴邪出者,少益深,绝皮至肌肉,未入分肉间也。已入分肉之间,则谷气出。故刺法曰:始刺浅之,以逐邪气而来血气;后刺深之,以致阴气之邪;最后刺极深之,以下谷气,此之谓也。"

3)梅花派导气法

《金针梅花诗钞》云:"推之引之谓之通,行之和之调气功,迎之鼓之乃能助,提之纳之在运中。通调助运为纲领,导气之方此实崇。"

导气之法,各种手技,名目繁多,各有所长。而通、调、助、运四法,实导气之纲领也。通者推之引之,疏而决之之义也。经气流通,则正气自复,而邪气自平。

通是辅针导气之第一要义。通气法包括推气法和引气法。推气法:使气自针下向前周流,迫其前进而不后退,以直达病所或流贯全身。引气法:将气推至病所时,是针与病已经相通,即应引邪外出。此时乃扶针直插,复至于地,用紧提慢按,多出少入,如抽如拨而又不抽不拨,不断捻转。

次之为调,通后须用调,调之气乃顺。调者行之和之,有缓而抚之、平而衡之之义焉。调气法包括行气法与和气法。行气法:脉气已通,行之更顺。在推气之后,如病久体弱或病根深固,泄邪适足以伤正者,可随其虚而调之,使壅者不滞,闭者能开。即在推气之后不用引气法,以龙虎升降辅之。和气法:在推气引气或行气之后,如病气仍有余,则泻之;正气已不足,则补之。

第三为助,助者迎之鼓之,有激而动之之义焉。气实者通之则易决也,调之则易顺也。气虚者通之难达,调亦不畅,故必迎而鼓之,振而扬之。助气法包括迎气法和鼓气法。迎气法:气不足者,或稽留而不至,或缓慢而不前,迎之方来,逢之乃见。《灵枢·阴阳二十五人》曰:"其稽留不至者,因而迎之。"迎之之法可运用子午

9

流注针法,迎之于时穴之中。鼓气法:着意呼吸,能使经气上下出入,内外周流。如欲令气速至病处,当深呼吸以助之,并摇动针柄相配合。

第四为运,运者提之纳之,有运而用之之义焉。气能为我用,则导气之功备矣。运气法包括提气法和纳气法。提气法:本法可补可泻。在补法时使用,能使陷下之气复升,以祛除顽麻冷痛;在泻法时使用,能提取邪气外出;使正气易于得复。纳气法:能使气深入,温脏腑而消积聚。在下针气调之后,将针提起,再用补法使针下发热,即用拇、食、中三指紧捏针身,聚全身之力于腕底,抵针不动,将针用力缓缓下纳,亦用拇前、食后轻微捻转作配合。当针已到极处,复将针上提仍用补法,使针下发热,反复同样行之。此时患者顿觉酸麻加重,针下之气每可迅速向前扩布,使脏腑温暖,积聚消散。

4)不同补泻法

《金针梅花诗钞》云:"用针必须明补泻,补泻不明针道废。阴阳偏胜可以调,热至寒生多妙义。"

用针之道即在于蠲邪扶正,邪可蠲即泻,正得扶即补。故补泻之义,本来即蕴藏于针道之中,固无所谓补泻也。但各种补泻之法相沿已久,且补则热生,泻则凉至,又可使人置信不疑。《金针梅花诗钞》云:"一穴之中同补泻,阴中隐阳阳隐阴;一经之中同补泻,《难经》《甲乙》可为凭。两经之中同补泻,泻南补北法可循。补虚泻实可同施,为先为后要分明。"

补泻同施:补泻可以同时并施,而先后则有别也。在补泻同施时,可在一穴之中先后施行,也可在一经或两经之中先后施行。《灵枢·终始》曰:"阴盛而阳虚,先补其阳后泻其阴而和之,阴虚而阳盛,先补其阴后泻其阳而和之。"《难经》第七十六难曰:"其阳气不足、阴气有余,当先补其阳而后泻其阴;阴气不足、阳气有余,当先补其阴而后补其阳。营卫通行,此其要也。"

5)梅花针灸出针法

《金针梅花诗钞》云:"出针之要在适时,识其时机乃可贵。病已退者针气松,病未退者难移动。"

出针时机:待针下气缓,不沉不紧,轻松滑利,方可右手夹持针尾,左手按住穴外之皮,然后拔针。《针灸大成》曰:"凡持针欲出之时,待针下气缓,不沉紧,便觉轻滑,用指捻针,如拔虎尾之状也。"《金针赋》曰:"况夫出针之法,病势既退,针气微松,病未退者针气如根,推之不动,转之不移,此为邪气吸拔其针,乃真气未至,不可出之,出之者其病即复。再行补泻,停以待之,直至微松,方可出针豆许,摇而停之。"

出针补泻:泻法出针为徐(慢)、摇(边抽边摇)、开(不按针孔)。补法出针为疾(快)、直(直抽不摇)、闭(按捺针孔),识此六字,则出针时之补泻法尽在其中矣。

《金针梅花诗钞》云:"出针亦须明补泻,补正祛邪此为最。泻法出针徐摇开,补之出针疾直闭。"

出针法:梅花派出针法在进针时,常用三指两用之法,而在出针时也常是三指两用。即不论为补法出针或泻法出针,均用左手或右手拇、食二指转动针柄,轻轻提针外出,中指则按住针孔旁之肌肉,轻施按摩或按压不动,以免肌肉随针牵起,再逐步或一次外提。出针后迅即用中指按住针孔或不按针孔,无须双手互相配合,操作简便,自无手忙脚乱之弊。

《金针梅花诗钞》出针法云:"梅花出针亦有法,拇食旋捻中按捺。笑他双手一齐来,捉鼠何须缚虎力。"

第二章　梅花针灸特色

一、"灸感三相"灸法感传规律

灸感三相是周楣声在 20 世纪 50 年代,灸法临床实践过程中首次发现并总结的灸法感传规律,该内容详细记载于《灸绳》,曾作为全国灸法讲习班学习讲稿。

灸法感传是指艾热治疗位置稳定、作用集中、热力均衡、时间持久、始终作用于一点,当局部力量蓄积到一定程度时,感应离开灸处,开始向病处及远方走行。

灸感三相是在采用特定的灸疗作用方式和作用量的影响下,人体在不同治疗时间所发生的三个主要反应过程。所谓"相"是指相关、相连、相承、相接、相感的意思,在灸法感传的全过程中,既有各不相同的阶段特征,又有一脉相承的彼此联系,所以把感传的三个主要过程称为"时相",而把各个时相中的主要治疗作用称为"期"。

灸疗三相感传规律对于提高灸疗效果有着决定性作用,对于经络实质的研究有重大意义。

1. 灸法感传的一般规律

影响灸疗感传的因素、感传路径的存在和出现,必然受生理、病理、时间、个体等诸种条件和因素影响,而反过来作用于这种路径,又可对这些条件和因素产生影响与作用。灸法感传规律具有以下八个特点:

(1)刺激量的蓄积　着灸时必须使火力均衡持续,并达到一定的作用量,方能出现灸感与感传过程的各项特征。如使火力中断,则已经出现的感应也就由减弱、退缩而至消失。一般的则是刺激愈强,时间愈长,刺激次数愈多,则感传愈易出现。但有时也见有刺激的强度并不大,时间也不太长,也能出现循经感传的。对感传迟缓难以出现者,虽加强刺激,感传也是十分迟缓或难以发生的。

(2)存在年龄与性别的差异　对于患儿,因合作不良,灸感情况无从得知,而在青壮年中,灸感的发生时间与感传速度,较之老年者有所提前和增快,感传出现率也有所增高,但差别并不太显著。在性别方面,女性的感传常较易发生,因而其感传出现率可比男性高。

(3)受个体素质的影响　这对感传有着十分明显的关系。在正常人之中,由针刺所获得的材料早已表明,感传是因人而异,因而才有"经络敏感人"之说。而患者在采用灸治过程中,因个体因素的不同也有明显的区别。如同一性别、相等的年龄与相同的病症在同一时间内用同一方式进行灸治,甲患者的各种感传是良好,而乙患者是极其迟钝或是难以发生。对灸感迟钝者,效果就很不明显。

(4)受时间和环境的影响　常见同一患者同一疾患,由于发作时间的先后不同,灸感的感传途径及有效穴的位置会出现差异和移动。例如对支气管喘息反复发作的患者,先取合谷感应良好,再次发作仍用原法则各种感应均迟钝。而改用尺泽或曲池时,则各种感应变得明显。在温暖、安静的环境里,同时患者皮肤湿润、思想集中,则感传较易发生,而感传速度也较快。反之,在寒冷、喧闹的环境里,同时患者皮肤干燥、和别人交谈、思想分散,则感传每多迟钝和不能被感知,而速度也较慢。

(5)与病理变化的性质有关　感传与患处的大小、病位的深浅、病原的种类均无明显关系。例如麦粒肿与角膜溃疡,病变范围极小,而感传却常能到达患处;在一个大片的神经性皮炎或顽癣,感传每不易发生与难以到达。在身体表面,特别是化脓性炎症,都能出现感传;而在内脏深处的各种组织,感传更能直达深入。感传也不因致病微生物的不同,而有明显差异。

(6)感传与病程的长短及病势的轻重有一定的关系　凡属新病、代偿功能良好及症状鲜明者,则与之相应的经穴也就增多,感应性也就增强,而灸感与感传作用也就易于出现;久病功能低落者,则各种感应自然就会迟钝与减弱。但也不能一概而论,久病感应良好,新病感应迟钝者,也属常见。值得注意的是,灸感与感传都是随着病情的好转与痊愈而逐步减弱与消失的;也能因病情的深化和恶化,各种感应均趋低落而逐步迟钝与不复发生。

(7)感传与灸效的关系　应根据不同的病理变化而分别对待,不是每一种病都能出现感传,也并不是每一种病必须有感传出现才能生效。例如疟疾、麻疹、外感、原因不明的发热等,都是灸针的适应证,这就不能以感传的气至病所来做衡量。另如痣瘊、鸡眼、肿块,及早期的癌肿等,对于感传作用,也未曾有人做过系统观察与报道。

(8)感传作用的决定因素　主要是以部位为转移,即不论病原、病种,凡属感传所至之处,乃局部组织受损最重之处。这也就是感传第一相的基本规律。

(9)与操作者态度与信心相关　操作熟练、认真耐心与急躁生疏、草率怀疑,会出现不同的感传与灸效。

2. 灸感感传的各种症候

1)感传先兆

灸感的主要作用是循经行走,一般是当灸处的温度升高至一定程度时,感应即开始循经前进。但在不少情况下,当感传尚未出现或将要出现之际,灸处先发生酸、麻、胀等与针刺相同的得气感应。此种感应的范围有时比较局限,有时也很广泛,甚至使同侧肢体均受波及,而后在酸、麻、胀的区域当中再出现感传线。凡是这种现象易于出现者,则感传也必定易于发生,效果也必定良好。也有在灸处的先兆尚未出现,患处却首先发生某种感应,而后灸处的感应方开始向患处移行。

2)感传自觉症候

灸感和针感一样,当开始沿经行进时,能出现多种多样的感应而为患者自身所感知。如发热、发麻、蚁行、风吹、水流感,或是像向内打气及压重感等。灸感当然是以热感占多数,但也有先热后凉,或是先凉后热,也能在发热过程中出现一过性的清凉感。自始至终均为清凉感者也有发生。也能有红线、白线、湿疹样线。在感传线与感传区域内皮温上升与痛阈提高,则是常见的。痛感则极少发生,只有当感传进入患处后,偶尔能出现疼痛反应,痛感停止,症状也就好转。如有感传出现则灸处的灼痛很轻,如不出现感传则灼痛较强烈。

白线、湿疹样线。在感传线与感传区域内皮温上升与痛阈提高,则是常见的。痛感则极少发生,只有当感传进入患处后,偶尔能出现疼痛反应,痛感停止,症状也就好转。如有感传出现则灸处的灼痛很轻,如不出现感传则灼痛较强烈。

3)感传速度

感传速度指正常经气运行的速度,即《灵枢·五十营》及《难经》第一难中所说的"人一呼脉行三寸,一吸脉行三寸,呼吸定息脉行六寸"。

但在病理作用及人工激发的情况下,经气运行速度是因人、因病、因刺激方式、因气候条件、因接受治疗次数的多少,以及因单位时间内刺激量的大小等而异,并且是互为条件与互相影响的。一般均是在刚开始发生时最慢,在行进与接近患处时则较快,而在行进时也能慢如虫行或快如电掣,周楣声认为,灸法感传速度与以下三个方面有关:

(1)感传速度与个体素质及患病性质有关 感传能否出现,以及速度的快慢,均与个体素质有着极大的关系,素质敏感与迟钝是决定感传速度的一个主要方面。同时如再有病患性质与病理过程等因素存于其间,速度就会有更大悬殊。在一定条件下,感传发生得快,其前进速度也较快,反之则较慢。但也能感传久久未见发生,而在一经发生之后,就好像开了阀门的水龙头一样,猛然向前冲去而流得很远,迅速到达患处。

(2)感传的速度与经络被疏通的次数有关 穴与病之间通过经络途经所存在的彼此感传的感应线,并不是一开始就畅行无阻的,特别是在关节及曲折等部位,每易受到阻滞。但如经过首次疏通和以后的反复疏通,就可逐次增快而流通贯穿。每次刚一着火感传不仅可以迅速发生,而且可以迅速传布,感应过程与感应区域,也逐次增强与增大。以后又随着病情的好转与痊愈,各种感应也逐步减轻与下降,以致不复发生。

（3）感传速度一般与刺激强度及压力大小有关　在刺激强、压力大时,感传速度快;反之则减慢。吹灸法之所以较其他灸针方法易出现感传,而速度也较快,也有热流对孔穴喷射所给予的压力作用在内。但有时温和的刺激也能有十分迅速和近于闪电般的传导,而强烈的刺激却慢如虫行和易被阻断。

4)感传宽度　这在《灵枢·本输》上称为"阔数之度"。与感传速度,变化很大,无固定范围可言。多数是以线状和带状出现,但也可以呈片状扩布。能由线成片,也能由片成线。多是中心明显,边缘模糊。与取穴的远近、作用方式的不同、被作用面积的大小、刺激的强度与刺激量的积累等有着互相联系和影响。凡是距患处不远和就近取穴时,则以片状的扩布占多数;而在远距离循经取穴时,则是以线状和带状占多数,针刺以线状占多数;艾灸是以带状和片状占多数,这和被作用的面积愈大则感传线愈宽、愈小则愈细的情况是一致的。刺激强大则感传线可以增粗、增宽;弱小可以变细变窄。因灸治次数的增多,感传线既可增强、增快,又可增宽、增粗。当到达数十次或百次以上时,大多可以从开始的线状循行成为后来的片状弥散。

5)感传深度　这在《灵枢·本输》上称为"深浅之状"。感传的各种感觉是会因深浅不同而有所差别。处于身体表面的病变,感传线的全程都是沿皮肤行进,因而多数能为患者自己用手比画出来。有时所出现的蚁行感好像是在皮肤的表面,以至于患者不断用手抚摸,认为是虫爬到身上来了。在四肢的感传线当行经关节处多是屈曲弯转;在躯体的表面则是直行向前。感传进入胸腹腔以后,必然是横穿斜达、不受内腔的遮隔,畅行无阻。体表的浅感传,每与胸腹腔的深感传,互相衔接,构成一体,才能寻取捷径而奔赴患处。

6)感传走向　所取孔穴的位置与患病的部位,是决定感传走向的一个主要因素。

（1）自内而外　四肢病在躯干特别是在背部取穴时,则感传的方向都是一种离中性的,即自内而外走向患处。如果习惯于在四肢取穴,或是内脏病在四肢取穴,则此种情况当然不能见到。认为经络能将穴位下面的针感向上传至身体的近心端,这完全是片面的看法。

（2）自外而内　内脏及躯干病在肘膝以下取穴时,则感传的方向都是一种向中性的,即自外而内,走向患处。

（3）上下分行　如身体上部与下部、上肢与下肢,或是某一经络的上端与下端,各有性质相同或不同的疾病同时存在而在身体的中部或某一经络的中段取穴着灸时,感传可以分向上、下方行进,也可先走向一方,而后再走向另一方。

（4）左右分支　在身体中线的任督脉诸穴,特以百会、大椎、命门及阴交等穴着

15

灸,或是感传到达这些孔穴时,可以分向头面左右侧或是分向左右上肢与左右下肢齐头并进。这种正常的生理分支,与异常的病理分支,又有所区别。

3. 灸感过程的阶段性

1)感传的三个基本时相

人体在接受灸疗时有一个感应过程,而这种过程又有其阶段特点,凡是感传能够出现者,这种过程均无大差异。其所以被称为"时相",而不被称为"时期",认为所谓"相"有相关、相连、相承、相接与相感等义在内,这可以意味着在感传的全过程当中,既有各不相同的阶段特征,又有一脉相承的彼此联系。所以把感传的三个主要过程称为"三个时相",而把各个时相中的主要作用称为"期"。

由于人体对于不同的刺激因子和同一因子不同的应答反应,因此这种时相和规律,主要是不使火力中断连续施灸时,穴位处能量蓄积到一定程度时所产生的,而与常规针法和他种作用方式下所产生的感应,就有相同与不同之处。

(1)第一相(定向传导期)

灸针的作用古人早就特别重视要能使"气至病所"便可"快然无所苦"。这就是今人所说的灸针的感传作用。在以针刺为主时,为了能使气至病所,古人创立了多种手法,使针感加强,以催气和推气前进。但并不是每一病例都能达到这个目的与要求。当采用改良灸具和连续施灸时,其作用就可大大提高,使灸感易于发生,和感传线离开灸处向患处移行。患处在头就走向头,在足就走向足。在不用手法协助的情况下,可以自然出现,而且极其鲜明。常在第一次施灸时即可到达患处,有时也要在二次以上方能到达。这种几乎是无例外的方向性的传导,可以转弯抹角地沿着特有的途径(经络)朝着患病的区域前进,而远离患处的另一侧仅能前进少许或是连一寸也不能前进。如左右或上下同时施灸,则感传可以先后或同时到达患处而彼此集合。

(2)第二相(作用发挥期)

当上述定向传导到达患处后,感应并不由此停止,而是对患处发生极其明显的治疗作用,确是可以立竿见影。由此所产生的各种现象,同第一相一样,完全能为患者自身所感知。既是多样性,也有规律性。大致均是感应首先从患处边缘到达患处中心,再逐渐向四周扩散,最后及于整个患处。但仍以中心为强烈。患处能出现发热、发凉、盘旋、蚁行、芒刺及压重感。如脓肿有时似感知有气体或汁液往外流。患处的热感可较之灸处的热感为大。感应的轻重、强弱及时间的长短,与病情的轻重、缓急大致可成正比。病愈重愈急,则感应亦愈快愈强,时间亦愈长。在严重病例灸处的热感似乎是被患处所抽吸。病较轻较慢,感应亦较轻较慢,时间亦较短。感应最后消失之处,也常是患处的中心部位。但有时也可见症状并不十分鲜明,而感应时间却能久不消失持续两个小时以上,最后因患者的体位发生疲劳而中止。当作用发挥期开始不久和到达顶峰时,患者的自觉和他觉症状即开始逐步有所减轻,如产生舒适感,疼痛大减或停止,体温下降,咳喘平静,等等。如为化脓性炎症,每见肿胀,当时即有所消退,皮肤出现皱纹。所有以上这些效果,可以维持三四个小时,此后各种症状又见复燃,故必须连续施治,但均是无例外的因病情之减轻与痊愈,而感应亦逐步减弱与消失。

(3)第三相(下降中止与循经再传期)

不论是在身体表面或是内脏与深部组织的病变,感传过程的第一二两相基本是相同的,但至第三相则有两种差别:

一是下降中止期。当作用发挥期到达顶峰时,感应即逐渐开始下降,并不能因火力之持续不断而感应亦持续不已。患处的感应多是由减弱而消失,贯穿线(经络)的感应也消失,最后仅剩下灸处局部皮肤的灼热而无任何作用。当上述情况出现后,即使再加大火力也不能使感应再现,而一次治疗到此也应中止。因此,灸治时间的长短,不是固定的,是依照感应时间的长短来决定的。下一次治疗间隔的时间,一般三四个小时以后为好,感应方可再现。如另取对侧或相距较远的经穴,则不在此限。

二是循经再传期。如仅取一个孔穴施灸,虽然感传到达病处,第二相的作用已经完成,但有时并不以此为终点,而能有以下几种表现先后再传,当身体有两处或多处性质相同与性质不同的病变同时存在(如头痛、腹痛或是关节痛同时并存),或是同病种而双侧同时受累时(如双侧急性结膜炎或双侧关节炎),则感传可以先达较近或病变较强的处所,使前一患处感应完毕后,再向后一患处移行,使两种或两处病变先后和连贯地各自发生一次感应过程。

往返再传,感传先至甲病处,不久又走向乙病处,复由乙病处而返回甲病处,如此互相往返。

轮流再传,一身有多处或多种病变同时存在,感传可以轮流与交替地出现。

全身再传,因灸治次数的增多而作用亦逐渐积累,当到达一定程度时,又可离开受病组织逐步前进,在全身上下可以反复周流,持续时间也较长。

2)感传时相的作用和意义

灸感过程三个基本时相的发现,其意义是多方面的:

(1)根据感传第一相的特征,能为中医基本理论,特别是五行学说找出依据;根据感传现象与路径,可以对经络实质及其学说做出阐释。

(2)根据感传第一相的气至病所,可为临床诊断指明方向。由于感传第一相的基本特点,是以病患所在为其投射目标和行进的终点,因此就可为临床诊断提供方向。例如有肾脏疾患的患者,是一侧受病还是两侧同病,两侧同病是否轻重一致或是轻重不同,利用现代科学手段当然可以测知,但必须条件具备,而且患者也将蒙受一定的损害。而根据感传所见则是右病至右,左病至左,左右同病左右皆至,左右轻重不同则左右的反应也是强弱不一。另如在阑尾炎早期,常会出现上腹痛症状,而感传则是到达右下腹。在上腹痛时,是心绞痛、胃脘痛、胆囊炎,抑或是胰腺炎,有时也不能及时分清而根据感传的终点,可以给出有益的提示。在肺部疾患时,根据感传最后消失之处也可说明病患的所在与范围,如此等等,虽然仅是可为临床诊断指明方向,并不足以说明病患的性质,但这既是对病的治疗,也是对病的检查,无论从经济价值、节约时间与维护患者来说,都有一定意义。

(3)根据感传的受阻与被遮断,可以发现隐藏和潜伏的病变。例如上腹痛而灸治三里,当感传进入下腹后,竟迟滞不前久不上达,或终不上达,而下腹的反应却很明显,就必然是感传中途受到另一病理改变所阻断的缘故。由于这种病理改变尚未产生自觉症状,或是症状轻微尚未引起注意,就必须跟踪检查,发现隐患。如已经发现到某一病患所在与所取孔穴之间另有一陈旧或轻微的病患存在时,也应另觅他穴避开这种阻断。

(4)根据感传所至可以打破"经络所过,主治可及"的陈旧观点。定向传导不为经络体系与其所属范围来决定,无论所取为何经何穴或非经非穴,只要感传作用能够发生,则定向传导的过程即可完成。针灸学上的传统见解,均认为是"经络所过,主治可及"。而根据定向传导的感传所见,可从客观症状中打破这一见解,感传可以按照自己的投射方向,不受内脏器官与组织的阻隔,斜行直贯而畅行无阻。足以证明是"经络互通,主治可及"。这也是经络体系整体作用的说明。

(5)根据灸感的消长情况,可以指示病情的好转和恶化。凡是病程愈短,症状愈鲜明,则与之相应的经穴也就愈多而感传也愈易出现。故在感传良好、反应明显的病例,结合其他体征,其预后也是良好的。随着病情的好转和恢复,而各种感应也就逐步减弱与不复发生。另一方面原先反应也属良好,感传作用也颇明显,但随着病势的深化和恶化,而感传与各种反应也就逐步迟钝以致不复出现。这常是预后不良的象征。

(6)根据感传第二相反应时间的长短,可使灸疗的作用量具有客观标准。目前对针感的感传观察得比较仔细,而感传到达患处后所产生的现象与作用,则注意不多。这可能是受到《灵枢·九针十二原》所说的"刺之而气至,乃去之,勿复针"的影响。同时针刺均是用手法运针,能使气至病所已是十分不易,如运针时间太长,对医生与患者来说都是一种负担。而电针由于作用方式不一样,患者的感觉也就与手法运针有所不同。至于艾条手持法,又为时间所限,达不到有效的作用量,更不能掌握作用量的客观标准。根据感传第二相感应时间的长短,则灸疗的作用量就可从客观上找出其依据,从而使灸效大为提高。

(7)根据感传第二相的临床疗效,可以扩大灸疗的适应范围。从第二相的各种现象与疗效当中,可以明显看出灸的效果不仅远胜于针,而且对于许多急性病,特别是多种炎症,其效果优越于药物,这是随时经得起验证的。所谓"急性病宜用药物,慢性病宜用针灸,实证体强者宜用针,虚证体弱者宜用灸",是对灸针疗法未曾深入体验、人云亦云的陈词滥调,是灸针疗法的枷锁,必须打破,必须解除。

(8)根据感传第三相的循经再传,可以减少不必要的取穴。一人身患两病或多病,如果按病取穴,就必须是一病一穴或一病数穴,这就会增加医生与患者的双重负担。如果在某一穴对某一病的感应完毕后不必急于撤除灸具与立即停火,而稍做等待,观察其是否能有再传现象发生。或是选取与同时存在的几个病种均有联系的孔穴应用直接灸。古人对此早有所知,如《灵光赋》曰:"针灸一穴数病除,学者尤宜加仔细。"不过未曾指明其有再传现象而已。

以上所述,仅是感传过程三个基本环节及对这些环节的初步应用。

4. 灸法感传与灸效

灸法感传、灸效与灸材、灸法、取穴、灸时有密切关系。灸法以艾为灸材施行化脓灸或温和灸,其他如光、电所致发热灸法难于比美艾灸,"夫灸者艾之用也,艾者灸之法也。灸不离艾,热由艾生,为光为电,难于同论……夫灸者灼之用也,灼者灸之法也。灸不离灼,效由灼生,为熏为熨,法用有分"。(《灸绳·灸赋·灸不离宗赋》)

5. 灸疗感传路径与形式

1)循经至病

这是感传第一相的基本规律,是气至病所的常见现象,但热、麻、酸、胀以致还能出现凉感等,诸种感觉则互不相同。

2)自病入经

对有效穴或反应穴进行艾灸,感传可沿经络走向患处,这是共知和常见的情况,而在患处着灸时,感传也可沿经走向有效穴或反应穴,在临床上也能见到。这对经络系统的存在是一种有力的说明,也可称此种现象为"逆经感传"。

3)表里经交流

即手足阴阳表里经其感传路径常可互相转换与彼此交流。例如取用手太阴经之少商,感传前进不远即可进入手阳明经而上行;取用手阳明经之商阳,也可在行过合谷之后即折入手太阴经而前进。在取用中冲时,这种情况就更易发生,既可由中指腹进入手厥阴本经,也可由中指背进入手少阳经,也可在发生转换行过一段路径之后又返回本经。这种情况最为常见。

4)汇合重叠

手足阴阳十二经在肘膝以下若同时取用其两经两穴,可以互不混淆而齐头并进。但当行过肘膝的合穴以后,多数即互相汇合,有时在肘膝以下即行汇合而难以分清。古人指出十二经的合穴均在肘膝关节附近,足以证明其取义之精确。少数也可循着上下肢之内外侧而各自行进。但当进入胸腔或腹腔之后,如是在同侧之上肢或下肢两经两穴同取,则彼此分离者绝少,而互相重叠者实多。如是分别取用,则另辟新路者绝少,而互相重叠者实多。如是分别取用,则另辟新路者绝少,而仍循故道者实多。由于十二正经与奇经八脉几乎无一不错综交会于胸腹,而胸腹腔诸病与各经之间的关系,就根本没有什么界阈与体系可言,从未见到有固定的途径与互相交汇的穴位。

5)吸引靠拢

对肘膝以下相距不远的两经两穴如同时施灸,感传既可彼此汇合,有少数在肘膝以下又可互相吸引而彼此靠拢。与彼此汇合的不同之处是,当撤除其中之一时,靠拢和移位的感传即可返回自己的路径继续前进。如再行恢复两穴同灸,则又可彼此靠拢。

6)改道跨越

同一疾病,同一孔穴,用同法多次着灸,感传路径基本上保持一致。但也有前后不一、出现改道和跨越者。如头面病在督脉取穴着灸,感传可以先在脊柱左侧上行,以后又改在脊柱正中或右侧上行。如取用中冲,第一次是由本经前臂正中上行,第二次则是跨入手太阴经上行。取用至阴,感传可以进入足少阳经。取用关冲,感传可以进入手太阳经。这种前后改道和互相跨越的情况,在平行与并列的各经之间实为常见。

7)中途横贯

感传在前进的中途,可以转向肢体的对侧继续前进。如取鱼际时感传行至尺泽即横贯肘部转向上肢外侧前进,取劳宫时感传可以贯穿前臂内侧转至外侧进行。这种中途横贯与开始即前后直达,以及到达患处附近时自后向前,有着不同之处。

8)前后直达

这在前后互取诸病例中最为常见,所取无论为孔穴与非孔穴部位,只要与患病区域高下相当,感传多可垂直下注不受任何内脏器官的阻隔与遮断而直达患区。这在腰痛取阴交及前胸病取后背相对处,后背病而取前胸相对处的诸病例中尤为明显。

9)左右互通

在一侧的上肢病或下肢病,而于对侧(健侧)应称的部位取穴着灸时,感传可以横过前胸或后背,下腹或腰骶,横行越过中线而行至对侧,发挥感传第二相的治疗作用。如患侧疾病在某部位,在健侧同一部位施灸。一段时间后,患侧病部出现充血、渗液、舒适。

10)上行下达

在上肢病或下肢病而上下互取时,与左右互通的关系一样,当感传进入躯体以后,即行过躯体的侧旁,上行或下达而至患处。这在肘膝诸病例中,均有典型的例证。

11)两侧环抱

在腰脊病于腹部中行特别是下腹中行取穴时,反复证明感传既可垂直下注而前后直达,又可双侧环抱(双抱)与单侧环抱(单抱)经过腹壁环行向后而达于患处。这种感传走向与带脉相似而又不同。

12)偏向斜折

当偏居身体一侧的某一脏器或某一部位出现病理改变,如在其对侧相应的经穴施灸时,则对侧的感传进入躯体之后,均斜行越过中线而进抵患处,如双侧同取则病侧的感传均是直接到达患处,健侧的感传则折向患处。

13)分岔多歧

除在灸处上下方各有一患病处所,感传一开始即可上下分岔的情况外,也有在感传开始后出现分岔,齐头向一个患病区域前进。也有感传在一线前进的过程中,中途忽然出现分岔,变成两股相距极近或较远的感传线齐头并进,分为两路抵于患处。或是在分岔后行过一段路径又复汇为一股再抵患处。如有两处患病区域或左右相称的疾病(如双目同病),也可在分岔后各自走向两个患处。在第一次分岔出现后,仍用原法原穴,也可仍有分岔或不再分岔。

14)弥漫扩散

在患处就近取穴时,感传开始发生后即可呈片状向病区扩布。如是远道取穴,多数是呈线状或带状,少数也可扩散成片状。感传开始以线状形式出现,当行进不远即迅速向全身扩散,使全身温暖弥漫、汗出津津,感传线可被其掩盖而隐约不见。这种情况较为常见。

15)左右同感

在一侧的某一部位接受一定的刺激,而在对侧肢体也能出现同样感应,这种交经缪刺的作用较为常见。

16)左右不对称

在同时和先后取用上肢或下肢相对称的经穴时,其感传路径基本上左右一致。少数情况也可左右不一,如头面病取用双侧合谷,一走上臂内侧而经过前胸,一走上臂外侧而经后背,但以患处为终点则是不变的。

17)起源异位

感传不是在灸处发生,而是在另一区域或另一经穴出现明显的感传作用。与灸处的联系虽不为患者自身所感知,但与火力的大小是密切相关的,其过程也完全一样。

18)阴阳转向

即在阳部和阳经着灸,灸感及其感传作用可在其对面的阴部或阴经发生,而在阴部和阴经着灸,灸感及其感传作用也可在其对面的阳部或阳经出现。

19)催经激发

感传线绝大多数能为患者自身所感知,但也有必须在他种作用协助和影响下方可被感知的。如有时在着灸的肢体仅有酸重感,而在循经按摩之后,方可感知有麻木线出现。

20)弹丸连射

感传不是以线状形式出现,而是如弹丸一样一次又一次地以闪电般的速度从灸处出发,射向患区。连续数分钟,最后方减弱而消失。

21)潮式起伏

感传在行进时能如波浪状一起一伏地向前推行,好像流水的潮头一样。当这种潮头被激起以后,潮头后方的感觉反而不明显,而感传线也就若隐若现,若有若无。

22)原经回传

感传的作用并不完全是一往直前、有进无退,而在一定情况下也能有进有退和能进能退,在患处与穴之间能发生来回传导。这又有两种表现:第一是感传自灸处到达患处后,并不随着作用的发挥而减弱中止,而是自病处又逐步回传至灸处再由灸处回传至病处,如此反复多次而最后消失;第二是直接对病处着灸时,病处的灸感循经向着相应的孔穴传布而"自病入经",也可由相应的孔穴回传至病处,往来回传与反复。这是真正的回传,有人把撤除刺激后感传的退缩与消失认为是回传,是很不恰当的。

23)全身周流

艾灸对某一孔穴多次作用,已激起经气向远处流行时,当到达指(趾)尖及顶心以后,即照例地仍由原路回传至灸处,再从灸处出发向全身反复周流,也可不回至灸处而向全身周流。在取用大椎或阴交等身体中行诸穴时较为常见。对同一孔穴如多次着灸经气已经能够在全身周流,而随即或间隔不久改灸他穴时,则此种现象在初次发生虽较首穴为迟缓,但仍可较快和较易出现,而不必等待多次施灸。这类情况较为常见。

总之,灸疗感传是多种多样,复杂多变,以上列举种种,仍不能以偏概全,临床需细心体会。医者、患者注意力必须集中,环境安静、温度适宜、空气少流动,常常可以获得灸感现象。

二、敏感点(压痛穴)取穴法

灸法治疗的敏感点,周楣声称之为"压痛穴",与阿是穴不同。阿是穴是患病部位所出现的压痛点,是局部的病理体征,阿是穴取穴法就是直取病处的取穴法;敏感点可出现在远离病处的他经他穴与非经非穴的许多部位,是全身的病理反应,敏感点取穴法是远离病处的取穴法。敏感点表现形式不一,有皮肤色素改变(色素加重、减轻、充血)、形态改变(隆起、凹陷)、皮下结节(球形、条索状、结节状)、热敏感点(嗜热点)、压敏点(压上酸、麻、胀、痛)等。敏感点取穴法具有调节整体的作用,更易出现灸法感传,治疗效果优异。临床上局部阿是穴与远部敏感点常相互配合应用。

敏感点在针灸临床各科的诊断、治疗、选穴上作用重大,古代许多文献已有记载。如《素问·缪刺论》曰:"邪客于臂掌之间,不可得屈,刺其踝后,先以指按之,痛乃刺之。"《灵枢·五邪》曰:"邪在肺,则病皮肤痛,寒热,上气喘,汗出,咳动肩背。取之膺中外腧,背三节五脏之傍,以手疾按之,快然,乃刺之。"《外台秘要》卷三十九中臑内俞条曰:"主腰痛不可俛仰——背中快快,引胁痛……侠脊如痛,按之应手,灸立已。"他书不及具载。宋代王执中《针灸资生经》特别重视敏感点的应用,称之为"病体最觉酸痛处"。可见压痛穴的发现与应用,在我国医学史上是有着悠久的历史与实践基础的。

1. 敏感点出现的规律

寻找敏感点,要做到心中有数,根据一定的规律取穴方可伸手即得,一般可按照下列途径寻找。

1)远距离敏感点

(1)特定区域　不同部位的不同疾病,均可在身体的某一区域内出现相同和类似的反应,针对其特有反应进行治疗,就可收到满意的效果。这就是第4至第8胸椎更以第5至7椎及其两侧尤为重要的原因。古人的"四花灸""骑竹马灸",灸"哮喘,反胃"以及恶疮瘰疬病诸症,都是在这一区域内进行的。而百病皆主之膏肓,也是在这一区域内。由于背部的这一区域正在心脏的后方,背为阳,心为阳中之太阳,故把这一区域称为"阳光普照区",以见其地位之重要。更由于这一区域肌肉丰厚,地位隐蔽,安全稳妥,是化脓灸选穴的最佳处所,值得重视。

(2)相应经穴　除身体的许多疾病均可在背部督脉及膀胱经上出现反应以外,其余也基本与疾病的相应经穴相符。颜面病的反应经穴大多在手、足阳明;头及耳前耳后病多在手、足少阳,手、足太阳;胸腹病多在手足阳明、少阴;胸胁病多在手足少阳、厥阴;其余脏腑也大体与所属经穴相当。但如果照正常的经穴体系来寻找敏感点,并不能完全相符,总是存有一定的偏差。这有几种原因:第一是生理上的差异,敏感点大体是以生理穴为基础,而每个生理穴因个体差异,不可能人尽相同;第二是病理上的差异,因病变的位置、性质与种种因素的不同,其反应点也有相应的变化;第三是今人所沿用的经穴位置,各家也互不一致,不能与实际相符。故只能掌握其大体范围,不能按图索骥。

(3)相应部位 当某种病症居于身体的某一侧时,压痛或他种反应,大多是患侧强于健侧,或是只能见于患侧,如病变左右难分与左右对称者则反应多见于身之正中,亦见于左右上下肢之对称经穴。

2)近距离反应

在接近与紧邻病处的近距离反应更为常见,脏腑的俞募大体上是与所属脏器的高下相当,当其罹患疾病时首先能在相应的俞募出现反应,如肝胆病在肝俞、胆俞与期门、日月等处能出现反应,这是近距离的,如出现在阳陵、中封等处则是远距离的。而在脓肿周围如出现特殊的敏感之处,当然是近距离的,如《疡医大全》灸痈疽法曰:"屈指从四围按之遇痛处是根,就是重按深入,自觉轻快,即此灸之。"至于取远取近,或是远近同取,则视情况决定。

2. 敏感点的存在形式

敏感点的强弱、大小、多少和深浅,同病情的轻重有着密切的关系,有时可特别强烈,常能为患者自身所感知,或是为患者在无意中触及。最大的能有指头大小,最小的也能像绿豆和芝麻般大小。最少的只能发现一处,最多的能有五六处。最深的能在肌肉深处,必须用力按压才能发现,最浅的只要轻触皮肤即可被感知。疾病愈严重则压痛愈多、愈大、愈浅,反之则愈少、愈小、愈深。当疾病痊愈后,敏感点也就随之消失。症状已经改善或自觉痊愈者,如敏感点仍然存在,则指示有复发的可能。

3. 敏感点的寻找方法

一般均是先行在背部探索。令患者露出背部,双手交叉抱肩,身体略向前倾,使肩胛骨分开。首先进行目测,如发现有变色变形之处,即直接用手指尖对之按压,常可一触即得。常规的方法是用大指第一节指腹(食、中指均可)先沿脊柱正中,次沿脊柱两侧自上而下按压一次。用力徐缓均匀,以便发现浅表的反应。再自下而上细心推压一次,用力要稍重,以便发现皮下组织及肌肉部分的反应。按压时切忌使指头跳跃前进。只要上下来回一次即可,如按压次数太多,使患者感觉疲劳,反而不易发现。用力要适当,用力过大可出现假阳性反应,过小则一些微小的深部压痛又不易捕获。如有发现,应以一个指头确定,再做好标记。如属对称经穴,两侧应先后同时探索。

4. 对敏感点的选择

一种疾病可以在几条或同一经络上面出现几个反应穴或各种病理反应。例如面部的脓肿可以在左右手阳明经的合谷、手三里、曲池等处,或在足阳明经的库房、屋翳、膺窗、三里和督脉的至阳、灵台等处均有压痛反应出现。这些反应有强有弱,有远有近,是全用为好,还是单用为好,应该区别对待。经验证明,如在不同的或是同一经络上能出现几个压痛穴,并不需要全部使用,原则上是取强的或近的先用,弱的远的则可用、可不用。分别应用较同时应用为好。如果用直接灸,则一两穴即可。温和灸则可以分次应用或轮用。

在绝大多数病患身上,是能有压痛反应出现的,但并不是所有的疾病都能出现。或者已经出现,但是由于医者学识和经验的限制而未被发现时,就不应为反应穴所拘泥,而应因病取穴。如所选的经穴恰当,效果同样良好。因此在掌握反应穴的同时,也不能忘记因病选穴的法则。

5. 敏感点的应用方法

敏感点(压痛穴)一经发现与确定之后,即可采用多种方法对之施加影响与作用,如直接灸、间接灸、温和灸、拔罐、挑割、埋藏等均可应用。老病以直接灸效果最为确定,新病则在其余诸法中任择一种即可。

中医认为,背为阳,心为阳中之阳,全身许多疾病在第3至第8胸椎及其两侧的区域都可出现反应,在这一区域采取灸法治疗,疗效显著而迅速。因而称这一区域为"阳光普照区",而在此所采用的多种治疗方法,称为"阳光普照法"。疾病在这一区域反应形式多种多样,如红点、黑点、结节、气泡、自觉痛与压痛等,而以压痛穴最多见。压痛穴的出现有一定规律,大多以病侧为多见,即病在身之左,而压痛穴出现在背之左,病在右侧则压痛穴出现在背之右。

6. 穴病相连,经无常道

在十四经取穴治疗,可依据"经络所过,主治所及"理论,治疗经脉循行所过远隔部位的病证。病患在体表的反应,除了可出现在十四经及其穴位外,非经非穴也可出现病理反应,成为"压痛穴",压痛穴与患处之间存在一定的联系,在压痛穴灸治时,灸感沿一定路线到达病处,压痛穴可能在十四经上,也可能是非经非穴处,即周楣声教授所说的"穴病相连,经无常道"。针灸所获得的针感和灸感,是一种点、线、面的关系,即由作用点而出现的感传线,由线而及于患处之面。这种线的走向,是由患病的"面"所决定的,既有以生理经络某一段的运行轨迹为其基础而流行扩布,又有以病患所在的位置为其终点。再则在以病(痛)为腧时,也有两种情况必须分清。其一,凡属病患所在之处,也常是痛感所在之处,痛与病相连,两者就不可分割。其二,压痛与触痛反应,既可出现在病患处,更可出现在远离患处的远隔部位。而根据远隔部位的压触痛及其病理反应取穴,感传每可斜趋、直达、横贯、迂回和不受任何脏器的阻隔断面趋赴于患处。其途径不仅与其他经脉分布规律不符,也与经络体系本身的分布状况不合,验证了周楣声"穴病相连,经无常道"的观点。

由针灸所获得的感传现象,是在病理或人为的状态下所激起的感传线,既可见于常规的"经络所过,主治所及",又可见于病理状态下的"穴病相连,经无常道"。因此我们在临床上,既不能用病理变化的腧穴来否定正常腧穴的位置,又不能在正常腧穴的前提下,对病理腧穴的发现和应用提供依据。

(1)识穴知经,有经有穴   针灸治疗须明经络,辨经穴,《灵枢·本输》曰:"凡刺之道,必通十二经脉之所终始,络脉之所别处,五脏之所留,六府之所与合。"《灵枢·经脉》曰:"凡刺之理,经脉为始。"《灵枢·卫气》曰:"能别阴阳十二经者,知病之所生,候虚实之所在,能得病之高下。"

(2)定部守位,无穴无经   除了辨经穴治疗,另一种取穴治疗方法就是病患所在之处即治疗之所。《素问·刺要论》曰:"病有浮沉,刺有深浅,各至其理,无过其道……病有在毫毛腠理者,有在皮肤者,有在肌肉者,有在脉者,有在筋者,有在骨髓者。"《素问·调经论》曰:"病在脉调之血;病在血调之络;病在气调之卫;病在肉调之分肉;病在筋调之筋;病在骨调之骨。"《灵枢·官针》曰:"刺骨痹,稍摇而深之,致针骨所,以上下摩骨也。"《灵枢·经筋》是以病为腧的专章,而不为经穴体系所拘。这种无经无穴的针灸方法,从古代到近代,都有应用而取效。

(3)有穴无经,有经无穴   奇穴是有穴名的定位而不归入十四经穴体系而言。奇经八脉有六经是寄附于他经而有经无穴,在其寄附经上治疗的效果不能明确归属。

(4)经穴并重,舍经从穴   周楣声认为,经穴可分广义与狭义。广义的经穴,凡是加作用于身体表面某一点,使之产生治疗效果者,均可谓之穴,而沟通联系的许多体系均可谓之经。因此在十四正经经穴体系之外,凡是能采用针灸治疗方式,通过特有途径而发挥治疗作用者,均可谓之经穴。《行针总要歌》曰:"人身寸寸皆是穴。"现代《新针灸治疗学》说:"周身到处皆是穴,幸勿局限十四经。"奇经八脉及十二正经是体表循行较大的经脉,其络脉、皮部遍布体表各处,无处不在,非经非穴是奇经与正经主干之外的皮部、络脉分布的治疗处所,仍与经络系统不可分割。

(5)舍经从穴   对血管刺法中有"刺其结上甚血者""刺小络之血脉也""刺郄中盛经出血"等。在对经筋刺法中"燔针劫刺,以痛为腧"。至于沿淋巴管针刺泄毒诸法,又是"舍穴从经"的证明。

艾灸时,特别是温和罐灸,持续在选定穴位处(十四经穴、奇穴、阿是穴、非经非穴处等)熏灸可发生自穴向病灶处产生联系(灸疗感传)。感传可沿正常的经络路线,也可斜贯、横跨,所以可设想经络、穴位有生理情况下和病理情况下的不同,平素我们学习的经络是生理情况下的。但疾病状态下的经络、穴位可能会发生飘移,值得去探索。如有收获对指导临床可能更有意义。

三、"阳光普照"法

1. 定义

穴组,胸椎及其两侧之反应穴。背为阳,心为阳中之太阳,多种疾病均可在以心俞为中心的这一区域内出现反应穴,而取用这种反应穴,又可收到良好的效果,因而称这种选穴法的功效犹如"阳光普照"也。

2. 用途及释义

全身各系统多种疾病及化脓性炎症,均可适用。

反应穴在针灸临床上意义十分重大,特以压痛反应,自《黄帝内经》而下,莫不受到重视。王执中在《针灸资生经》中称之为"酸痛应手处",反复加以强调。因此,寻找病理的压痛反应,是针灸临床的主要环节。

3. 针灸处方用穴常根据三种规律进行选穴

(1)传统穴,历代的针灸名方。

(2)经验穴,即在这些处方中用已有效而得心应手者。

(3)反应穴,即如本节所推崇的"阳光普照"法。

4. 作用机制

病理反应穴是多种多样且在全身各部均可存在和出现的。而"阳光普照"区则是发现最多与最易寻找的反应区,不论是重病与轻病,新病与久病,局部病与全身病,上部病与下部病,还是内脏病或体表病,大多在这一区域出现某种反应。特以压痛反应与小红点经常出现,加作用于这些反应穴,可以收到意想不到的效果。而在一些疑难病症,无法按常规与经验取穴者,当这种反应穴被找出之后,就如同锁找到了钥匙,更为得心应手。所谓"阳光普照"法,是针对这一选穴方法而言的。"阳光普照"区,则是针对身体这一部位与区域而言的。胸腹为阴,背腰为阳。心为阳中之太阳。(《素问·六节藏象论》)因而称胸椎及其两侧(主要是第3至第8椎)为"阳光普照"区。这一区域在针灸疗法中的地位与作用,是早为前人所悉知并得到选择与应用的。如灵台、至阳、骑竹马等穴,对化脓性炎症的作用,四花六穴对瘰疬的效果,又以膏肓为百病皆主,还有灸哮喘穴、灸反胃穴等,都是在这一区域内的有效点。由于是散见于诸书之中,未能归纳整理,因而未能得到更广泛的应用与应有的重视。

在"阳光普照"区内寻找反应穴,也要遵循一定的规律与方法:首先是在光线明亮处解开患者上衣,露出背部,低头,双手交叉抱肩,使肩胛骨分开与背部肌肉舒展,检视背部有无红点、黑点,高起或凹陷之处;如有发现,再用一个指头轻轻摩按,以探测其下方有无硬结、空松、酸痛,以及索状的压物等异常情况;再以一个或两个指头由第1胸椎自上而下慢慢滑动至第10胸椎附近为止;再自下而上推压一次,上下各一次即可,不必反复多次。如反复多次按压,则反应点容易消失不见。左右两侧按同样方式进行,用力要轻重适中,太轻则容易遗漏,太重则可出现假阳性反应,更不能使手指跳跃前进。

这种选穴方法是选取有效穴的捷径,但不是选穴的唯一准则,也不是所有病种的反应都集中在这一区域。可以这样说,不论何种疾病,在体表的相关部位都有其相应的反应点与反应区域,但由于其位置隐蔽和医者经验不足常导致难以发现。故各种选穴方法,都是有其范围和条件的。

5. 使用方法

可以应用多种治疗方法而达到效果,如挑割、埋藏、贴药,以及针或灸。而在诸种方法之中,以灸法最为有效,如直接灸可以应用于陈年久病,温和灸的熏灸可以通用于新久轻重各病而诱导灸法感传,快速点灸可以立即控制症状而收显效及速效。根据不同病情,而采用不同灸法,均可收到满意的效果。

歌括:阳光普照病回春,酸痛寻来应手真,治法多端皆可用,须知灸效独为尊。

6. 阳光普照灸

(1)出处 "阳光普照"法出自 1985 年版的《灸绳·灸赋·灸海乘槎赋》:"心为阳,背为阳,阳中之阳,求至阳之上下。"其下注曰:"心俞与至阳上下这一区域,故特将这一区域称为'阳光普照'区,在这一区域内选穴与应用灸针治疗,为'阳光普照'法。"

《针灸经典处方别裁》将之列为首方,又在"股肱扶持"方下载:"四肢病在阳光普照区,每多出现压痛点。"

(2)定义 《针灸经典处方别裁》奇方·阳光普照条下:"胸椎及其两侧之反应穴。"此法所取之穴,位置不定,数量不一。根据本书前言中所言,针灸处方是"由几个孔穴所组成的有效穴组"。

《针灸经典处方别裁》阳光普照条下认为:"胸椎及其两侧(主要是第 3 至第 8 椎)为阳光普照区。"该区反应穴出现频率较高。

(3)区域范围 胸椎及其两侧。其中包括大椎穴及其两侧反应穴。

《针灸甲乙经·卷五》"背自第一椎循督脉下行至脊骶,凡十一穴第七"中大椎位列首穴。

主要区域为第 3 至第 8 胸椎及其两侧反应穴。广义"阳光普照"区的范围:督脉,华佗夹脊穴,膀胱经第一、二行经穴;小肠经肩中俞、肩外俞;奇穴;反应穴(阿是穴)。

〔日〕间中喜雄(1911—1989)与〔德〕许米特(H. Schmid)在 20 世纪 50 年代合著的《医家のための针术近代研究》(1954),是一本为临床医家写的针术入门图书。

间中喜雄为外科主治医师。1958 年由萧友山翻译并更名为《近代针术的研究》。书中认为："胸椎棘突的压痛,通常是在第 4 乃至第 7 胸椎的高度,尤其多在第 5 乃至第 6 胸椎。"与"阳光普照"主要区域的位置非常相似。

7."阳光普照"的原理

1)心为阳中之太阳

《素问·灵兰秘典论》云:"心者,君主之官,神明出焉。"

《灵枢·邪客》云:"心者,五脏六腑之大主也。"

《素问·脉要精微论》云:"背者,胸中之府。"

《素问·金匮真言论》云:"故背为阳,阳中之阳,心也。"

《素问·六节藏象论》云:"心者,生之本,神之处也……为阳中之太阳,通于夏气。"

《针灸经典处方别裁》云:背(形声字,从肉北声。本义为脊背)为阳,心为阳中之太阳,多种疾病均可在以心俞为中心的区域内出现反应穴。而取用这种反应穴,又可收到良好的效果,因而称这种选穴法的功效为"阳光普照"。

2)局部与整体的关系

《灸绳》曰:"人身是由许多局部所组成的整体,而在整体关系中,又寓存着许多局部。每一局部都是寓存在整体多关系之上的。在生理上,局部功能的发挥,必须有赖于全身功能的协作,每一局部与全身其他部位都可保持着一种息息相关或脉脉相通的明显或潜在的关系。所以某一局部的病理变化都是全身变化的一种表现,也是全身变化的一种反应。全身的反应和变化,既能导致局部功能障碍和失调,而局部的功能障碍和失调,也可从局部关系中,影响和作用于整体。"

3)适应证

(1)《针灸经典处方别裁》曰:"不论重病与轻病,新病与久病,局部病与全身病,上部病与下部病,内脏病与体表病,大多会在这一区域出现某种反应。"

(2)《灸绳》曰:"特别是背部的督脉与足太阳经、内脏及躯干的许多病变,大多数可以在胸椎及其两侧出现压痛反应。"并附有"疾病部位与压痛区域概况表"。其病变部位有颜面、头项、侧头及耳前后、背腰、胸腹、腋胁、上肢、下肢、心肺、脾胃、肝胆、肾,而"反射区域"均有"胸椎及其两侧";大小肠(肛门)、膀胱(前阴)则为胸椎、腰椎、骶椎及其两侧。

(3)《灸绳》之灸例近 500,其中在背部使用"阳光普照"法的有 196 例,约占四成(39.8%),可见使用频率之高。

(4)《针灸经典处方别裁》曰:这种方法是选取有效穴的捷径,但并不是选穴的唯一准则,也不代表所有的病种其反应穴都集中在这一区域。

可以这样说,不论何种疾病,在体表的相关部位都有其相应的反应点与反应区域,只是一些反应点与反应区域,由于其位置隐蔽而常不被发现而已。

(5)反应穴大多出现在患侧,即病在身之左,反应穴亦多在背之左。病在右反应穴则多在背之右,病在上则反应穴多在背上方,病在下则反应穴多在背下方,如左右不分者则多出现在正中或椎旁。当反应出现后,即应做好标记,每次检查都可能有几个反应穴同时出现,但强弱远近不同。原则上是选强者和距患处较近者先用,远者、弱者则可用可不用。

4)注意事项

不必反复多次按压,否则反应点多消失不见。

左右两侧按同样方式进行,用力要轻重适中,太轻则多遗漏,太重则可出现假阳性反应,更不能使手指跳跃前进。

如发现某些形态异常或患者感到酸痛与敏感之处,应以一个指头确定,并做出标记,如属对称经络,应先压一侧,再压另一侧。敏感穴位找到后,就要考虑用何种方法作用于穴位,首先选用施灸法。

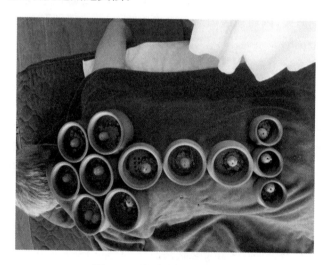

图 1-1　阳光普照灸治疗器

图1-1中背上部的6个灸罐是联系在一起的,放在背部阳光普照区,3个大一点的罐子顺督脉下延至腰骶,3个小罐位于骶部。最好上面6个罐子能考虑到反应穴。

操作方法:

先在背部铺上大块毛巾,按上法置罐于背部,将依据不同病理机制准备好的药粉用黄酒或醋等调制成药饼,放置在罐底部,再将点燃的无烟艾炷放于药饼上,片刻就有热感向下肢或全身扩散。第一炷燃尽后再易一炷,整个过程约1小时。施治过程中要不断和患者沟通,以了解灸感和温度情况,不可过热,以免烫伤。

特别注意——

①心、脑血管疾病的患者不宜久卧,注意掌握治疗时间。

②操作过程中防止烫伤,适时调整热量。

③灸前、灸后最好喝些温水。夏季灸治过程中避免出汗太多,灸后避风2个小时。

④治疗期间无特别禁忌可以多饮营养类汤水,辅助正气,抗御外邪。

⑤操作人员应佩戴隔热手套,防止操作过程中自身被烫伤。

四、针灸治病原理探析

1. 临床辨证与治症的意义

辨证是辨明某种致病因子侵犯人体某一器官或体系,或是某一器官与体系自身罹患疾病时所出现的凭证。所谓辨证就是以不同的病理体征所归纳出的不同的认识体系为治疗手段指引方向。这就是为人们所熟知的"辨证施治"。辨证的要点不是在于证,其前提主要是在于一个"辨"字,因为症者证也,是某种事物客观存在的某些征兆,而这些征兆或是明显的或是隐晦的,不依赖于人们主观认识的客观存在。辨者,分别也,评审也,明察也,判定也。必须在纷然杂陈的许多现象之中,分别其主次,详审其自来,明察其因果,判定其转归。必须修养有素才能洞悉事物的枢机,掌握其主次环节与变化规律,熟悉疾病的临床表现,才能由表及里、见微知著,归纳出治疗疾病的具体步骤与方针。如此逐步深入,做到心中有数、措施明确,从而达到认识疾病的辨证目的。由此可见,辨证至少能使我们明悉病变的大体性质与病种范围。症候的出现,是由患者身体所承担的,每一症状都是患者身体的综合反应,绝不是孤立存在的,根据症候的提示与显示,至少可以对病患的本身提供某些征兆,因症状是患病人体的征兆,而症状的某些特点又是致病因子本身的征兆,如此逐步探索,就可对患病性质与病种范围有一概括性了解,同时也可估计病情发展方向与预后,找出其中的主导环节,从而为治疗手段寻找依据,排除干扰,削弱阻断,进而达到消除与控制疾病的目的。

2. 辨证不是辨病

证是证候,也就是人体在遭受病理因子侵袭时所产生的病理反应,而不是致病因子本身的具体体现。当然症是由病产生的,有是症必有是病,有是病必有是症,但致病因子是千差万别的,而人体的反应则是重复有限。因此不同的致病因子会导致相同的病理反应,以最常见的头痛为例,外感内伤七情六欲均能出现头痛,故仅凭头痛就不能判定为何种致病因子所致。必须循序深入,找出致病的根源,才能进行针对处理,故辨证是施治的第一步,而辨病才是最后的目的。

3. 治症不是治病

疾病的症候,只是致病因子侵犯人体时,由于人体的适应调节机制受到干扰所出现的一些非特异性现象和凭证,故症状的出现在于人体的自身,是一种间接现象,而不是致病因子本身直接的特有表现,故治症仅是一种扬汤止沸的消极手段,而不是消除致病因子的积极措施。例如发热是由多种原因所引起的人体的非特异性反应。用了退热药,热势虽然能暂时下降,但致热之因依然存在,热势旋即复燃,因此一致认为见症治症,是头痛医头、脚痛医脚的拙劣手法,只能治标,不能治本,对此莫不轻视。但在一般的治疗方法中,治症却也有一定的地位与作用。

4. 治症的意义

(1)打断恶性循环　严重的症状干扰,如精神困顿、体力消耗、平衡失调,可引起一连串的连锁反应。恶性循环者例证无须列举,适时与及时地控制症状,其意义自不待言。

(2)稳定内部环境　"阴平阳秘,精神乃治",古人早已认清内部环境的安定是生存和生活的基本条件。在各种症状的干扰下,内部平衡体系未有不受波及者,症状的消除与被控制,说明平衡体系已经得到休整和恢复,这对任何疾病来说都是有利的。

(3)恢复代偿功能　代偿功能的发挥,有赖于全身功能的协调。当某一症状出现,无论轻重,均是人身某器官与体系功能改变的说明。这就自然在调节机制的总体环节中发生干扰、阻断或是人体的适应代偿机制为这一症状所夺取,导致全身代偿机制的削弱与下降。

(4)消除劣性冲动　任何刺激都会向高级神经系统发出冲动,良性刺激自然会使人精神愉快,情志畅顺;劣性冲动,不仅使人痛苦烦扰,同时更是疾病发生和发展的根源。症状的出现,既是一种病理信号,又是一种精神与心理的创伤。

5. 辨证与辨人,治症与治人

辨证所辨的既然不是病,那么所辨的对象是什么呢? 这就是辨证与辨病、治症与治病在认识方法与对象上的主要区别所在。人体如果没有致病因子的侵袭,自然不会有什么病,也不会有什么症,只有致病因子侵入人体以后,人体才会出现种种反应与症候,反应的形式和程度既标志病理作用的强弱和缓急,同时标志人体适应代偿功能的好坏。故辨证主要在人而不在病,因为致病因子本身是不会出现什么症状的。

既然辨证是在辨人,这就可以同样推理到治症即所以治人,而不是治病。的确如此,临床上的对症治疗,确是对人的治疗。对人治疗既然所治非病,但的确也能愈病,这就需要从另一角度与认识方法去理解,人体任何疾病的发生和发展,都要有一定的内在因素和条件,决不存在于致病因子本身,而主要是在于承担疾病的人体,消除致病因子当然是治疗疾病的主要途径和手段,但是改善和调整好承担致病因子的人体,使之不利于致病因子的寄附和存在,也是治疗疾病的一项重要措施。故辨证与治症均是所辨在人而所治亦在人,人是发病与受病的主体。

6. 针灸就是治症的

虽然"对症治疗"为人所轻视,而针灸这一独特的治疗方法,就是治症的,这样说来,似乎贬低了针灸的临床地位与实用价值,但针灸治症就是事实,既不容回避又不容否定。综观历代针灸文献,莫不是以治症为主,治病次之。除少数病种外均是"以症概病",以"心痛"一症来说,这是对包括能引起心前区疼痛的各种病症在内而言的,绝不是单指心脏本身的疾患,现时某些针灸专著恰恰未曾了解这一点,把凡能引起心前区疼痛诸多疾病,均罗列在能治心前区疼痛的一些孔穴之下,"以病概症",自然难免挂一漏万,这是阅读针灸文献时必须了解的。为什么"以症概病"而能异病同治与百病皆治呢?这就是针灸作用的最大特点、奥秘,值得深思。现代的针灸机制研究者对此莫不是以针灸的作用是能平衡阴阳、调和气血、疏通经脉等一套泛论来作为说明。是的,针灸的作用是能调和气血、疏通经脉、平衡阴阳,这的确是它的功能与作用,但它为何能有这些功能与作用,似乎是到此为止,不做深究了!初步理解可以用一个"通"字来理解和说明。《易经·系辞》曰:"一阖一辟谓之变,往来不穷谓之通。"万物的功能都是时刻处于变通之中的。《论"通"在发病学与治疗学方面的意义》或许能反映出具有普遍意义的客观真理与具有普遍意义的治疗方法。

7. 针灸治症的理论依据

通者,洞达也,畅顺也,开彻也,不滞也,得其理也,无所不流也。事物之情不能洞达,则迷惘而不知所适,举措乖张;天地之气不能畅顺,则万物不能化生,而疾风暴雨灾害随之矣;政不通则人不和,情不通则理不达,货不通则滞,水不流则腐。可见"通"字的意义是上至天地、国家,下至昆虫、草木,是放之四海而皆准的万事万物生存和发展的客观准则和条件。

理论人形,若玄府不通则发热喘喝;仓廪不通则痞满梗塞;州都不通则水道壅遏;九窍不通则耳不能听,目不能视,鼻不知香臭,口不知五味;血脉之气,不得其流,则生机停息,轻则病,重则死矣!故疾病虽有万殊,而不通之害则一也。治病手段虽有万端,莫不是助其通也。古有"通则不痛,痛则不通"之说,周楣声则认为"通则不病,病则不通"。未有人身气血畅顺,而能发病至死者。唐代孙思邈曰:"凡病皆气血滞不得宣通。"可见百病皆生于不通,而通则能治百病。

药物虽有万殊,然莫不以通为用,麻黄、桂枝通其表也,大黄、芒硝通其里也。虚者用通,行其气也(吴师机曰:"气流通即是补,非必以参芪为补也。");实者用通,导其滞也;寒者用通,升其阳开其塞也;热者用通,助其散开其郁也。徐之才十剂之宣通,张子和吐汗下之三法,皆通法之彰著者也。当今之世活血化瘀之治法甚嚣尘上,此非通法之见重于后世,光耀于当前乎!

针灸的作用就是头痛医头、脚痛医脚,是治症而不是治病的,但能异病同治与百病皆治,是没有任何一种药物能与之比拟的,也不是对症治疗能打断恶性循环、稳定内部环境、恢复代偿功能与消除劣性冲动等对症治疗的功效所能说明的。对于这一问题,要想找出一项近似而又合理的答案,必须从针灸作用本身的功效中提炼、浓缩和概括。针灸的作用已经被公认是"平衡阴阳,调和气血"与疏通经脉等,这不是明白告诉我们是"通"在起作用吗?针灸的本身既不能杀菌消炎,又不能退热止痛,但其作用效果则是既能杀菌消炎,又能退热止痛,如追究其根源,就是这种效果是由疏通经脉而来的,是由"通"所产生的功效,人身的经脉通畅,则阴阳和调,气血无所不周,百骸无所不用,生克制约,各得其理,代偿适应各司其职,五脏和调,六腑安定,六淫不能干,七情不能扰,对"通"这一简单而普遍的真理,似乎未曾得到足够的理解与重视。虽然针灸的作用主要在于"通",但如何得"通"与如何使之"通",这种"通"的作用机制与规律又如何,这不是用推理所能说明白的。

8. 蔡圣朝针灸学术经验

1)临床治疗心得

梅花针灸传承人在继承前辈的学术基础上结合多年学习经验、感悟,融会后再呈现:

(1)任、督二脉在经络学说中的核心地位 《灵枢·经脉》中系统而全面地记载,经络作为通行气血、沟通表里、贯通上下、联系脏腑骨节的通道,将人体连成一个有机统一的整体,十二经脉与五脏六腑各有其络属关系。任、督二脉为肾所主,均起自胞中;督脉行身后,为诸阳经之会,循脊入脑,主阳主气;任脉行身前,为诸阴经之海,精血阴津皆灌注于内,而上通于脑,在承泣穴与督脉相交。从督脉的循行来看,可以知道督脉与脑、脊髓、胞宫有着密不可分的关系;《素问·骨空论》载"督脉者,起于少腹以下骨中央……上额交巅,上入络脑……入循膂,络肾属膀胱"。督脉的主干与分支均与脑有密切联系。

王冰注:"《甲乙》及古《图经》以任脉循背者谓之督脉,自少腹上者谓之任脉,亦谓之督脉,则是以背腹阴阳别为名目尔。"督脉中经气的运行,不管顺逆,都要同任脉共同完成循环,二者合则是一条经,分则是两条脉。如《十四经发挥》云:"任与督,一源而二歧,督则由会阴而行背,任则由会阴而行腹,夫人身之有任督……可以分,可以合者也,分之于以见阴阳之不离,合之于以见浑沦之无间,一而二,二而一者也。"

《素问·脉要精微论》曰:"头为精明之府。"明代李时珍精辟地指出"脑为元神之府",是人体一切活动的中枢,而《锦囊密录》说"脑为元神之府,主持五神,以调节

34

脏腑阴阳,四肢百骸之用"。从现代医学的角度来看,脑属于神经系统,人体器官、系统的功能活动均受神经系统支配,从而维持各器官活动的协调一致,使人体成为一个有机的统一体。由此可见,督脉与脑对人体的功能活动都有整体调节作用,两者之间这种相互依存、相互联系的密切关系与经络脏腑相关性吻合,从这种意义上可认为督脉是脑所属的经络。

古人早就充分认识到任、督二脉的有机统一,在经络学说中占有主导地位,任脉、督脉皆起自胞中,为肾所主,任督同源。"任"有总任之义,任脉运行于身前的正中线而上通于脑,能够总任一身的阴经,阴津精血灌注于内,乃诸阴经之海;"督"为统督含义,督脉循脊入脑行于身后,主气主阳,乃诸阳经之会,起于长强,并于脊里,入脑,循额,至鼻柱止于龈交,与任脉相交于承泣穴。阳气导阴精上承,而阴精引阳气下潜,二者在脑部相交,阴升阳降,水火既济,阴平阳秘,脑府元神从而得以充养。督脉统领十二经,督脉通则百脉通,任、督二脉为人体最关键的生理通道之一,正如张锡纯在《医学衷中参西录》中云:"通督脉可愈身后之病,通任脉可愈身前之病;督任皆通,元气流行,精神健旺,至此可以长生矣。"由此可知,任、督二脉形成有机统一体,对十二正经起着主导作用,这是由其生理功能决定的。临床倡导"任督调和则诸脉皆通",治督以"通"为贵,调任以"补"为贵,其理论价值与对临床的指导意义十分重大。以此为理论基础,提出从"神—脑—督脉—肾—任脉"轴防治脑病。

从阴阳平衡理论来看:背部督脉属阳,是阳脉之海,总督统帅人体阳气;腹部任脉属阴,是阴脉之海,总摄人体阴血,任、督二脉上连于脑即神明之府,下贯十二经脉,协调平衡人体阴阳。"孤阳不生独阴不长",督、任二脉同起于胞中,为肾所主,督脉行于背,乃诸阳经之会,循脊入脑;任脉行于腹,是诸阴经之海,阴精皆灌注于内,向上通于脑,与督脉相交于承泣穴。阳气携阴精上承,阴精引阳气下潜,阴升阳降,循环往复,是所谓水火既济,阴平阳秘,脑府元神遂得以充养。脑为髓之海,髓为肾精所化,肾为藏精之府,精成而脑髓生,精足则令人能力坚强,智慧灵活。如管子曰:"肾生脑。"(《管子·水池》)肾为生髓之官,脑为髓海,任、督二脉主信息传导,是精髓升降之路,为肾所主,相交于脑部,四者有机统一于神。

神是生命活动状态的总体反映,是生命活动的整体调控和生命信息的集中反映,神是脏腑、经络、气血、阴阳的最高反映。可以统调患者五脏六腑组织器官功能。脑主元神,心主识神,元神为本、识神为用。脑为元神之府,肾为神之源,肾藏精生髓。《灵枢·经脉》云"人始生,先成精,精成而脑髓生"。《素问·逆调论》曰"肾不生则髓不能满",精生脑髓,精足则脑髓充而神旺,脑位居于头,头为诸阳之会,手足六阳经和督脉等均上达头部,肾通过足太阳膀胱经和督脉上通于脑,督脉之别络与足少阴肾经并行而贯脊属肾,继之上头络脑,下项后挟脊复络于肾。针灸治疗必须以治神、守神为根本。其一,早在《灵枢·本神》中就明确提出:"凡刺之法,必先本于神。"周楣声在《金针梅花诗钞》中说:"病者之精神治,则思虑蠲。气血充,使之信针不移,信医不惑,则取效必宏,事半而功倍也。"针灸调神应从针灸操作前即开始,贯穿整个针灸过程,针灸调神的主要方法有调摄患者的精神情志,取其任、督脉与肾、心经穴。其二,《灵枢·九针十二原》云:"上守神,粗守形。守神者,守气血也。守形者,守刺法也。"以上两方面足以说明"守神"在针灸疗法中的重要地位。

心、脑、肾、任脉四者通过督脉有机联系,合而成为广义上的脑,共同发挥元神之府的功效。脑、肾、任脉、督脉在生理上通过无形之神建立密切联系,影响并制约着全身脏腑功能,全身脏腑功能失调可通过神的变化而表现于外。在此基础上,对脑神的生理病理总结出一套完整的理论体系,提出神—脑—督脉—肾—任脉有机统一于人体,形成一条主轴,在人体整个生理病理过程中起到关键作用,用于指导治疗脑病疗效确切。

(2)针灸临床以经脏辨证为核心　经脏辨证内容丰富,由针灸界泰斗周楣声提出,逐步完善后广泛应用于临床实践。经脏辨证是以经络与脏腑学说为理论依据,根据疾病最主要特征,进行全面分析,从而辨别疾病发生在何经、何脏、何腑,辨识病因、病机、病性,抓住疾病本质,遣方选穴,确定理、法、方、穴、术。

八纲辨证为中医辨证的准绳,临床施治时会首先考虑,重在根据临床症状抽象推理,强调区分阴阳表里、寒热虚实。八纲辨证应用于针灸时有其明显局限性,针灸治病作用优点在于简捷直观,见症治症,疗效特点在于双相调节,寒热虚实皆可治,治疗阳虚证时可以扶阳,阴亏者可以救其阴,且扶阳而不伤阴,救阴而不伤阳,特别是灸法,总结为"虚者灸之使火气以助元阳也;实者灸之使实邪随火气而发散也;寒者灸之使其气之复温也;热者灸之引郁热之气外发,火就燥之义也"(《医学入门》)。经脏辨证直观、实用,指导临床针灸取穴。十二经经病、脏病概括如下——

手太阴肺经病变多由外邪痹阻与肺热上扰所致。经病可见臑臂内侧前缘酸痛,或见拘急、痿软、掌心发热与拇指无力、麻木不仁、前臂痛、尿频、尿色清白。脏病则见肺胀、胸满、短气、心烦口渴、缺盆中痛、鼻衄、喉痹。

手阳明大肠经病变多由风寒湿邪痹阻经脉和大肠邪热循经上扰所致。经病可见齿痛、颈肿鼻干、口干、上肢外侧前缘酸楚疼痛、食指酸软无力。脏病则见泄泻、肠鸣、肠绞痛、腹胀。

足阳明胃经病变多由外邪痹阻经脉与胃热上扰所致。经病常见风寒湿邪侵袭经脉或胃中邪热循经上逆,可见口臭、唇疹、颈肿、喉痹、尿黄或洒洒振寒、缺盆中痛、沿经脉所过肿痛、次趾酸软无力。脏病多为消谷善饥或不能食、心下急痛、呕吐、腹胀等。

足太阴脾经病变由风寒湿邪痹阻经脉与胃热上扰所致。经病常见舌本痛、身

36

体沉重无力、膝股内侧痛或足跗肿痛、足大趾引内踝痛。脏病可见左胁下胀痛、口甜、舌强不语、溏泄、黄疸。

手少阴心经病变由风寒湿邪痹阻经脉与心火循经上扰所致。经病多见舌强、舌肿、渴而欲饮、臑臂内侧后缘痛、肩背痛、掌中热。脏病多为心痛、心动悸、脉结代、盗汗、自汗、口苦、口舌糜烂、下肢水肿。

手太阳小肠经病变多由外邪痹阻经脉与胃热上扰所致。经病常见头项强痛、臂痛不举、肩臑和肘臂外侧痛、耳聋、颊肿、目赤、口舌烂。脏病则见脐腹绞痛、泻痢。

足太阳膀胱经病变多由外邪痹阻经脉和邪热壅滞经脉所致。经病常见头痛，项背、腰、骶、髀、股等处酸痛拘急，目胀痛，鼻衄，多泪。脏病可见少腹胀痛、尿频、尿急或癃闭。

足少阴肾经病变多由风寒湿邪侵犯经脉导致经脉痹阻不通所致。经病常见头痛、项背强痛、口热咽干、目昏视物不明、口咸。脏病则可见腰痛、小便短少、颜面及全身水肿、咳喘促、惊惕。

手厥阴心包经病变多由外邪痹阻经脉和内热蕴滞经脉所致。经病可见面赤腋肿痛、臂内侧疼痛、上肢痿痹、掌中热。脏病则为心烦、心胸疼痛而牵引腋下、胸胁支满。

手少阳三焦经病变多由外邪痹阻经脉和邪热上扰所致。邪热上扰经脉，则经病常见头晕、耳鸣、耳聋、腋肿、喉痹、瘰疬、颊肿痛、肩臑和肘臂外侧痛。脏病则为全身水肿、小便不利。

足少阳胆经病变多由外邪痹阻经脉和邪热上冲所致。经病常见偏头痛，颔痛，目锐眦痛，颈腋下、外踝或有肿痛，小趾、次趾酸软不用，多汗畏寒。脏病可见胸胁疼痛、胁痛难转侧。

足厥阴肝经病变多由风寒湿邪痹阻经脉和风火循经上扰所致。经病常见狐疝、遗尿、睾丸偏坠胀痛，逢寒加剧，经脉循行部位疼痛。脏病则可见头晕目眩、胸满胁痛、右胁下肿痛、痞块、黄疸。

针刺总的原则如《灵枢·终始》云："凡刺之道，毕于始终，明知始终，五脏为纪，阴阳定矣。"《灵枢·经脉》针对病性指出："盛则泻之，虚则补之，热则疾之，寒则留之，陷下则灸之。"

（3）施治强调"审因论治" "治病必求于本"在《素问·阴阳应象大论》中有详细论述，《说文解字》解释为"木下也"。其本义是指树木之"根"，《类经·论治类一》中说："本者，原也，始也……世未有无源之流、无根之木，澄其源而流自清，灌其根而枝自茂，无非求本之道。"强调治病必须首先探求疾病的根本，然后方能针对根本进行治疗。这里的"本"，是指阴阳而言，"阴阳者，天地之道也……变化之父母，生杀之本始,神明之府也"。阴阳失衡是导致疾病的根本原因,《黄帝内经》把所有病因分为阴阳两大类。疾病是纷繁复杂而又不断变化的,要正确认识疾病,就必须探明病因,即辨证求因。"因"的含义广泛,除了六淫、七情、饮食、劳倦等常见致病因素外,疾病过程中所产生的某些病理产物,次生气郁、瘀血、痰饮、积滞之类在辨证上也应视为导致疾病的主要原因,可作为治疗的重要依据。所谓辨证求因,《素问·调经论》云:"夫邪之生也,或生于阴,或生于阳。其生于阳者,得之风雨寒暑;生于阴者,得之饮食居处,阴阳喜怒。"外感自然界邪气者病因属阳,内伤诸病病因属阴。发病时证候以表证为主者属阳,发病时证候以里证为主者属阴;病证以具有升浮、燥热性质者为阳,具有沉降、寒湿性质者为阴。《内经》病因理论的一个突出特点就是对病因的认识及对病位与病性的认识紧密联系在一起,存在互为因果的特定联系。例如,《素问·阴阳应象大论》曰:"故喜怒伤气,寒暑伤形。"《灵枢·邪气脏腑病形》云:"愁忧恐惧则伤心。形寒饮冷则伤肺,以其两寒相感,中外皆伤……若有所大怒,气上而不下,积于胁下,则伤肝。"

《内经》病因理论源于临床经验的总结,而临床实践显示某些病因总是引起某些部位和某些性质的疾病,疾病乃人体的整体功能失衡的结果,导致整体失衡的具体病因必定作用在人体的一定部位,并导致某种性质的病理反应才会发病,某种病因必定同相应病位、病性紧密相连。而"证"就是指疾病发展过程中,某阶段的病理概括,包括密切相关的病因、病位、病性,而病因又为根本,辨证论治就是根据患者一系列具体证候,而确定病因,分析病位、病性及其病情发展变化,得出正确诊断,将其作为立法施治的关键依据,所以辨证求因乃辨证论治的核心环节。

《素问·至真要大论》曰:"必伏其所主,而先其所因。"张景岳注云:"必伏其所主者,制病之本也。先其所因者,求病之由也。"伏乃制伏、治疗之意;主,指疾病的本质;因,疾病的原因。治病要抓住疾病的本质,首先要探求疾病发生的根本原因,辨证施治要做到审因论治。陈无择《三因极一病证方论》曰:"凡治病,先须识因;不知其因,病源无目。"临床特别强调辨证求因,审因论治,认为病因明确了,治疗就有依据,针对各种病因分而治之,治病于无形。辨证时务必认真诊脉,以脉探求病因,推测病史,判定病位和病性,判断预后及转归。以脉诊在中风病的诊治为例,根据脉象判断病因、病性。中风以本虚标实为主要病机,本虚乃气血虚弱、脏腑阴阳亏虚,标实则多见于气滞、瘀血、痰凝。患者脉象见弦脉者多为气滞心胸,脉滑者多为痰浊阻窍,弱脉则见于阴阳气血俱虚,脉滑数多为痰热内盛,脉弦细见于阴虚火旺,结代脉为心肾阳虚或寒凝心脉所致,气虚血瘀则脉细涩或迟缓无力,脉沉涩以血瘀为主。脉诊对于探求病因、辨别病性、指导治疗意义重大。

(4)针灸注重先后取,体现精疏取穴特点 在针灸取穴方面,继承并发扬灸法泰斗周楣声"金针梅花派"的"精疏"取穴特点。《灵枢·官能》中曰:"先得其道,稀而疏之。""金针梅花"源于周树冬(1862—1915),周公素好画梅及咏梅,将梅花之神韵蕴于针灸之中,自成一派,世称"金针梅花派",选穴独特,体现"精疏"特点。金针梅花有诗云:"梅花双萼真奇特,一针为主一针客,一针为阳一针阴,标本远近补泻识。"因此梅花派选穴一般取双穴为主,又称双萼。而双穴的组成根据审因论治先后取穴,两穴在功能上有"相辅相成、相反相成、开阖相济、动静相随、升降相承"的有机联系,寓"主客、标本、阴阳、远近、补泻"于其中。

所谓先后者,专为数针同用时而言。分为先本后标,先阴后阳,先起后止,先近后远,先母后子,先上后下,先手后足,先正后奇,先针后灸,先针无痛之穴后针剧痛之穴。

先本后标者,即先主后客也。先取主病之君穴为主、为本,后取辅君之臣穴为客、为标。偏正头痛、风寒咳嗽、痰喘先取君穴太渊,后取辅穴列缺。或先取先病之穴,后取继病之穴,如"原络主客法"是也。

先阴后阳者,即先里后表、先内后外、先胸后背是也。是以先取阴部之里、内、胸诸穴,后取阳部之表、外、背诸穴,作为进针之次序。头项强痛、牙疼先取承浆,后取风府。

先近后远者,即先取邻近病所之穴,后取远离病所之穴。小腹连脐痛先取阴交后取涌泉,眼病先取睛明后取合谷、光明。

先母后子者,即先取生我之穴,后取我生之穴,多在补母泻子如母子相克法中用之。肺气亏虚致咳喘先取母穴太渊,后取子穴尺泽。

先正后奇者,即先以十四经之正穴为主、为本,再以经外奇穴为客、为标,用奇不离正,于"出奇守正"法中用之。耳鸣取中冲(左取右,右取左),足中趾尖。

先针后灸者,灸必伤肤,进针更痛。先针则孔穴大开,更易引火气深入矣。

(5)倡导针灸、中药并重的治疗理念 针灸和中药是中医的两种主要治疗手段。中药经内服或外用,作用于人体组织,以调整阴阳平衡和改善脏腑气血功能;针灸作用于经络穴位,纠正人体阴阳失衡、调节脏腑的功能、改善气血运行以达到治疗疾病的目的。虽然二者的治疗手段截然不同,但其理论基础均建立在阴阳五行、卫气营血、脏腑经络等之上。

《黄帝内经》包括《素问》和《灵枢》两部分,以阴阳五行学说完整地指导着中医理论,成为辨证施治的纲领。并以阴阳、五行、脏腑、经络、腧穴、精神、气血、津液等为基本理论,以针灸为主要医疗技术,用整体观点、天人合一的观点,完整论述了人体的生理、病理状况,提出诊断和防病治病原则,尤其是《灵枢》丰富又系统地记载了针灸理论,后人将《灵枢》又称为"针经",为针灸学的形成与发展奠定了良好的理论基础。如果只会用药,而不懂针灸,只是半个中医。《黄帝内经》对经络学说的论述尤为精辟,不但对十二经脉的循行走向、络属脏腑及其所主病证均有明确记载,而且对奇经八脉、十二经别、十五别络、十二经筋、十二皮部的走向、分布、功能，以及与经络系统相关的根结、标本、气街、四海等亦有记述。《黄帝内经》对腧穴理论也有较多的论述，有"本输论""气穴论""气府论""背俞论"等专论，载有多个左右常用穴位的名称，对特定穴理论阐述较详细，特别是对五输穴理论阐述较全面，对原穴、下合穴、十五络穴、五脏背俞穴等也有载述。《黄帝内经》在刺法方面，如《灵枢·官针》有"九刺""十二刺""五刺"等多种针法，对刺灸理论及针刺手法也提出了原则。

《素问·移精变气论》云"毒药治其内，针石治其外，病形已成，乃欲微针治其外，汤液治其内"，奠定了针、药并用学术思想的理论基础。仲景继承了《黄帝内经》针、药各有所宜这一学术观点，在《伤寒论》太阳中风篇中云："太阳病，初服桂枝汤，反烦不解者，先刺风池、风府，却与桂枝汤则愈。"太阳中风证，服桂枝汤本应病愈，今服后不解，反而见烦，此非药不对证，而是因为表邪太甚，阻于经络，药不胜病，因其邪重而经气郁滞，故先针刺风池、风府以疏通经络，泄太阳之邪，风邪得挫，再服桂枝汤以调和营卫，针、药并用，求其速愈。唐代著名医家孙思邈也积极倡导针药兼用、针灸并重的观点，其在《备急千金要方》曰："汤药攻其内，针灸攻其外，则病无所逃矣。"创立脾胃学说的李东垣对针灸也颇有造诣，在创立补中益气汤的同时针灸足三里、太白等穴，达到升清通阳的目的。

倡导治疗疾病，尤其是疑难杂症或涉及多脏腑疾病时要针、灸、药并举。针、灸、药互补为治病方法的原则，三者运用得当，则相得益彰。针灸、中药以及现代西药各有特长，不能偏废。临证凡遇初病、急症，首先针刺，以针刺取效之立竿见影，顿挫其病来势之猛烈，如治疗稳定型心绞痛，针灸药物辨病施治以内关穴为主，寒凝心脉加足三里，气滞加太冲，痰浊闭阻加丰隆；同时以中药丹参滴丸、速效救心丸等，必要时予以硝酸甘油未尝不可，一诊能使疼痛缓解，再诊而痛止。凡遇久病、虚证、寒证则针、灸合用，以温经、散寒、补虚。如长期咳喘不愈者，灸大椎、肺俞。慢性泄泻，灸天枢、足三里。寒性痛经灸关元、足三里。而对久治不愈的疑难杂症则往往针药并施，双管齐下，以针刺导其气，以汤药荡其后，每能收到满意疗效。治疗强直性脊柱炎，以病变局部的运动受限和疼痛为主要症状，予以针刺督脉穴、夹脊穴治疗，同时使用祛风除湿、补益肝肾的中药，改善肝肾不足、外邪内侵、闭阻经络的证候，体现了辨证施治结合对症治疗的针药并用原则。

在颈椎病的治疗中，以针刺颈夹脊、风池、天柱治"病"，以祛湿化痰活血中药辨证施治。如头晕，针内关和太冲；耳鸣，针耳门与听宫；呕吐，加旋覆花和赭石；头痛，加川芎和藁本治疗"症"。将辨证、辨病、对症治疗三者有机结合，利用了针刺和中药的不同特点，采取辨病、辨证施治和对症治疗的方法，充分体现了针药并用、立体施治的临床优势。取效快，患者满意度高。

(6)灸法的思想特点　主张灸材用艾,艾燃烧时热力温和,穿透皮肤,直达穴位深部,并沿经络传导。艾叶气味芳香,性温能渗透,有温阳驱寒、通经解郁的作用。阴阳、寒热、虚实诸证皆可用艾施灸。秉承先师周楣声的学术观点,推陈出新,在灸法临床方面孜孜不倦地探索研究。自跟随周老开展"艾灸治疗流行性出血热临床观察"研究项目开始,先后摸索艾灸治疗皮肤感染性疾病,艾灸对脑血管病的预防、康复,以及艾灸防治老年病。

灸法器具方面,认为"工欲善其事,必先利其器",只有不断研制新型灸法器械才能解决艾烟污染问题。在临床广泛运用艾灸,方能振兴灸法。临床常用的艾灸为传统方法,耗费大量人力和时间,同时伴随艾灸而来的艾烟既有治疗作用,又污染空气,不能为医生与患者长期使用,严重阻碍艾灸广泛应用,致使艾灸发展裹足不前。为克服艾灸过程中的缺点,进行了艰苦探索,近10年,团队获得30余项灸疗器械的国家专利证书。率先在治疗室设计、建造排烟系统,即使在督脉铺灸时也可以为医患提供几乎无烟、环保的环境,突破了制约灸法推广、发展的瓶颈,使艾灸治疗在各级医疗单位广泛应用成为可能,繁荣了灸法。

灸法理论方面首提"灸法自然,阳生阴长"的观点。根据自然界中"阳升于岁半之前,阴降于岁半之后。阳之半升则为春,全升则为夏,阴之半降则为秋,全降则为冬"的自然现象,冬至后一阳始生,至春天生机勃勃,夏季欣欣向荣;夏至过后,阴气渐盛,秋天阳气渐敛,冬季肃杀,阳杀阴藏。援物比类,宇宙有形之物在"阳"的温煦下始能滋生成长,人体阴阳出现消长节律变化,保持动态平衡,互根互用,相互转化;防病治病过程中借助灸法温阳复元,元气充足,营气丰盛,气能生血,营血属阴,故"灸法自然"能使"阳生阴长",灸法既可扶阳又可滋阴。运用"灸法自然,阳生阴长"的观点指导临床,取得满意的临床疗效,指导研究已取得不错的成果。发表相关学术论文百余篇;立项科研课题多项,有安徽中医学院临床科研项目(课题名称:艾灸对缺血性脑血管病炎性细胞因子影响的研究)、安徽省卫生厅中医药科研课题(课题名称:针刺结合艾灸督脉治疗类风湿关节炎的临床研究)等。在三伏天,又首创"督脉伏灸"法,创制通脉通阳灸具,在三伏天进行督脉的铺灸疗法,在阳气最旺的节气艾灸阳脉之海——督脉,以奏"阳生阴长"之功,对防治临床顽症沉痼获奇效,尤其治疗自身免疫性疾病的阳虚证、阴虚证都取得良好效果。

创造性运用隔物灸督、任二脉,防治痴呆。团队在传承我院灸法泰斗周楣声教授丰富灸疗临床经验和"阳光普照法"艾灸理论基础上,创造性地提出"灸法自然,阳生阴长"的学术观点。"灸法自然,阳生阴长"就是突出强调"阳"在自然界的重要地位,从有形万物均依赖于"阳"的温煦才能滋生成长的自然规律出发,将阳气与天上的太阳相类比,如《素问·生气通天论》云:"阳气者,若天与日失其所,则折寿而不彰。故天运当以日光明,是故阳因而上,卫外者也。"突出了温补阳气在机体防病、抗病中的重要作用,尤其对于防治痴呆症,更为关键。2009年10月至2010年10月在安徽中医学院附属针灸医院住院的60例血管性认知障碍患者被随机分为艾灸督脉组30例和口服尼莫地平组30例。灸法组在治疗后对患者进行简易精神状态检查量表(MMSE)、日常生活能力量表(ADL)、蒙特利尔认知评估量表(MoCA),及中医证型量表(SDSVD)评分,结果显示患者病情均有明显改善,疗效优于西药。

临床重视温阳而又不拘泥于单纯扶阳,注重阴阳互根互用,于阴中求阳。学术团队据此在临床创造性提出从温阳补肾角度治疗认知功能障碍,临床中借助艾灸的温通效应,运用"温阳补肾灸"治疗痴呆症,取得了满意的疗效。"温阳补肾灸"采用隔龟板灸关元,悬灸命门、百会,将艾灸与"阳脉之海"的督脉和"阴脉之海"的任脉相结合,阴中求阳,最大限度地振奋一身阳气,故灸法自然能匡助人之元气,令元气周流、内存,使阳生阴长,肾阳充足,则可使痰浊化、瘀血消,清阳得升,肾精得充,脑髓得养,具有"温肾阳,化痰瘀,补肾精,填髓海,开脑窍,启神智"之功效,故简称为"温阳补肾灸"。

关元、命门两穴,一前一后,一低一高,一阴一阳,腹阴背阳相互通应。两穴同用,有于阴中求阳、阳中求阴之妙,滋阴而不碍阳,助阳而不伤阴,可使阴阳兼补而臻协调平衡,功可补肾精、温肾阳、培元气,使脑髓得充、痰瘀得化,以达到开脑窍、调神智之功,而使痴呆之症得减。运用二穴治疗痴呆症,充分体现"审因论治、精疏取穴"的治病思想。百会穴为督脉要穴,统一身之阳,是膀胱经与督脉交会穴,而膀胱经通过此穴"入络脑",灸之具有升阳益气、平肝熄风、清心宁神之功效。

2)梅花针灸规律

梅花灸学团队临床针灸疗效好,不仅是综合运用多种方法,而且针灸取穴方面有独特之处,现将其取穴规律介绍于下:

(1)局部取穴和循经取穴结合

针灸临床中的很多疾病,表现为以痛症为多,有比较具体的位置。所以在局部取穴和循经远道取穴结合。例如:偏头痛,因偏于头之一侧,经络辨证属于少阳经。在局部取百会、风池、头维、太阳,循经选取足窍阴、关冲、阳陵泉、支沟,可以起到立竿见影的止痛效果,并且疗效巩固。

(2)局部取穴和歌赋取穴结合

历代针灸医家继承、实践、总结、传承下来的歌赋,都是临床经验的结晶,经历时间的考验,经久不衰,自有其深刻道理,所以我们应当从中汲取精华加以应用。例如:对便秘患者,常取双天枢穴,加照海、支沟。正如《玉龙歌》云:"大便闭结不能通,照海分明在足中,更把支沟来泻动,方知妙穴有神功。"

（3）局部取穴和反应点结合

背部"阳光普照"区反应点常常对诊疗某些疾病有独特功效。但这些反应点位置多是不固定的，需要临证时探查。例如：对于一些奇特之病，阳性体征不明显，有时感觉无法可循时，常在"阳光普照"区出现反应穴，如舌咽神经痛取穴、廉泉、扶突、风池、神门、背部反应穴。

（4）局部取穴和临床摸索结合

临床实践中逐渐摸索一些有效穴位。例如：耳鸣、耳聋除针刺耳门、听会、中渚、绝骨，加用耳中（沿外耳道皮肤刺入）、阳维对耳部疾病有一定疗效。局部取穴和辨证结合治疗一些内脏疾病，除脏腑气血亏虚、逆乱，多兼有湿热、痰浊、水湿、瘀血等，加阴陵泉、曲池、丰隆、中脘、水分、肾俞、膈俞、血海等，既调理了脏腑，又排除了疾病过程中产生的次生病因及其病理。

对于脏腑疾病重视华佗夹脊，背俞、募穴。对于四肢疾患重视局部和循经结合。总之以气血为抓手，整体调理，达到一种新的平衡状态。

五、特色疗法

周楣声认为灸效之不彰，主要在于灸法之原始，因此改进灸具与灸法，是发扬与振兴灸法的一项必要措施，并先后研制了喷灸仪、灸架、点灸笔等20余项灸具。蔡圣朝认为，灸法推广两大难题：一是传统灸法操作费力、费时；二是艾烟污染问题。这两个难题阻碍了灸法的推广，因此改革灸法、创新灸具是改变目前灸法推广应用困难状况的关键，提出"灸具、灸法创新促进灸法发展"的观点。灸具根据其作用，可分为治疗性温灸器和辅助性温灸器。

（一）熏灸器八卦灸架

本品是在周楣声所创用的艾条熏灸器的基础上经多次改进而成的。本品在国内外的多家医疗单位得到推广和应用，取得了明显的经济效益和社会效益，受医者和患者的欢迎。其保温性能好，使用方便，彻底解决了手持费力、难以出现感传的问题，灸疗效果明显提高，现已批量生产。其实质是用艾条替代温灸器中的艾绒和药物，并以橡皮带加以固定。灸后皮肤如出现潮红，停灸后自会消失，即便发生水疱，可以刺破涂一点龙胆紫或碘伏，以后不必更换他穴，在多次对同一孔穴着灸后，可形成一层黑色痂皮，效果只会增强，并不减弱；根据灸感时相的快慢，决定施灸时间的长短，必须等待灸感过程完毕后方可停灸，3～4个小时后再重灸。本品是诱发灸疗感传较好的一款器具，实用性极高，适合医疗、居家保健。

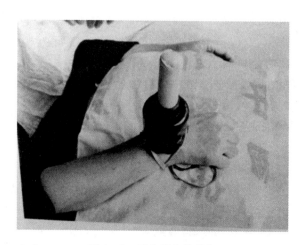

图1－2　熏灸器八卦灸架

使用说明——

①将艾条点燃后,插入顶管中,以上下自由移动为准,如夹持不紧,可将弹簧片向内挤压,调整两弹簧片之间的距离。

②选好部位,将双股橡皮带系在重要的部位上,然后将灸架罩在上面,将橡皮带套在灸架两边的底样上,即可服帖而不脱落。

③升降艾条,调节火力,以微热而不灼痛为适中,火力过小,效果不佳。经常吹去或弹掉艾条上的灰并保持灸架清洁。灸治完毕后,将剩余艾条插入灭火管中。

主要优点——

①位置稳定,作用集中,热度均衡,调节随意,灸治时间可以根据需要而延长,故可以激发经气流行与出现灸感规律的三个基本时期。

②提高效率,节约时间,安全简便,可以对同一孔穴重复使用,对几个患者同时施灸。

③患者体位不受限制,可以在室内自由活动或工作。更可指导患者长期自灸,免于每日就诊,减轻医生与患者的双重负担。

④城乡皆宜,综合医院及门诊单位均可应用。更可随身携带,作为慢性病及老年患者的保健工具。

⑤提高疗效,易见感传。由于位置固定,热力均衡,所以灸疗效果大大提高。

⑥避免手持,解放人力。解决了人力资源不足的难题。

熏灸架功效——

①全身皆无禁灸之处,除手指、脚趾因不便安放外,头面、四肢、胸腹、腰背无不相宜。取穴常以1穴为准,不超过2穴。

②具有艾条灸与温灸器的双重作用,症不论轻重,病不论久新,凡属灸之所宜

与针之不足者,均可应用。如果说"万应点灸笔快速点灸法"是以治疗急性病与新病见长,则本法对慢性病与老年病自应列为首选。两者配合得宜,则在临床上将是无往而不利。

③由于作用集中、时间持久,故感传作用较手法运针大大提高,当局部热量储积达一定程度时,在无须手法协助的情况下,感传即逐步发生而向患处移行。故掌握灸具的使用方法与观察其感传规律,也是研究经络学说的一种简易工具与途径。

(二)艾电联合吹灸器

联合吹灸器是利用艾绒和其他中药混合物加热(或燃烧)产生的热流烟雾或热流蒸汽在风力的作用下向着一定方向喷流,作用于穴位或病变部位,而产生治疗作用的器械。

干灸法:燃烧时有大量烟尘喷出,会影响周围空气及视线;下面的湿灸法,就是为了克服这一缺点所做出的改进。

湿灸法:先将艾绒储仓用酒类或水浸湿。

①点吹法:对准体表某一点(穴位)持续固定地吹射,或用带孔的纸板覆盖于皮肤之上吹之。灸感反应与过程同熏灸法。

取穴要点:可按近取与远取分别或同时进行。

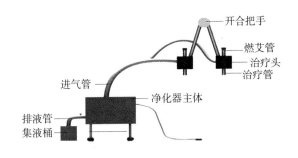

图1-3 吹灸器

②片吹法:对于面积较大之疾病,需要对着面上吹灸,亦可结合点吹法。

中医为患者施灸治病,一般使用温灸器。温灸器为四周有通孔的金属罐,艾在罐内燃烧,放在穴位上灸。温灸器的罐口面积大,不宜针对穴位点施灸;易有火灰坠落烧灼人体;艾性艾热多向上散逸,较少透肤入肌,而致"得气"和"循经感传"较慢、较少发生,不能充分利用、发挥艾性、艾热治病的效能。

吹灸器能增加孔穴对温热刺激的敏感性和药性向皮下组织的渗透力,以致"得气"快捷;"感传"明显,疗效显著,缩短灸疗时间,提高工作效率,并可用于多毛发部位施灸,扩大灸疗适应范围。

(三)点灸笔点灸法

灸法是东方医学的瑰宝,向来是针灸并重而称为针灸疗法,但是由于古代灸法给患者带来的痛苦较大、烟尘大、费时,难以推广。

点灸笔是在古代内府雷火针、观音救苦针、阴症败毒针,以及阳燧锭等法的基础上,加以改进而成的。

药笔成分:选用舒筋通络、活血行瘀、祛风解毒、镇痛消炎等20余味名贵中药与浸膏压缩成型而成,要保持干燥,不能受潮。

药纸作用:为了增强药效与保护皮肤,特制成专用药纸,与药笔配套使用,使点灸处皮肤不变色、不起疱,有的患者口中还能呼出药物的气味。

如近取已经有效,就可不必再行远取,远取有效也不必再行近取;也可远近同取以增强疗效。近取是在患处及其附近进行点灼,可在患处周围点灼1~2圈,也可针对患处中心及其痛点进行点灼,或是根据患处大小进行片灼。远取是循经选取要穴或反应穴点灼;或是沿经做线状点灼。因此一次治疗可用10余穴或数十穴,可以根据当时的有效或无效,随时更换穴组,这是其他针灸方法所不能相比的。

适应范围:凡属灸针的适应证,也就是点灸笔的适应证。对全身各个部位与各个系统的疾病均可适用,特别是对多种痛症与多种化脓性、非化脓性炎症,以及多种热性传染性疾病,均可收显效。

效果与优点:万应点灸笔仅有3~4 mm之粗细,即使造成烫伤也是很轻微的。点灸笔一次能取数十穴,故效果迅速、明显,每可在数秒钟内生效,如超过5分钟尚未生效者,则以无效或效果不显论。对急性病的效果最为明显、优异,与其他方法也可配合使用。

点灸笔点灸法是一种使用点灸笔治疗的无烟灸法,点灸笔既是灸材,又是施灸工具。

艾烟污染始终是灸法治疗难以克服的难题,人们想了许多方法来解决此事。艾烟是由艾条或艾炷燃烧释放的,因此从灸材入手是一个途径,早期用碳化灸材的方法,谷糠、麦糠与艾叶一同碳化,技术不过关,未有突破。有用电加热的方式替代的,还有以其他声、光电子产品为热源,药物的药力作用是灸法的一个作用因素,没有药物不能被称为灸法,无药热源没有被多少人认同。周楣声在研究和使用古代内府雷火针、观音救苦针、阴症败毒针、阳燧锭等的基础上加以改进,制成了点灸笔,笔体纤细,微烟芳香,以治疗急性病和新病见长,取穴数个至几十个不等,每穴隔药纸点按5~7下。

点灸笔又称"万应阳隧笔""周氏万应阳隧笔"(发明专利号为88109668),其主要特点是收效快速、安全稳妥、操作简便、基本无痛、选穴灵活、微烟芬芳、适应范围广泛、节约时间,1～2分钟即可完成操作。药笔由人造麝香、肉桂、丁香、牙皂、乳香、没药、阿魏、川乌、草乌、冰片、硫黄、松香、细辛、白芷、蟾酥等名贵中药及适量的精制艾绒,加入甘草浸膏,拌和压缩成长条有如笔的形状而成。施灸过程中,配以专用药纸,既可保护皮肤,使点灸后皮肤不变色、不起疱,同时又能增强药效,并保持2～4个小时。

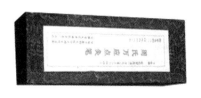
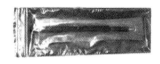
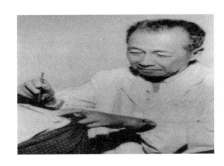

图 1-4　点灸笔施用法

点灸笔操作法——

施灸时先将药纸平铺在孔穴上,涂有药粉的一面贴近皮肤,无药粉的一面向外,药纸与皮肤之间不能有间隙,将笔点燃,垂直对准孔穴中心及其周围快速点灸3～5下,用后注意将药笔插入玻璃管中灭火。

临床应用时,根据手法轻重和是否起疱分为两种操作——

①轻灸:手法应轻重适中,不能将药纸烧焦、烧穿,有虫咬样轻微疼痛,每点灸1次,略行更换位置,不宜重叠。

②重灸:对于病程缠绵难愈、较重的疾病,手法过轻达不到治疗要求,灸治使用重手法,治疗部位出现水疱虽略有不适,但每可提高疗效。我们在临床实践中发现,增加在同一个腧穴点按的次数和时间,由于点按快速、痛觉短暂,相比麦粒化脓灸痛苦小,常在临床替代麦粒灸在穴位做化脓灸用。

根据点灸部位大小和施灸方向,点灸笔操作可分为以下4种操作法——

①腧穴灸:对穴位点灸的方法,在所选腧穴的中心及其周围快速点灸5～7下,不宜重叠,可呈梅花形。

②片灸:针对患处某一局部进行片状点灸,施灸范围视患处大小而定,治疗部位较腧穴灸面积大,又称"面灸",临床用于治疗扭伤所致局部胀痛或弥漫性疼痛。

③围灸:对患处周围进行点灸,如同在患处周围加贴围药,使患部渐渐缩小,临床用于治疗疮疖肿、淋巴结肿大等局部病变。

④条灸:根据经络分布与走向进行条状点灸,以达疏通经络的目的。临床应用大多根据经络循行方向顺经或逆经施灸,也可根据神经走向施灸。

以上 4 种施灸方法可以单用、交叉或同时选用。

点灸笔点灸法适应证:周楣声认为,凡属针灸的适应证都可使用点灸笔进行治疗,对全身多个系统的病证皆可应用,特别是对各种痛症和炎症性疾病收效迅速。取穴原则为单穴单用、双穴同取,以每日施灸 2 次为佳。点灸笔点灸法的补泻作用除与其操作有关外,还与所选腧穴的特殊治疗作用有关,选择关元、气海、命门则具有扶正补虚的作用,选用脾俞、章门、胃俞、中脘则具有健脾益胃、补益气血的作用。

点灸笔点灸法的十大特点——

①先进简便。在目前的各种灸法中,均无类似的方法报道,处于世界领先的地位。在使用时,一次操作大多 1～2 分钟完成,故称此种方法为"快速点灸法"。凡是具有针灸临床经验者,稍作练习,即可应用。

②收效快速。一般均在 1 分钟左右生效,特以痛症更是如此。有效率超过95%。对于节约时间来说,有无比的优越性。这是目前其他各种针灸方法所不能比拟的。

③安全稳妥。目前在针灸临床上,多以针刺为主,为了防止感染,对于针具及皮肤的消毒要求均较高。尽管如此,交叉感染还是时有发生。而在采用"万应点灸笔"快速点灸时,既不破皮,又不入肉,每支药笔所附药纸每人自用,更无互相感染机会。可以说是绝对安全、绝对稳妥,不会导致事故的发生。

④基本无痛。不论是直接灸、隔物灸或何种针法,疼痛都是难免的,而快速点灸则仅有虫咬样轻微痛感,对于老孺妇幼格外相宜。

⑤选穴灵活。根据当时收效的快慢以及有效或无效,可以随时增加或改变穴组,少者可以 2～3 穴,多者可达数十穴,灵活多变,直至收效为止。

⑥微烟芬芳。由艾灸烟尘所造成的室内污染,是目前推广灸法的一大障碍。在应用"万应点笔"时,烟极其稀薄,而且气味芬芳,对室内空气消毒也有一定的作用。

⑦作用积累。绝大多数患者经过点灸治疗均在 1～2 分钟症状缓解与消失的,有效时间可以维持 6～8 小时或更长,也有灸一次而不再复发者,但多数症状可以回升,故必须连续按时施治,不能间隔。随着治疗次数的增加,患者的病情亦逐步减轻,疗效亦趋于巩固,特别是病情愈急,则效果愈佳,疗程愈短。对老年慢性病则疗程较长,效果较急性病亦略逊。在首次治疗时,必须将这一情况向患者说明,以免对这一疗法发生怀疑。

⑧用途广泛。既为城乡各个大小医疗单位所必须,又是家庭与个人、居家与旅行的良友。

⑨携带方便。全部工具仅需药笔数支、打火机 1 只而已。

⑩用量节省。每支药笔可以应用 10～15 人次,如与目前药品价格昂贵的情况

相比,具有很好的社会效益。

临床病例——

①小儿腹泻:对急性腹泻、小儿腹泻与细菌性痢疾等胃肠道疾病最为有效,取穴耳尖、水分、阴交、命门、肾俞等。

选用点灸治疗婴幼儿腹泻321例,总有效率95.4%,选用穴位耳尖(双)、脐周四穴(水分、阴交、双侧天枢)。风寒型加点灸列缺(双)、小肠俞(双)、公孙(双)、三阴交(双)、阴陵泉(双);湿热型加点灸合谷(双)、大肠俞(双)、龟尾、双手肘以下阳明经循行路线、双膝下阳明经循行路线;脾虚症状明显加点灸脾俞(双)。万应点灸笔点灸治疗功能性消化不良(痞满)技术,入选国家中医药管理局第一批中医临床适宜技术推广计划项目名单。

②各种痛症

急性腰痛:腰痛是针灸科常见病种,周楣声治疗各种原因引起的腰痛方法不拘一格,或针刺,或灸架熏灸,或火针代灸,或水针,或点灸。配穴独具特色,或用从阴引阳法,后病前取;或用上下交征法,上、下肢应病要穴以手足同治;或远近相呼,在患处就近取穴与远道取穴相结合,或独取耳尖法。点灸治疗腰痛:近取以局部压痛处(片灸)与腰椎夹脊穴为主,远取耳尖、阴交、后溪、申脉;也可独取双侧耳尖穴,以右耳尖穴为必取,以点灸笔点灸耳尖穴。两种方法均可用于治疗病程较短、疼痛剧烈、由急性闪挫伤所致的腰痛。

头痛:全头痛或前头痛近取百会、耳尖、风池、太阳、头维为主穴,远取至阳、涌泉、合谷、太冲;偏头痛近取耳尖、风池、太阳,远取足窍阴、丘墟、关冲。

内脏痛:胃脘痛近取上脘、中脘、梁门、胃俞为主,远取耳尖、合谷、手足三里、内关、公孙等穴。肠绞痛近取天枢、水分、阴交、命门、肾俞,远取耳尖、合谷、太冲、手足三里等穴。肾绞痛近取京门、天枢、肾俞、命门,远取涌泉、复溜、阴谷、列缺等。

肋间神经痛:近取沿肋间神经疼痛部位点灸,远取耳尖、支沟、丘墟等穴,带状疱疹所致肋间神经痛同治。

③炎症性疾病

对于急性咽结膜炎、腮腺炎、扁桃体炎、各种疖肿及蜂窝织炎等多种急性化脓性和非化脓性炎症,治疗局部取患处或周围俞穴,并施以片灸、围灸,头面部远道取穴耳尖、合谷、少商为主,躯干、四肢部远道取穴耳尖为主,发热取大椎,外伤感染治疗同疖肿。流行性出血热属于中医"温病""疫毒"范畴,点灸与灸架熏灸、火针配合应用,独具特色。

上呼吸道感染所致咳嗽发热、急性气管炎等呼吸系统疾病,取穴大椎、风门、肺俞、膏肓等,老年慢性咳喘长疗程治疗效果亦佳。

睾丸炎、尿道炎、痛经、尿潴留等泌尿生殖系统疾病,取列缺、手足中指尖、下腹中行诸穴及命门、肾俞与八髎等穴,效果显著。

急慢性肝炎,取肝胆腹募穴和背俞穴,肝俞、胆俞、日月、期门配合脾俞、十宣,缓解肝区疼痛,恢复肝功能效果显著。

急性化脓性和非化脓性炎症及流行性出血热等疾病属于中医热证范畴,其发生机制早在《黄帝内经》即有论述:"诸热瞀瘛,皆属于火(心);诸痛痒疮,皆属于心(火)……诸燥狂越,皆属于火……诸病胕肿,疼酸惊骇,皆属于火;诸转反戾,水液浑浊,皆属于热。"(《素问·至真要大论》)周楣声通过点灸及其他灸法治疗这些外科疮疡疾病和流行性出血热取得很好的临床效果,在此基础上提出"热证贵灸"的灸法思想。

④软组织损伤

扭伤与撞击伤等外伤所致局部肿胀、皮下青紫、运动受限,局部采用片灸、远道取双耳尖当即生效,每日1~2次,轻者1~2次可愈,重者3~5次。甲状腺肿大与颈淋巴结肿大治疗以局部围灸为主。

⑤心血管疾病

点灸治疗心血管疾病具有调节血压的作用,高血压取穴风池、耳尖、阳陵泉、足三里(均双取),降压效果显著、稳定;对低血压引起的虚脱、休克、心律不齐等,取穴耳尖、心俞、巨阙、阴都、涌泉,亦可立即起效。

注意事项:皮肤表面血管暴露的部位宜避开血管施灸,以免引起出血;常规灸法,手法轻重适中,一般不起水疱;使用重手法点灸皮肤出现水疱时,注意保护水疱,避免感染;灸后注意将点灸笔灭火,干燥保存。

(四)火针代灸法

火针疗法的特点是将针体加热后,刺入人体一定的腧穴或部位。其治病机制在于温热,人身之气血喜温而恶寒,温则流而通之,寒则涩而不行。火针疗法借助火力,激发经气,使气血调和、经络通畅,并调节脏腑功能活动。其治病机制主要有以下几个方面:

①助阳扶正

《素问·生气通天论》曰:"阳气者,若天与日,失其所,则折寿而不彰。"

此以比类取象的方法,以太阳在天体运行中的重要地位作比拟,强调阳气为生命的根本。明代医家张介宾深得经旨奥义。他在《类经·疾病类》中说:"天之阳气,唯日为本,天无此日,则昼夜无分,四时失序,万物不彰矣。其在于人,则自表自里,自上自下,亦唯此阳气而已。人而无阳,犹天之无日,欲保天年,其可得乎?《黄帝内经》一百六十二篇,天人大义,此其最要者也,不可不详察之。"并以此为根据,结合其本人的体验撰写了著名的《大宝论》。他说:"阳化气,阴成形。形本属阴,而

50

凡通体之温者,阳气也;一生之活者,阳气也;五官五脏之神明不测者,阳气也;及其既死,则身冷如冰,灵觉尽灭,形固存而气则去,此以阳脱在前,而阴留在后""天之大宝只此一丸红日,人之大宝只此一息真阳。"由此可见,阳气对人体的重要性。

火针具有温热作用,温热属阳,阳为用,火针可以借火助阳,人体如果阳气充盛则温煦有常,脏腑得以正常运转,故火针可以助阳扶正,治疗阳虚所导致的各类虚寒证。如中焦虚寒,火针可振奋脾胃阳气,改善其消化功能;肾阳不足,火针可益肾壮阳,治疗肾虚腰痛、阳痿、遗精;阳虚气陷,火针可升阳举陷,治疗胃下垂、阴挺。阳气得充,则气化有权,水液运行无碍,从而痰饮得化、水肿得消。实验证明毫针可增加实验动物的白细胞吞噬能力并促进抗体形成,多方面提高动物的免疫能力,防御和抵抗致病因素的侵袭,亦即中医的"扶正"。火针既具有毫针的这一特性,又利用温热之力通过振奋阳气而强化了这一作用,使得正气充实,卫外有固而邪气难以侵入,既入之邪亦易于消除,所谓"离照当空,则阴霾自消"。

②温通经络

夫十二经脉者,内属于脏腑,外络于肢节。经络具有运行气血、沟通机体表里上下、调节脏腑组织功能活动的作用,一旦经络气血失调,就会引起各种病变。所以疏通经络一直是针灸治疗的重要大法,毫针即具有这一作用,火针则通过对针体的加热,使得疏通之力更强。"不通则痛",经络不通,气血阻滞,可引起疼痛,火针疗法可以温通经脉使得气畅血行,达到"通则不痛",故可治疗各种痛证。经络阻滞,气血运行受阻,筋肉肌肤失于濡养,则可出现痉挛、抽搐、麻木、瘙痒等症。火针疗法温煦机体,疏通经络,鼓舞气血运行,故具有解痉、除麻、止痒之功。对于一些久治难愈的疮口,如慢性溃疡、破溃的瘰疬、臁疮等,火针可起到独特的生肌收口之效。因火针温通经络、益气活血,使疮口周围瘀滞的血液因经脉畅通、循环加速而易于消散,病灶周围组织营养得到补充,从而可以促进组织再生,加快疮口愈合。火针的生肌敛疮作用是毫针所不能比拟的。

③祛邪引热

疾病的发生发展,取决于人体正气和致病邪气两方面的较量。邪气是指对人体有害的各种病因和病理因素,如外感六淫、内伤七情、痰饮、瘀血、食积等。火针疗法具有扶正之用,亦有祛邪之功,这同样是由火针的温热性质所决定的。

邪气分为有形之邪与无形之邪。如水湿痰浊、痈脓、瘀血等则为有形之邪,善于凝聚的这些病理产物一旦形成,就会阻滞局部气血运行,出现各种病症,而且这类病症用常用治法往往难以很快奏效。火针则具有独特优势,火针本身针具较粗,加之借助火力,出针后针孔不会很快闭合,风邪和一些有形之邪可从针孔直接排出体外,所谓"开门驱邪",使顽症得以迅速缓解。外感六淫,多属无形之邪,如风寒外袭、肺失宣降,出现喘咳症状,火针可以通过温热刺激腧穴经络,温散风寒,驱邪外出。邪气散则肺气宣发、肃降功能调和,症状自除。又如寒湿侵入机体,痹阻经络而引发各种痛症,火针借其火力,可温化寒湿,流通气血。气血行,经络通则疾病除。火针可以散寒除湿较易理解,其实火针应用范围很广,亦可用于热证,对于火热毒邪时有奇效,"热病得火而解者,犹如暑极反凉,乃火郁发之之义也",亦印证了古人"以热引热"的理论。疔腮、蛇串疮等症属热毒内蕴,火针温通经络、行气活血,引动火热毒邪外出,从而使热清毒解。

④去腐排脓,生肌敛疮

去腐排脓是火针在民间应用的主要功效,操作简便易行,排脓彻底,疮口易于愈合。只需将烧红的火针对准脓肿中心或易引流的部位刺入,一般中心刺1～2针,周围再刺2～3针即可。

火针具有收肌敛疮的功效,可治疗一些经久不愈的疮口或其他慢性溃疡,如破溃的瘰病、臁疮等。用中等粗细的火针,烧红后在疮口四周围刺,疮口内有腐肉者,可在疮口正中刺1～2针。由于火针能温通经络、行气活血,加速气血运行畅通,故疮口周围瘀积的气血可流动消散,病灶周围的营养得以增加,促进了组织再生,疮口愈合自然加快。

火针疗法具有针和灸的双重作用,可以迅速改善气血运行,激发人体正气,具有较强的行气活血、温通经络的作用。因此,火针疗法具备祛寒除湿、清热解毒的临床功效。

综上所述,火针主要具有扶正助阳、温通经络、祛邪引热、去腐排脓、生肌敛疮等作用。其他作用还有消症散结、升阳举陷、宣肺定喘、镇痛、止痒、除麻、定抽、熄风等。对于火针疗法的实验研究,目前正在进行,如火针可改善甲皱微循环,红外热像图反映出火针治疗后病变部位的温度明显提高。这些研究尚处于初级阶段,相信进一步的研究将揭示火针疗法更多的治疗机制。

火针疗法就是用特制针具在酒精灯上烧红,快速刺入穴位,达到针和灸的双重作用。

根据所选穴位、毫针得气的深浅度,把握好火针的进针深度。一刺即拔去。对同一孔穴点刺一次即可,火针刺激量大,同一孔穴,不可多次进针。对顽固与剧烈之病刺入后可按压不动,停留5～10秒钟,此时也可出现感传现象。

优点:火针有针和灸的双重作用,碳化的组织有着直接灸的作用;节约时间,针感较强,效果可以延长,故称为"火针代灸"。

适应范围——

火针有温经通络、祛风散寒的作用。主要用于痹证、胃下垂、胃脘痛、泄泻、痢疾、阳痿、瘰疬、风疹、月经不调、痛经、小儿疳积及扁平疣、痣等。

操作方法——

①选穴与消毒:火针选穴与毫针选穴的基本规律相同,根据病症不同而辨证取穴。选定穴位后要采取适当体位,以防止患者改变姿势而影响取穴的准确性。取穴应根据病情而定,一般宜少,实证和青壮年患者取穴可略多。选定穴位后进行严格消毒。消毒方法:宜先用碘伏消毒,后用酒精棉球脱碘,以防感染。

②烧针:烧针是使用火针的关键步骤。《针灸大成·火针》中说:"灯上烧,令通红,用方有功。若不红,不能去病,反损于人。"因此,在使用前必须把针烧红,才能使用。较为方便的方法是用酒精灯烧针。

③针刺与深度:针刺时,用烧红的针具迅速刺入选定的穴位,随即迅速出针。关于针刺深度,《针灸大成·火针》中说刺针"切忌太深,恐伤经络,太浅不能去病,唯消息取中耳"。火针针刺的深度要根据患者病情、体质、年龄和针刺部位的肌肉厚薄、血管深浅而定。一般四肢、腰腹针刺稍深,可刺 10～20 mm 深,胸背部穴位针刺宜浅,可刺 2 mm 深,夹脊穴可刺 3～5 mm 深。以上所述深度均根据解剖部位决定。避免刺伤重要脏器。

注意事项——

①避开可见之浅静脉,以防出血。

②针体必须烧红,可以减痛或微痛,不然疼痛增加。

③操作技术必须熟练,穴位深浅要把握准确。

④面部禁火针。《针灸大成·火针》中说:"人身诸处,皆可行火针,唯面上忌之。"

(五)通脉温阳灸器灸

通脉温阳灸,亦称"铺灸""长蛇灸""督灸",是在大椎穴至腰俞穴脊柱区间的督脉、华佗夹脊、膀胱经第一侧线上施灸的一种方法。根据艾灸作用部位大小的不同,将艾灸治法分为三类:在面积较小的穴位上施灸称为"点灸";在面积较大的病变部位上施灸称为"面灸";在较长的经络循行线上施灸称为"经络灸"。因此,通脉温阳灸具有面灸和经络灸的特点。分析铺灸和督灸的操作特点,研制了几款用于通脉温阳灸的艾灸盒和治疗床。下面将分别介绍通脉温阳灸器械设计及其作用原理。

通脉温阳灸的理论渊源与特点——

通脉温阳灸是在研究、分析"铺灸"和"督灸"特点及长期临床实践的基础上继承、发展而来的,除具有二者的特点外,还拥有自身的特点。铺灸因其施灸时外形像蛇,又称"长蛇灸",一直在江浙民间流传,记录了使用隔蒜发疱灸的铺灸操作方法。督灸与铺灸操作方法相似,在研究铺灸和发疱灸特点的基础上改进而来,用生姜代替大蒜作为衬隔物施灸,弥补铺灸的不足。督灸主要用于治疗强直性脊柱炎肾阳虚证。通脉温阳灸使用器械代替手工操作,除具有铺灸和督灸的特点外,还具有自身的特点。现将三者特点比较如下。

①天灸与隔物灸的结合

在大椎穴至腰俞穴脊柱区间的脊柱皮肤上常规消毒后,表面撒上一层具有行气通经、发疱作用的药粉或药酒。敷料可以使用新鲜的蒜泥、姜末,或用姜汁调和的附子末等药物,再根据敷料的厚薄放置艾炷或艾条段施灸。因此,通脉温阳灸具有药物敷灸和隔物灸的双重功能。

②施灸时间、灸量可自由调节

铺灸操作时,治疗时间多在夏季三伏时节,每次操作时间为2~3个小时,每周治疗1次,有明显的季节限制。督灸使用生姜代替大蒜,不受治疗季节的限制,发病即治疗。我们改革工艺后的通脉温阳灸用艾条段代替艾炷节省了制作艾炷的时间,治疗不受季节的限制,既可使用蒜泥、姜末等作为隔衬物重灸(发疱灸),又可作为一种短时操作的常规灸法(隔物灸)。

③艾热利用率高,节省灸料和敷料

一般的铺灸和督灸操作,艾热除通过蒜泥或姜末向下传导外,大部分艾热散发到空气中,利用率低。我们使用器械施灸的通脉温阳灸,艾炷或艾条段在灸盒内燃烧,艾热散失少,比较集中,因此艾热利用率高,可以相应减少艾和蒜泥、姜末等药物的用量,节省了灸材。

④通脉温阳灸属器械灸

一般的铺灸和督灸操作,患者只能采取俯卧位,对于体形较胖者长时间治疗容易疲劳;安全性差,艾炷滚落易烫伤皮肤、烧坏床单;制作艾炷用时较长,较多的艾炷同时燃烧艾烟污染较重,这几点限制了其推广应用。应用不同的通脉温阳灸器械,患者可以选择一个舒适的体位进行治疗,艾条段代替艾炷节省时间,艾条段在灸盒内燃烧安全性高,灸盒盒盖的排烟管使艾烟集中,连接到艾烟净化器后达到无烟治疗的目的。

通脉温阳灸的作用机制——

通脉温阳灸具有通脉温阳、平衡阴阳、调理脏腑功能的作用。其作用机制可以从经络循行、腧穴特性、脏腑理论、艾热熏灸、药物发疱几个方面来阐释。

①通脉温阳,调和营卫

通脉温阳灸在脊柱上施治,中间循行督脉,两侧为华佗夹脊、膀胱经第一侧线。督脉又称"阳脉之海",起于胞中,行于脊里,上通于脑,并与肾相络,与六阳经相会,统帅一身阳气。华佗夹脊位于督脉旁0.3~0.5寸,共34穴,具有协助督脉统领人身之阳气的作用,适应范围很广,对五脏六腑、四肢、腰背都有很好的调节作用。膀胱经第一侧线位于督脉两旁 1.5 寸。足太阳膀胱经在《十一脉灸经》中被称为"巨阳脉"。《素问·热论》曰:"巨阳者诸阳之属也。"足太阳之经气与督脉相连,主一身之表,统一身之营卫,司一身之气化。督脉之别络在背部左右"别走太阳",因此清代张志聪在《灵枢集注·背俞》中说"太阳、督脉相通",故督脉与足太阳经脉的关系最为密切。通脉温阳灸时可调节这两条经脉功能,灸之则经脉通,阳气足,营卫和调,诸病祛除。

②活血通络,缓急止痛

十二皮部是十二经脉功能活动反映于体表的部位,也是络脉之气散布之所在。十二皮部的分布区域是以十二经脉在体表的分布范围为依据而划分的,故《素问·皮部论》指出:"欲知皮部,以经脉为纪者,诸经皆然。"络脉既是气血运行的通道,又是邪气出入的路径。

《素问·皮部论》曰:"皮者脉之部也。邪客于皮则腠理开,开则邪入,客于络脉,络脉满则注于经脉,经脉满则入舍于府藏也。"背部施灸的位置是膀胱经皮部、络脉的分野,以及督脉之别络。气血得温则行,得寒则凝,艾热疏通络脉,缓急止痛。

③激发腧穴功能,调理脏腑

通脉温阳灸时共涉及督脉穴、督脉旁开 0.5 寸的华佗夹脊穴、督脉旁开 1.5 寸的膀胱经穴等腧穴,通过激发这些腧穴功能而起治疗作用。《类经》中说:"五脏居于腹中,其脉气俱出于背之足太阳经,是为五脏之俞。"背俞穴是脏腑之气输注于背腰部的腧穴,位于背腰部膀胱经第一侧线上,大体依脏腑位置的高低而上下排列,并分别冠以脏腑之名。五(六)脏六腑各有一背俞穴,共 12 穴。当脏腑发生病变时,在相关的背俞穴处常出现压痛敏感现象,通过灸治背俞穴而达到调理脏腑功能的作用。

④隔药灸和药物敷贴刺激作用

《神灸经纶》中说:"夫灸取于火,以火性热而至速,体柔而用刚,能消阴翳,走而不守,善入脏腑。取艾之辛香作炷,能通十二经,入三阴,理气血,以治百病,效如反掌。"治疗前皮肤上撒或涂擦具有行气通经、发疱作用的药粉或药酒,并且根据不同病症,隔衬物有姜、蒜、附子等药物的区别。隔蒜泥施灸时,患者口中能闻到大蒜的味道,是皮肤能够吸收药物的一个明证。

通脉温阳灸的适应证——

艾灸可用于虚实寒热病症的治疗,李梴在《医学入门》中指出:"虚者灸之,使火气以助元阳也;实者灸之,使实邪随火气而散也;寒者灸之,使其气之复也;热者灸之,引郁热之气外发,火就燥之义也。"通脉温阳灸适于全身性症状较重的病症,如强直性脊柱炎、慢性乙型肝炎、慢性支气管炎、类风湿关节炎等。片段式督灸盒,可用于治疗相应节段的病变,如头颈上肢疾患、心肺背胸疾患、肝胆胁肋疾患、脾胃肠道疾患、泌尿生殖疾患、腰骶下肢疾患。

通脉温阳灸器械的设计方案——

现有灸盒的底部平直,与人体脊柱的外形差异很大,而不同人群的脊柱的长短、弯曲度、宽度各不相同,如何制作一种适应不同人体外形的艾灸器械,代替现有铺灸、督灸的操作器械,摆在了我们的面前。我们首先对不同人群的脊柱外形进行了统计,以期发现一些规律,为设计、制作督灸器械提供参考。征得患者同意后,随机抽取门诊者30例进行统计,男15例,女15例,年龄最大77岁,最小20岁。患者采取俯卧位,胸下垫一枕头,身体自然放松,进行测量。看出不同年龄的成人,其脊柱外形的长度,背曲、腰曲的深度和长度,大椎至腰俞和骶段的长度变化范围较大。根据常用腧穴定位法中的骨度分寸定位法可知,肩胛内缘至正中线3寸,膀胱经在背部循行的第一、第二侧线距正中线分别为1.5寸和3寸。肩胛间距变化范围为8~13 cm,那么在背部循行的膀胱经左右第一侧线的间距变化范围为4~6.5 cm,可知在做铺灸、督灸治疗时,不但涵盖了督脉,而且包括了华佗夹脊穴和膀胱经第一侧线及背俞穴。据此我们设计了几款用于通脉温阳灸的治疗性艾灸器械和辅助性艾灸器械,并申请了专利。

①全段式督灸盒(ZL201020259893.9)

从下往上依次包括灸料挡板、防灰治疗框、可调节温度的保温上盖三部分结构,每一层设置有可伸缩、拉长的结构,可根据不同患者的身高调节灸盒长度。灸盒长度变化范围为40~65 cm,宽度不变,为6.5 cm。灸料挡板的腰部设置有弧形结构,挡板内放置蒜泥、姜末等隔衬药物。防灰治疗框是第二层结构,框底设置有防止艾条段滚动的不锈钢治疗网,是艾条燃烧的部位。灸盒还设计了保温上盖,使艾热集中,散失少,提高艾热利用率。盒盖设置有数个排气管,半月形管帽调节管口大小,控制燃艾速度。全段式督灸盒用于从大椎穴至腰俞穴全段的灸治。分体式督灸盒用于相应病变阶段的灸治。根据施灸时皮肤上是否放置药物和灸后皮肤是否起疱,具体使用方法又分以下3种:

A.悬起温和灸

施灸时皮肤上不放置药物,灸后皮肤不起疱,艾炷或艾条段放置在防灰治疗网上直接熏灸。

B.隔物温和灸

施灸时皮肤上放置蒜泥、姜末、附子饼等药物,灸后皮肤不起疱,艾炷或艾条段隔药熏灸。

C.隔物发疱灸

施灸前在皮肤上涂抹刺激性较强的药物,如斑蝥粉,在皮肤上放置蒜泥、姜末、附子饼等药物,艾炷或艾条段隔药熏灸,灸后皮肤起疱。

②分体式督灸盒(ZL201020509141.3)

又称"组合式督灸盒",每一灸盒长、宽分别为 8 cm 和 7 cm。盒体两侧使用不锈钢网做侧壁,盒底为密封不锈钢网,盒内放置蒜泥、姜末等药物,灸盒排列在一起使用以达到连续施灸的效果。此盒适合脊柱变化较大的患者。

③督灸治疗床(ZL200920253589.0)

床面上半部预留一长 65 cm、宽 6.5 cm、深 1.5 cm 的不锈钢网凹槽;调节伸缩挡板的长宽与患者背腰骶待施灸部位相应;槽内置蒜泥或生姜末,槽下移动抽屉放置艾条段燃烧,从下向上加热药物;施灸时患者呈仰卧位。

艾灸辅助性器械在艾灸治疗中的应用——

侧吸式艾烟净化器(ZL200920240245.6)可以与督灸盒上的排烟管连接,将盒内艾烟抽吸净化,达到无烟化治疗。通脉温阳灸以艾条为灸材,因为点燃多根艾条比较费时,所以根据临床需要我们又设计了艾条点火炉,可以同时点燃 2～36 支艾条或艾条段。

中药、针刺、艾灸是传统医学的三大技法,三者都以脏腑经络理论为指导,三者亦有区别,中药内服组方是内治法,在辨证论治、整体观念的指导下,根据中药的脏腑归经、四气五味、升降浮沉理论处方用药;针刺是外治法,根据脏腑经络理论、配穴组方原则,针刺手法操作发挥治疗作用;艾灸不但依据脏腑经络理论、配穴组方原则、艾灸手法操作,还有艾叶及其他药物的药理作用、温热效应,以起到治疗作用。通脉温阳灸具有温通、温补作用,"通脉"是指施灸部位主要有督脉和膀胱经第一侧线,督脉为"阳脉之海",手足六阳经与督脉在大椎穴相会,统帅一身阳气;足太阳膀胱经又称"巨阳脉","温阳"是指施灸部位以阳经为主;艾叶药性温热,燃烧时发挥温热效应。《本草从新》中说:"艾叶苦辛,生温熟热,纯阳之性,能回垂绝之阳,通十二经,走三阴,理气血,逐寒湿,暖子宫,止诸血,温中开郁,调经安胎……以之灸火,能透诸经而除百病。"通脉温阳灸是在铺灸和督灸的基础上发展起来的器械

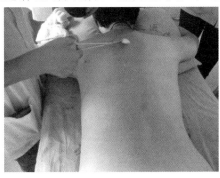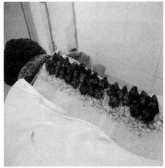

图 1-5 传统的铺灸操作方法

灸,使用器械操作可以提高艾热利用率,节省灸材,并且将这一有效艾灸方法变成常规灸法,扩大治疗范围。配合艾烟净化器使用,达到无烟治疗的目的,解决艾烟污染的难题。"工欲善其事,必先利其器。"灸疗器具的不断研制,必将推动灸法的发展。

(六)按摩灸

按摩灸是将按摩手法中的点、按、压、擦、推等手法运用到艾灸操作中,是艾灸和按摩两种治疗方法的结合。按摩灸是伴随着艾条的出现和发展而逐渐兴起的,基于"雷火神针""太乙神针"发展而来。压灸器、滚筒灸盒、艾灸滚筒、推灸盒等按摩灸器械是将灸法和擦法、按压、推法三种按摩手法结合在一起的温灸器。现在研制的类型较多,具有相当高的实用价值。按摩灸根据其治疗特点可分为艾条按摩灸和温灸器按摩灸。

①按摩灸起源于明初

明初·朱权《寿域神方·卷三》详述艾卷的操作方法:隔纸点穴,用力按压,热透传腹,"用纸实卷艾,以纸隔之点穴,于隔纸上用力实按之,待腹内觉热,汗出即瘥"。李时珍在《本草纲目》中记载了雷火针的制作方法和用法:"雷火神针法,以厚纸裁成条,铺药艾于内,紧卷如指大,长三四寸,收贮瓶内,埋地中七七日,取出。用时于灯上点着,吹灭,隔纸十层,乘热针于患处,热气直入病处。"明朝另一本针灸著作《针灸大成》也详细记载雷火针的操作法:"按定痛穴,笔点记,外用纸六七层隔穴,将卷艾药,名雷火针也。取太阳真火,用圆珠火镜皆可,燃红按穴上,良久取起,剪取灰,再烧再按,九次即愈。"在明朝的文献中,艾条从纯艾条到加入药物的雷火针,治疗操作方法即按压与艾灸两种方法的结合。清朝出现的"太乙神针"也是药艾条,用按压手法治疗。

②按摩灸发展于现代

按摩灸之名最早见于 1960 年 7 月 29 日江苏无锡宜兴县中医院夏廉青医师发表在《江苏中医》上的"改良通电按摩灸"。《针灸学》教材称艾条按压操作为实按灸,操作手法单一,治疗时艾条反复熄灭、反复点火,十分不便。现代医家依据艾灸时按摩手法的不同,按摩灸又有多种称谓,如将点燃的艾条隔布或隔棉纸数层实按在穴位上,使热气透入皮肉深部,火灭、热减后重新点火按灸,称为"实按灸";使用艾条或艾炷以按压手法为主,称为"压灸";运动按灸法,又称为"运动灸",按灸过程中融入了旋转揉按手法,通过在穴位上的运动,使艾火更加具有渗透力。

③按摩灸器械

在临床应用和实训教学中,我们发现了这个问题,如何克服以上难题,我们进行了技术攻关。2009 年发明了"实按灸治疗器",后来又发明了"压灸器""艾灸滚筒"

"滚筒灸盒""推灸盒""按摩足灸盒"等,并申请了7项相关专利。使用温灸器操作,将按摩手法中的压法、摩法、揉法、推法、擦法、搓法等与艾灸疗法结合,形成了压灸法、摩灸法、揉灸法、推灸法、擦灸法、搓灸法等温灸器灸法,称"按摩灸十二法"。

滚筒灸盒、艾灸滚筒是艾灸操作和滚筒按压结合在一起的两种按摩灸器械,操作比较省力。滚筒灸盒操作法:灸盒上面安装把手;灸盒下面装有四个滚筒,滚筒表面设置有凸起,增加对体表的刺激强度;艾条段在灸盒内燃烧,治疗部位预先铺上一层纱布,手持把手在躯干、四肢滚动灸治,医者省力、操作方便。艾灸滚筒操作法:滚筒安装把手,艾条段在滚筒内燃烧,手持把手在治疗部位循经单向或往返来回施灸,顺经为补,逆经为泻。

推灸盒是按摩手法中的推法在艾灸操作中应用的一种器械,适于背部等面积较大部位的治疗。推灸盒操作法:灸盒内点燃艾条段,手持灸盒把手在背部单向推灸或往返施灸。

压灸器是在"太乙神针""雷火神针"临床应用的基础上设计的一类艾灸器械,艾灸治疗加入了按压类手法被称作"压灸",在治疗时艾条时有压灭,十分不便。使用压灸器可连续操作而不必担心艾条被压灭,是艾灸与按摩手法中的按压类手法的结合。

足底按摩灸盒是将足底按摩疗法融入足底艾灸的一种按摩灸器械。足底按摩灸盒操作法:患者坐位,亦可仰卧,灸盒内点燃艾条段,患者双足放在灸盒表面的按摩珠上,一边自我按摩,一边艾灸,治疗由患者自己完成。

适应证与禁忌证——

使用不同的按摩灸器械配合相应的按摩手法以及艾灸的温热效应、药理作用、经络腧穴的特殊作用,按摩灸具有艾灸和按摩的双重作用,能够疏通经络、温阳散寒、扶正祛邪,治疗风寒湿痹症,跌打损伤所致的疼痛和神经损伤引起的肢体麻木、运动功能丧失。首先,根据艾条中所加药物不同作用略有差异,"太乙神针"和"雷火神针"用于治疗风寒湿痹、肢体顽麻、痿弱无力、半身不遂等症,《针灸大成》中详细记载了雷火针的适应证:"治闪挫诸骨间痛,及寒湿气而畏刺者。"《种福堂公选良方》中记载了消癖火神针"以灸治痞块",现代用治各种腹部肿瘤。其次,按摩灸可用于"治未病"和保健灸,预防发于冬季的肺系疾病、变态反应性疾病,可灸治足三里以增强体质。

孕妇的腰腹部,皮肤疮疡、肿瘤、破溃者不宜应用。

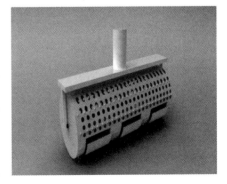

图1-6 艾灸滚筒

按摩灸的优势——

按摩灸与针刺相比无痛苦,怕针刺者可用。与实按灸比较,手法丰富多样,艾条不需重复点燃、更换。与按摩比较,温和舒适,手法轻灵,多了灸法的药物、艾热治疗作用。

按摩灸优势体现了三个结合:一是按摩与艾灸的结合,吸收了古法艾灸的优点;二是按摩手法与器械的结合;三是力与药的结合。艾灸与按摩结合,艾灸更具有渗透性;按摩与艾灸结合,按摩既可摩擦生热,又有艾叶燃烧产生的艾热,发挥艾叶的药物作用。

(七)隔物灸

隔物灸,又称"间接灸",在艾炷和皮肤之间加入一种间隔物,具有间隔物的药性和艾灸的双重作用,是临床常用之灸法。现介绍几种临床有效的常用隔物灸法。

1.隔姜灸

隔姜灸是在皮肤和艾炷之间隔以姜片而施灸的一种方法。在明代杨继洲的《针灸大成》中即有记载:"灸法用生姜切片如钱厚,搭于舌上穴中,然后灸之。"之后在明代张景岳的《类经图翼》中提到治疗痔疾"单用生姜切薄片,放痔痛处,用艾炷于姜上灸三壮,黄水即出,自消散矣"。在清代吴师机的《理瀹骈文》和李学川的《针灸逢源》等书中亦有载述。现代由于取材方便、操作简单,已成为最常用的隔物灸法之一。灸治方法与古代大体相同,亦有略加改进的,如在艾炷中增加某些药物或在灸片下面先填上一层药末,以加强治疗效果。

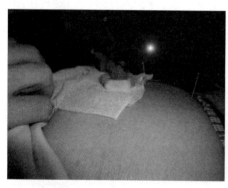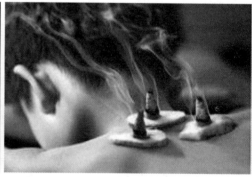

图1-7 隔姜灸

灸前准备:大艾炷,新鲜老姜,镊子,粗针,火柴,线香,灰盒,碘伏等。

施灸法:选用新鲜老姜一块,沿生姜纤维纵向切取,厚0.3～0.5 cm,直径根据施灸面积大小决定,一般取直径3 cm的姜片,确定艾炷的大小,中间用三棱针穿刺数孔。施灸时,把鲜姜片放在所选穴位的皮肤上,置大或中等艾炷放在其上,用线香火点燃艾炷施灸。待患者感到局部有灼痛时,略微提起姜片,或者更换艾炷再灸。一般每次灸5~10壮,以灸处出现汗湿红晕现象而不起疱为度且患者有舒适感,每日1次,7~10次为1个疗程。

适应证:隔姜灸法具有温胃止呕、散寒止痛的作用,所以一般对外感表证和虚寒性疾病,如感冒、风寒湿痹、肠胃证候和虚弱病症均可采用。如呕吐、泄泻、脘腹隐痛、痛经、遗精、阳痿、早泄、关节酸痛、面瘫后遗症、面肌痉挛等都有很好的疗效。

注意事项——

(1)隔姜灸用的姜应选用新鲜的老姜,宜现切现用,不可用干姜或嫩姜。

(2)姜片的厚薄宜根据部位和病症而定。一般而言,对面部等较为敏感的部位,姜片可厚一些;而对急性或疼痛性病症,姜片可切得薄一些。

(3)在施灸过程中以温热舒适为度,以患者不烫为准,若不慎灼伤皮肤,致皮肤起透明发亮的水疱,须注意防止感染,涂以碘伏,直至皮肤有痂皮出现。

(4)灸后宜暂避风吹,或以干毛巾轻揉敷之,使其汗孔闭合,以利恢复。

2. 隔药饼灸

该法可以由很多中药或中西药合并制成药粉,加黄酒或醋、白酒、蜂蜜等,调制成稠糊状,制成的药饼直径1.5 cm,厚0.3~0.4 cm,置于穴位之上用艾炷灸之,根据病情确定艾炷大小。每穴灸7~9壮,灸后移除艾灰和药饼后,以局部皮肤潮红为度。

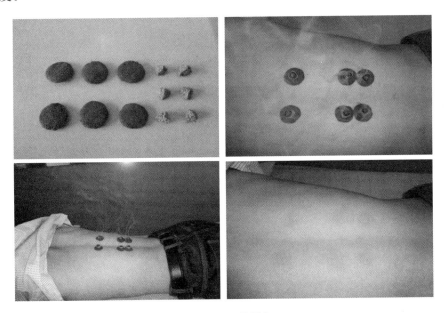

图1-8 隔药饼灸

1)隔参苓白术散灸

用于观察治疗"糖调节异常(IGR)"亚健康人群。

药饼配方选用四君子汤,按党参:茯苓:白术:炙甘草剂量为2:2:2:1配制,将药物研成细粉,装瓶密封备用。使用时取适量药粉,加以适量清水调和,制成直径为2.0 cm、厚度为0.5 cm的药饼。在双侧脾俞、胃俞和胰俞6穴上放置制好的药饼,事先用针灸针在上面扎10个小孔,然后在药饼上放置底面直径1 cm、高1 cm的圆锥形艾炷,燃完1炷为1壮,如此,每个穴位连续施灸3~5壮,以患者感到有热气向体内渗透并且局部皮肤出现潮红为度。隔日1次,15次为1个疗程,共治疗两个疗程,疗程间无间歇。

将入选的60例病例作为研究对象,采用随机分组的方法,分为观察组(隔药饼灸联合生活方式组)和对照组(单纯生活方式组)各30例。

观察的意义——

(1)观察艾灸干预IGR改善血糖相关指标的临床疗效。

(2)观察艾灸干预IGR改善心脑血管相关危险因素的临床疗效。

(3)探讨艾灸干预IGR的作用机制。

《素问·奇病论》记载:"有病口甘者,病名为何?何以得之?岐伯曰:此五气之溢也,名为脾瘅。夫五味入口藏于胃,脾为之行其精气,津液在脾,故令人口甘也。此肥美之所发也,此人必数食甘美而多肥也。肥者令人内热,甘者令人中满,故其气上溢,转为消渴。治之以兰,除陈气也。"这是关于IGR的最早记载,此处的"脾瘅"相当于西医学的IGR。

结果——

(1)隔药饼灸干预组比单纯生活方式干预组更能显著降低糖调节受损患者空腹血糖(FPG)及葡萄糖耐量试验(OGTT)餐后2 h血糖水平。

(2)隔药饼灸干预组能显著降低空腹胰岛素(FINS)水平,改善胰岛素抵抗指数(HOMA-IR)。

(3)隔药饼灸干预组能显著改善IGR患者心脑血管相关危险因素——身体质量指数(BMI)、腰围(WC)及血脂水平。

(4)临床研究期间无明显不良反应发生。

2)隔附子饼灸

隔附子饼灸是在皮肤和艾炷之间隔以附子饼而施灸的一种灸法。临床上常用的有隔附子片灸和隔附子饼灸,此法首见于唐代《备急千金要方》,后世如明代薛己的《外科发挥》、清代《串雅外编》等都有载述。另外,《外科发挥》和《疡医大全》等书均有较详论述。

灸前准备:大艾炷,熟附子粉,黄酒,蜂蜜,镊子,火柴,线香,灰盒,碘伏等。

施灸法——

(1)将所需附子粉加少许蜂蜜,再加黄酒调制成稠糊状,制成药饼,方法同"隔药饼灸"。根据所选穴位数制作备用。

(2)隔附子片的制作:取熟附子用水浸透后,切片厚0.3~0.5 cm,中间用针刺数孔备用。

艾炷灸之。把准备好的附子片放在穴位上,将大艾炷放在附子片上,用线香点燃艾炷施灸,灸完艾炷后,换炷不换饼,灸治5~7壮,使患者感到温热且舒适为度,每日1次,7~10次为1个疗程。

适应证——

隔附子灸法用于治疗各种阳虚病证,对阴疽、疮毒、窦道盲管久不收口、痈疽初起、阳痿、指端麻木、痛经、桥本甲状腺炎、慢性溃疡性结肠炎、早泄、遗精及疮久溃不敛等症效果佳。亦可治外科术后、疮疡溃后久不收口,肉芽增生流水无脓及臁疮等,频频施灸能去腐生肌,促使愈合。

注意事项——

(1)施灸时要注意室内通风,保持空气清新,避免烟尘过浓,污染空气,伤害人体。

(2)附子片或附子饼的厚薄宜根据部位和病证而定。附子饼灸须在医务人员的指导监视下进行。

(3)应选择较平坦不易滑落的部位或穴位处施灸,灸饼灼烫时可用薄纸衬垫灸饼下,以防灼伤皮肤。

(4)对阴盛火旺及过敏体质者要观察体质状况,孕妇禁用附子饼灸。

按语——

附子别名侧子、虎掌、熟白附子、黑附子、明附片、刁附、川附子,归心、肾、脾经。附子辛温大热走而不守,消坚破结,善透风寒湿气,有温补脾肾、散寒止痛、回阳救逆的功效。现代药理研究表明附子含有乌头碱、中乌头碱、次乌头碱、塔拉乌头胺、消旋去甲基衡州乌药碱、棍掌碱氯化物、异飞燕草碱、苯甲酰中乌头碱、新乌宁碱、附子宁碱、北乌头碱、多根乌头碱、去氧乌头碱、附子亭碱、准噶尔乌头碱、尿嘧啶、江油乌头碱、新江油乌头碱、去甲猪毛菜碱等。隔附子灸首见于唐代孙思邈《千金翼方》,载"削附子令如棋子厚,正着肿上,以少唾湿附子,艾灸附子,令热彻以诸痈肿牢坚"。《千金要方》治痈肉中如眼,诸药所不效者方载有:"取附子,削令如棋子,安肿上,以唾帖之,乃灸之。令附子欲焦,复唾湿之,乃重灸。如是三度,令附子热气彻内,即差。"古人在灸治时,附子多选用成熟者加以炮制后使用,且常以酽醋(指味汁浓厚的醋)或童便浸过。如唐代王焘《外台秘要》载崔氏疗耳聋、牙关急不得开方:"取八角附子二枚,酢渍之二宿,令润彻,削一头纳耳中,灸十四壮,令气通耳中即差。"清代顾世澄的《疡医大全》中提到"用附子制过者,以童便浸透,切作二

63

三分厚,安疮上,着艾灸之",以治疮久成瘘。除用附子片灸外,古人还采用将附子研末制成附子饼进行灸疗。如明代薛己《外科发挥》记载,治疮口不收敛者"用炮附子去皮脐,研末,为饼,置疮口处,将艾炷于饼上灸之。每日数次,但令微热,勿令痛"。明代汪机《外科理例》说得更为明确:"附子为末,唾津和为饼,如三钱厚,安疮以艾炷灸之。"清代陈学敏《串雅外编》也记述:"痈疽久漏,疮口冷,脓水不绝,内有恶肉,以大附子水浸透,切大片,厚三分,安疮口艾隔灸,数日一灸,至五六七次,服内托药自然长满。"并把这种灸法称为"附子灸"。需要注意的是,临床上还观察到,隔附子灸如使用不当可造成中毒。附子属乌头类药物,故推测其毒性可能主要由乌头碱类生物碱引起。据测试,附子在18℃以上的环境中乌头碱的毒性作用占优势。施灸中出现不同程度的头昏乏力、口唇鼻痒、咽痛、胸闷、恶心、腹痛、四肢微麻等症状都类似乌头碱中毒症状。这种情况一般都发生于连续施灸时间长、室内不通风的环境中,医者较患者症状明显,这也许与当时所处的体位、吸进烟气的浓度及不同体质有关,但停灸后症状大多可逐渐缓解,乃至消失。如仍不消失应积极对症处理,必要时送医院急救。

3)隔盐灸

多在神阙施灸,患者采取仰卧位,暴露肚脐,神阙穴上置 15 cm×15 cm 医用纱布,将适量干燥的细食盐(以青盐为佳)放入神阙穴,填平略高出皮肤为妥,盐上再放置一片龟板,约 3 cm×3 cm 大小,上置大艾炷,再用线香点燃施灸,待患者感到灼热时,即更换艾炷,一般灸 3～9 壮,一天灸 1～2 次,对于一些急证、危证可根据病情多灸,不拘壮数。最早载于《肘后备急方》,用食盐填平脐窝,上置大艾炷施灸,用以治疗霍乱等急症。如治卒霍乱诸急方,"以盐纳脐中,上灸二七壮"。又《千金要方》卷二十八,治淋病"着盐脐中灸三壮"。后世的医籍《备急千金要方》《千金翼方》及元代危亦林的《世医得效方》等都有介绍。如《本草纲目》卷十一"霍乱转筋,欲死气绝,腹有暖气者,以盐填脐中,灸盐上七壮,即苏","小儿不尿,安盐于脐中,以艾灸之"。

适应证——

隔盐灸法具有回阳、救逆、固脱、温中散寒之功,多用于急性腹痛、吐泻、痢疾、痛经、淋病、中风脱证、四肢厥冷等症。凡大汗亡阳、肢冷脉伏之脱证,可用大艾炷连续施灸,不计壮数,直至汗止脉起、体温回升、症状改善为度。

注意事项——

(1)施灸时要求患者保持原有体位,呼吸匀称。尤其感觉到灼热时,应告知医生处理,不可乱动,以免烫伤。对小儿患者,更应该格外注意。

(2)神阙穴不易清洁消毒,所以不用针刺。艾灸时不可过热,以免灼伤,伤口不易愈合。

(3)艾炷隔盐灸有生用、炒用两种,炒用可佐盐之寒性,更有助于治疗虚寒证。

施灸过程中应注意食盐受火爆起而引发烫伤。上置龟板有滋阴潜阳、收纳元阳的作用,防止食盐受热后爆裂而烫伤患者。

(4)古代艾炷隔盐灸仅用于神阙穴,神阙又名脐中,属任脉,本法有回阳、救逆、固脱的作用,多用于治疗伤寒阴证或吐泻并作、中风脱证等。治疗时需连续施灸,不拘壮数,以脉起、肢温、证候改善为度。《千金要方·霍乱第六》云:"霍乱已死有暖气者,灸承筋……七壮,起死人,又以盐纳脐中,灸二七壮"。《外台秘要·卷六》曰:疗霍乱"若烦闷急满以盐纳脐中灸二七壮"。《古今录验》云:"热结小便不通利,取盐填满脐中,作大炷灸,令热为度。"

(5)神阙隔盐保健灸 《类经图翼》卷八曾记载在神阙穴行隔盐灸"若灸至三五百壮,不唯愈疾,亦且延年"。古代多以艾炷隔盐灸神阙一穴,近代医家亦用艾炷隔盐灸。盐,性味咸寒,入胃、肾、大肠、小肠经,其有清心泻火、滋肾润燥之功,与艾炷灸同用又可温补元阳、健运脾胃、复苏固脱,所以临床多用于虚寒证。

应用该方法针对脑卒中后尿潴留、尿失禁有明显的效果。对女性宫寒不孕有意想不到的效果。现代医学研究认为,缺血性中风后尿失禁、尿急、尿频是由大脑排尿中枢以及神经传导通路包括额叶、顶叶、基底节区、内囊、小脑、脑干等部位的病变引起的膀胱、尿道功能障碍,称为神经源性膀胱。

中医学认为尿失禁属"小便不禁""遗溺"范畴。《黄帝内经》曰:"膀胱为津液之府,水注由之,然足三焦脉实,约下焦而不通,则不得小便;足三焦脉虚,不约下焦,则遗溺也。"《诸病源候论·小便病诸候》提出:"小便不禁者,肾气虚,下焦受冷也。肾主水,其气下通于阴。肾虚下焦冷,不能温制其水液,故小便不禁也。"由此可见,尿失禁与肾、膀胱的关系最为密切。临床卒中后急迫性尿失禁常发于中老年人,此类患者多为年老体弱、肝肾气血亏虚,且久卧伤气。肾气亏损,不能温煦、约束膀胱,固摄失司,因而出现小便失禁。灸疗与针刺都是通过刺激穴位、激发经络的功能而起作用。神阙穴又名"命蒂""脐中""气舍"等,是任脉之要穴。足阳明胃经挟脐,足太阳之筋结于脐,手少阴之筋系于脐。因此,奇经任脉之神阙与诸经百脉相通,可谓一穴而系全身。《厘正按摩要术》认为"脐通五脏,真气往来之门也,故曰神阙",有温补元阳、健运脾胃、复苏固脱之效,是重要的补益穴位之一。艾叶,味苦、辛,性温,无毒,入肝脾肾三经。《本草纲目》称:"艾叶纯阳也,可取太阳真火,可回垂绝元阳,灸之则透诸经而治百种病邪,起沉疴之人为康泰,其功亦大矣。"生姜性味辛、热,盐味咸,咸入肾,借灸之力、生姜之功,敷于神阙,可引火归原、强肾固本。

(八)调任复元法

任脉是奇经八脉之一,总任六阴经,调节全身阴经经气,为"阴脉之海"。艾灸烧灼皮肤的温热刺激及艾叶辛温之性味善走窜,《本草纲目》云:"灸之则透诸经而治百种病邪,起沉疴之人为康泰,其功亦大矣。"任脉属阴,艾灸属阳,取任脉穴灸治正气亏虚病证,用阳法作用于阴经,从阴取阳,恢复阳气功能,以达"调任复元"之功。

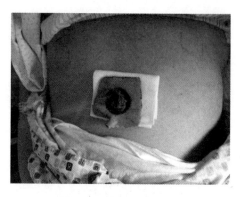

图1-9 调任复元法

1. 任脉循行及主病

任脉循行人体前正中线,与督脉、冲脉同出会阴,"一源三岐",《素问·骨空论》曰:"任脉者,起于中极之下,以上毛际,循腹里,上关元,至咽喉,上颐,循面,入目。"

任脉所主病候,主要是下腹部、男女生殖器官、咽喉部及阴气亏虚的见证。《素问·骨空论》曰:"任脉为病,男子内结、七疝,女子带下、瘕聚。"《难经》曰:"任之为病,其内苦结,男子为七疝,女子为瘕聚。"

《素问·骨空论》曰:"其女子不孕,癃、痔、遗溺、嗌干。"

《灵枢·经脉》曰:"任脉之络,名曰尾翳,下鸠尾,散于腹。实则腹皮痛,虚则瘙痒,取之所别也。"

《经脉·平奇经八脉病》曰:"苦少腹绕脐,下引横骨,阴中切痛。"

任脉穴,主治循行部位少腹、脐腹、胃脘、胸、颈、咽喉、头面等局部病证,以及相应内脏病证,关元(治元气虚损病证)、气海(治气虚病证,肓之原穴)、神阙(治元阳暴脱)、中脘(胃募穴、八会穴之腑会,后天之本)、巨阙(心募)、鸠尾(任脉络穴、膏之原穴)、膻中(心包募穴、八会穴之气会)、会阴治疗神志病证。

2. 阴中求阳

临床重视温阳而又不拘泥于单纯扶阳,注重阴阳互根互用,于阴中求阳。任脉为阴,灸治为阳,调任复元即为阴中求阳之法。

明代温补学派的代表医家张景岳《新八方略引》曰:"善补阳者,必于阴中求阳,则阳得阴助而生化无穷;善补阴者,必于阳中求阴,则阴得阳生而泉源不竭。"张氏的意思是善于扶阳治疗必须在方中酌情加入滋阴药,那么阳气得到阴液的帮助就可以生化无穷;而善于滋阴治疗的,必须懂得酌情加入扶阳的药物,那么阴液得到阳气的帮助就可以源源不竭。

中医学有"阳根于阴,阴根于阳""孤阴不生,独阳不长"和"无阳则阴无以生,无阴则阳无以化"等论点。意思是说,阳依附于阴,阴依附于阳,它们之间存在着相互滋生、相互依存的关系,即任何阳的一面或阴的一面,都不能离开另一面而单独存在。以人体生理来说,功能活动属阳,营养物质(津液、精血等)属阴。各种营养物质是功能活动的物质基础,有了足够的营养物质,功能活动就表现得旺盛。从另一方面来说,营养物质的来源又是依靠内脏的功能活动而吸取的。以上说明两者是相互依傍、存亡与共的,如果没有阴,也就谈不上有阳。如果单独的有阴无阳,或者有阳无阴,则势必如《黄帝内经》所说"孤阴不生,独阳不长",则一切都归于静止、寂灭了。

《素问·生气通天论》曰:"阴平阳秘,精神乃治。"因为阴阳互根,阴在内为阳之守,阳在外为阴之使,所以阴气平和,则阳气固密,而精元不失、神志正常。

3. 调治方法

善于运用灸法取任脉温壮元气以扶正,调任复元,除灸法治疗外,埋线、针法、灸法、敷贴等亦可选用。

1)神阙穴的应用

《针灸穴名释义》:神,指人之元神与脐神;阙,宫阙,门观,又同缺。意为"元神出入之处与所居之宫阙"。

神阙穴,历代文献又称为"齐""命蒂""脐中""气舍""环谷""维会",俗称"肚脐眼"。《素问·穴论》云:"齐、脐通。当脐之中,神阙穴也。"《会元针灸学》解释道:"神阙者,神之所舍期中也……脐居正中,如门之阙,神通先天。"神者,变化之极,"阙"为中门,以示显贵,神阙乃神气之穴,保生之根。脐为先天之结蒂,后天之气舍,介于中下焦之间,又是肾间动气之所处,故神阙穴与脾、肾、胃的关系最为密切。《苏沈良方》云:"人之在母也,母呼亦呼,母吸亦吸,口鼻皆闭,而以达脐,故脐者生之根也。"故神阙是人体生命之根、真气所系之处。因此,用灸法或药物敷脐均通过脐部由经络循行速达病所,起到疏通经络、调达脏腑、扶正祛邪、调整阴阳的作用而令病愈。脐带是胎儿营养物质供给和代谢产物排泄的通道,其脱落后形成肚脐。神阙穴结构薄弱,且其周围血管神经极其丰富,因此具有强大的感受和传导功能。

神阙穴多用灸法、穴位贴敷、拔罐、温熨,禁针刺。如晋代皇甫谧《针灸甲乙经》载灸神阙治疗水肿、肠鸣、不孕症,禁针刺,"脐中,神阙穴也,一名气舍,禁不可刺,刺之令人恶疡溃矢出者,死不治"。唐代《千金翼方》指出灸神阙可治霍乱。宋代《西方子明堂灸经》《针灸资生经》记载灸神阙可治小儿奶利不绝、鼓胀、泄泻、脐疮及小儿脱肛等症。明代杨继洲《针灸大成》载:"脑户、囟会及神庭……神阙会阴上,横骨气冲针莫行。"明代《针灸聚英》在神阙穴治疗范围上增加了风痫、角弓反张。明代张介宾《类经图翼》载:"神阙当脐中,灸三壮,禁刺,刺之令人恶疡溃矢,死不治……或以川椒又代盐亦妙。"清代《采艾编翼》提出以神阙为界,神阙至巨阙任脉穴治腹中病证,神阙至会阴任脉穴治男女气血不调。清代《医宗金鉴》指出神阙主治百病,如老人虚泻、产后腹胀、小便不通等。《金针梅花诗钞》曰:"纳炒盐令满,用姜片盖定,灸二三百壮有大效。或以川椒代盐亦妙。禁针。神阙正在脐中央,禁针多灸纳盐良,中风尸厥人不省,肠鸣泻痢与脱肛。"

多用神阙穴隔盐灸、隔姜盐灸、隔川椒灸、拔罐、温熨等方法扶正温阳、调理脏腑功能、延缓衰老、防病保健,治疗肾病、脾胃病、妇科病、颈肩腰腿疼痛等脾肾阳虚证。

2)膻中穴

《针灸穴名释义》:膻,同袒;中,指胸中;膻中,心包络名;袒胸露乳,此处又正当其中。《素问·灵兰秘典论》曰:"膻中者,臣使之官,喜乐出焉。"

膻中穴,在古代文献中有不同称谓,在《针灸甲乙经》中喻之"元儿",《千金方》中命名"胸膛",《类经图翼》中载其为"上气海",《针灸大成》中又别称之"元见"等。《针灸甲乙经》记载膻中定位取穴:"玉堂下一寸六分,直两乳间陷中……仰而取之。"膻中穴,在现代医学的解剖部位属于肋间神经分布区,针刺该穴后所产生的神经冲动沿肋间神经上行,通过神经元链上行至大脑,刺激脑干网状系统,使全身血液重新分配,改善血流量。针刺膻中穴的刺激信号,提高了该区自主神经的调节功能。

膻中为任脉经穴,心包之募穴,气会,气海。作为宗气所具之处,膻中可通心肺,运行营卫之气于全身,改善气机运行失常的症状,调节心、肝、脾三脏的功能,达到调和阴阳的作用。《灵枢·海论》云:"气海有余者,气满胸中……"《普济本事方》中有:"膻中为气之海,然心主为君,以敷宣散令,膻中主气,以气有阴阳,气和志适,则喜乐由生……"

膻中穴,作为八会穴之气会,汇聚脏腑经脉之一身宗气,是疏利气机的要穴。心包络其本为"络",心之脉络,脉络主运行气血,供养心脏,濡养心神。《灵枢·胀论》曰:"膻中者,心主之宫城也。"

膻中穴,作为心包经的募穴,能畅达气机、宽胸散结、宁心安神,是心包络之经气聚集、汇合于胸腹部之所。心包络者,代心受邪也,心伤则心包络亦伤,反之心包络失职,则加重心之损伤,膻中穴可以防护心包,拒邪入侵,免受邪扰,心包安则心安,心神乃定。张介宾认为"心包络是包心之膜络",《灵枢·邪客》云:"诸邪之在于心者,皆在于心之包络。"

膻中穴为任脉之要穴,居上焦,可疏理五脏气机、调节神志,维持神志活动的平和。任脉总任诸身之阴经脉气,汇统三焦,上可调畅上焦之宗气,中可调理中焦水谷之气,下可调补下焦之原气,合而为之,通调一身之气,故治理气机、顺气解郁;任脉经穴既可疏通局部郁阻之气,又可畅达全身之气机,理气解郁。

膻中穴,可针刺、艾灸、穴位贴敷治疗心肺上焦病证,维持心肺功能,调畅气机治疗肝气不舒所致的郁证。《金针梅花诗钞》:"心包之募气之会,两乳中间膻中位,噫气喉鸣咳唾脓,乳痛乳少均足贵。"

3)中脘

《针灸穴名释义》:中脘指穴位当胃体的中部,相对于上脘及下脘而言。中脘既指其约当胃体的中部,又是直接指胃而言,故又名"太仓"。《灵枢·胀论》曰:"胃者,太仓也。"《难经·第四十五难》曰:"府会太仓(中脘穴)。"《老子中经》曰:"胃为太仓,三皇五帝之厨府也。"又泛指脾胃为太仓。

《金针梅花诗钞》曰:"中脘与上脘、下脘合称三脘,均有宽中快膈、行气消胀、软坚化湿、开郁培土之功,对肠鸣、腹胀、泻痢、食不消、反胃呕吐等病证皆有效。因手太阴之脉起于中焦,还循胃口,故上脘对虚劳痰多吐血等症为好。中脘为胃之募脏之会,又为手太阳小肠、手少阳三焦、足阳明胃及任脉,五脉之会,故尤为三脘之首。对心悸、心痛、心积伏梁、心下如覆杯、天行热病、身热汗不出等,宜中脘与上脘同治。并可止喘息。""脐上三脘二四五,自下向上次第数,翻胃呕吐食不消,腹痛肠鸣均可主。上脘宁心治悸惊,虚劳痰多血常吐。胃募中脘功独多,喘息伏梁热病取。"

4)气海

《针灸穴名释义》:气,指人身的元气与各种气病;海,是广大、深远之意。穴处为人身气之海,且能主一身之气疾。

气海,别名脖胦、下肓、丹田、肓之原、肓原、下言和气泽。气海属任脉,定位有脐下一寸、一寸半、二寸、三寸,大多数医家认可脐下一寸半。如《备急千金要方·胀满第七》云:"穴在脐下一寸,忌不可针。"《针灸聚英·任脉穴》云:"气海,脐下一寸半宛宛中。"《理瀹骈文·续增略言》云:"脐下二寸为气海。"《秘方集验·暴死诸症》云:"如无药时,急以生姜或蒜嚼烂,以热汤或童便灌下,外用布蘸热汤,熨气海(在脐下三寸),立醒。"

气海穴可治疗咽嗌、噎、胁痛、水肿、关格、奔豚、积聚、月经不调、崩漏、带下病、产后恶露不绝、绕脐痛、中风及伤寒等病证。《普济本事方·气海》云:"治脐下冷气上冲,心下气结成块,妇人月事不调,崩中带下,因产恶露不止,绕脐痛。"《金针梅花诗钞》曰:"气海脐下一寸五,百损诸虚无不主,一切气痰久不瘥,阴盛阳虚功足数。""对阴盛阳虚、下元虚冷、脐下有冷气上冲心腹、绕脐疼痛、奔豚七疝、少腹冷块、卵缩、四肢厥逆、小便不利或遗尿、月事不调、产后恶露不止、赤白带下等均有效,孕妇禁针灸。"

5)关元

《针灸穴名释义》:关,指关藏,关闭,机关;元,指元气;意为"下焦元阴元阳关藏出入之所"。关是闭藏之意。《周礼·地官》曰:"关,界上之门。"亦为枢机开合之关。元,气之始也。《易经·乾卦》曰:"大哉乾元。"元气,天气也。《楚辞·守志》曰:"食元气兮长存。"

《金针梅花诗钞》曰:"脐下三寸是关元,积冷诸虚妙入玄,少腹有疴皆可治,更医头痛及风眩。"统治诸虚百损,积冷入腹,少腹及前后阴诸病。对风眩头痛亦妙者,益气培元之功耳。有补无泻。宜多灸。孕妇禁针灸。

综上所述,任脉虽属阴,但其经上穴位有阴阳共生、阴阳消长、阴阳平衡之功。善补阳者,于阴中求阳;善补阴者,于阳中求阴。任脉上的气海、关元、中脘、膻中、神阙等穴位,有阴阳平补之效。其穴性就是阴中含阳。

(九)直接灸

直接灸是将大小适宜的艾炷直接放在皮肤上施灸的方法。古代常将阳燧映日所点燃的艾炷称为"明火",以此火点艾炷施灸称为"明灸"。因把艾炷直接放在腧穴所在皮肤表面点燃施灸,故又称为"着肤灸",古代称为"着肉灸",如《备急千金要方》载:"炷令平正着肉,火势乃至病所也。"又如《外科精要》的灸高竹真背疽病案,先施隔蒜灸无效,"乃着肉灸良久"。施灸前在皮肤上涂一点蒜汁或粥汤,或凡士林,或清水,或酒精,未干时将艾炷放在涂好之处,以防艾炷倾倒,然后再点燃施灸,灸满规定壮数为止。将艾炷直接放在穴位上燃烧,温度约为70℃。若施灸时需将皮肤烧伤化脓,愈后留有痕者,称为"痕灸";若不使皮肤烧伤,不留痕者,称为"无痕灸"。直接灸是最古老的灸法之一,唐宋之前讲灸法主要是艾炷灸(直接灸),该疗法古人积累了丰富的经验。虽然它会给患者皮肤留下瘢痕,但是愈病效果好,现代仍被采用。主要用于一些顽固性疾病,常收到意想不到的效果。

瘢痕灸——

概念:瘢痕灸法,又称化脓灸、着肤灸、打脓灸,是指以艾炷直接灸灼穴位皮肤,渐致化脓,最后形成瘢痕的一种灸法。有文字记载,最早见于《针灸甲乙经》,而且在唐宋时期非常盛行。

灸前准备:小艾炷,镊子,火柴,酒精灯、线香,灰盒,碘伏等。

施灸法——

(1)点穴:施灸之前先要点定穴位。首先做好患者的思想工作,患者体位应保持平直,处在既舒适而又能持久的位置,审定穴道,暴露穴位,取准穴位,用75%酒精棉球消毒,并做一记号。点定穴位后,嘱患者不可随意变动体位。穴位需要坐点则坐灸,卧点则卧灸,改变位置,穴位就会移动。

(2)置炷:用少许蒜汁或油脂先涂抹于选定穴位的皮肤表面,然后,将艾炷粘于选定的穴位上。先前几次用雀粪(麦粒)一般大小的艾炷。

(3)燃艾:先用火柴点燃线香,再用点燃的线香从艾炷顶尖轻轻接触点燃,使之均匀向下燃烧。第一壮燃至一半,知热即用镊子快速捏起艾炷更换;第二壮仍在原处,燃至大半,知大热时即用镊子快速捏起艾炷更换;第三壮燃至将尽,知大痛时即速按灭,同时医生可用左手拇、食、中三指按摩或轻轻拍打穴位周围,可以减轻患者痛苦。经灸数次,然后再灸疼痛。耐心灸至十余次后感觉一热即过,却无痛苦。用火燃着艾炷后,医者应守护在旁边。因艾炷小很快就燃没了,须不停易炷。灸后皮肤向中心皱聚,早期不需任何保护,3～4天后,灸后贴创可贴即可。

连续施灸,灸治完毕,局部往往被烧破,甚至呈焦黑色,可用一般药膏贴于创面,1周左右即可化脓。如不化脓,可吃些羊肉、鱼、虾等发物促使化脓,不出数日即能达到化脓之目的。化脓时每天换药膏1次,4～5周疮口结痂、脱落而形成瘢痕。

(4)封护:于完成所灸壮数后,以上法拭去艾灰后,灸区多形成一焦痂。用75％酒精消毒,在灸穴上用淡膏药、灸疮膏药或根据灸疮大小剪一块胶布,敷贴封口,淡膏也称"灸疮膏药"。护封的目的是防止衣服摩擦灸疮,并促使其溃烂化脓。化脓后,每日换1次药或胶布。脓水多时可每日2次。经1～2周,脓水渐少,最后结痂,脱落后留有瘢痕。《针灸大成》云:"凡着艾得疮发,所患即瘥,若不发,其病不愈。"

本法一般每次灸5～9壮。

临床上灸关元穴治缩阳症、遗精、早泄,一次可灸两三百壮。用小艾炷灸至300壮时,约有5 cm×5 cm大小的皮肤起红晕,3 cm×3 cm大小的组织变硬,2 cm×2 cm大小的中心部位被烧黑。初灸时尚觉为痛,以后一热即过,痛苦不大,有人反觉舒服。灸风门、肺俞、膏肓、膻中治疗哮喘;灸水分、关元、气海、足三里治疗胃和十二指肠溃疡、水肿等症,效果良好。体质虚弱、发育不良、高血压、动脉硬化、癫痫、慢性支气管炎、肺结核、妇产科疾病、多种慢性病、溃疡病、脉管炎、瘰疬、痞块等均可使用,也可以试灸于癌症,对预防中风及防病健身也有较好的效果。对早期高血压、肺结节可以尝试应用。

注意事项——

(1)对身体衰弱、糖尿病、皮肤病患者及面部与关节部穴位不宜用瘢痕灸法。

(2)施灸部位化脓形成灸疮,5～6周灸疮自然痊愈,结痂脱落后而留有瘢痕,灸前必须征求患者同意后方可实施本法。

(3)敷贴灸疮:不可采用护疮膏类药物及药纱布。也不可以见到脓液用清疮消毒之法后再敷贴胶布使用,只需采用棉球擦干脓液后敷贴胶布即可。

(4)护理灸疮:化脓灸要求灸后局部溃烂化脓,这是无菌性化脓反应,脓色较淡,多为白色。灸疮如护理不当,造成继发感染,脓色可由白色转为黄脓,或绿色,并可出现疼痛及渗血,灸疮周围红肿、灼热等,则须用消炎药膏或玉红膏涂敷。若疮久不收口,多因气血不足、免疫功能较差所致,应给予治疗,可补气养血,托里敛疮。

(5)注意调养:为了促使灸疮的无菌性化脓反应,要注意调养。对此,《针灸大成》曾有论述:"灸后不可就饮茶,恐解火气;及食,恐滞经气,须少停一二时,即宜入室静卧,远人事,远色欲,平心定气,凡百事俱要宽解,尤忌大怒、大劳、大饥、大饱、受热、冒寒。至于生冷瓜果,宜忌之。唯食茹淡养胃之物,使气血流通,艾火逐出病气。若过厚毒味,酗醉,致生痰涎,阻滞病气矣。鲜鱼鸡羊,虽能发火,止可施于初灸十数日之内,不可加于半月之后。"可作为灸疮参考

(6)施灸时谨防晕灸,若有发生,则应积极对症治疗。

按语——

瘢痕灸是我国应用历史最长的一种灸法,最早见于《针灸甲乙经》。晋唐时期最为盛行,不仅在医籍中有大量的记载,而且文学作品中也有反映,如唐代著名诗人白居易的诗中写道:"至今村女面,烧灼成痕。"韩愈还生动地描述了施灸的场面:"灸师施艾炷,酷若猎火围。"当时的医家认为,化脓灸与疾病的疗效直接相关,如唐代医家陈延之在《小品方》中指出:"灸得脓坏,风寒乃出;不坏,则病不除也。"《太平圣惠方》也说:"灸炷虽然数足,得疮发脓坏,所患即瘥;如不得疮发脓坏,其疾不愈。"早用于急症灸治。《备急灸法》所载灸治的22类急症中,有许多类疾病用直接灸疗,直接灸须出现灸疮,是许多医家追求的目标,如《针灸资生经》还记载了引发灸

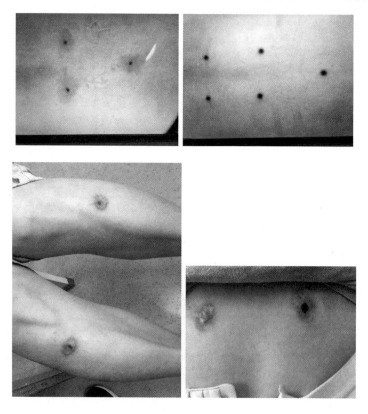

图1-10 直接灸

疮之法:"用赤皮葱三五茎去青,于塘灰中煨熟,拍破,热熨疮十余遍,其疮自发……凡着艾得灸疮,所患即瘥,若不发,其病不愈。"瘢痕灸到南宋时,由于较为疼痛,不受达官贵人的欢迎。南宋闻人耆年所著《备急灸法》中提到:"富贵骄之人,动辄惧痛,闻说火灸,嗔怒叱去。"所以从金元时代兴起针法,特别是针刺手法重新受到重视。然而尽管如此,瘢痕灸仍然受到明清乃至近现代针灸医家的青睐。如清代李守先在《针灸易学》一书中形容说"灸疮必发,去病如把抓"。现代的临床实践也证实,在某些病证主要是急难病证的治疗上,瘢痕灸与包括无瘢痕灸等在内的各种灸法相比,其疗效优势还是相当明显的。如有些地方防治哮喘、慢性支气管炎,专门在三伏天、炎热季节,灸背部俞穴,大炷烧灼,致令成疮,称为"打脓灸",效果非常好。灸法作用机制研究中发现化脓灸的作用:一方面是焦痂造成的组织毒素吸收所形成的一种特异性蛋白体疗法;另一方面是通过组织破坏、化脓、修复,对机体形成一种比较持久而轻微的良性刺激,促使全身网状内皮细胞增生,提高细胞和体液免疫活力,调节机体自主神经系统的功能,从面增强机体代偿功能,改善组织营养状况。

(十)熨灸法

熨灸法,是以温热的物体直接或间接地熨烫穴位皮肤或患处皮肤治疗疾病的一种方法。药熨灸使用棉布或医用纱布将事先准备好的中药材粉末缠好,成球形,直径大小随需要而定,一般为 7~8 cm。

熨灸法有着悠久的历史,早在《黄帝内经》中就有明确论述,如《素问·调经论》说"病在骨,焠针药熨";《灵枢·寿夭刚柔》更指出了治疗寒痹证的药熨方剂。在《史记·扁鹊仓公列传》中,记述了秦越人用熨灸法治疗虢太子的尸厥病,尔后历代的医学著作中都有关于熨灸法的论述。由于熨灸法操作简便,且收效灵捷,故被临床医疗广泛应用。

熨灸法种类繁多,分为直接熨、间接熨。间接熨包含药熨、灰土熨、葱熨、姜熨、盐熨、酒熨、水熨、烙铁熨、热罨熨、蛋熨等。其中,以药熨最为盛行。

在此重点讨论药熨灸法。此法是将治疗某种疾病的药物组成处方,配好药物加热后温熨患处,借温热烫熨使药力透入皮肤经络以发挥治疗作用。正如《灵枢·刺节真邪》所说:"治厥者,必先熨,调和其经……火气已通,血脉乃行。"根据疾病不同,选用不同组方。可以干熨或夹水熨。

药物组成——

乳香:广木香:丁香:冰片:菖蒲:红花:艾绒:干姜,按 1:1:1:1:2:1:30:2 的比例把药物制成颗粒,如芝麻大小。

操作——

使用时把该药包放在酒精灯上烤热,以棉布不燃着、贴在医者手背皮肤上又不烫伤为度,趁热熨在患者所选的穴位或经络上,在酒精灯上边烤边熨,反复几次,患者自觉很舒服,治疗后有些症状立刻明显减轻。

操作要熟练,热度掌握好,即不要把药包燃着,也不要烫伤患者,又要温热舒适。

每天1次,每次持续10分钟。本疗法安全舒适,不破皮入肉。

适应证——

因熨灸法具有温阳祛寒、疏通经脉、调和气血的作用,故其适应证相当广泛。大凡外寒内侵经络脏腑,或素体阳虚、气血不和而致的病证,如风寒湿痹、胸腹胀满、霍乱吐泻、脘腹冷痛、二便不利、癥瘕痞块等,均可使用。适用于头痛、颈椎病(神经根型、椎动脉型)、睡眠障碍、高血压、耳鸣、脑鸣、眩晕等。

(十一)"阴虚可灸"论

阴虚病证能否用灸一直有争论,一般认为阴虚是阴液不足而阳亢,此时再用灸法更加重阳亢。先从几个方面探讨。阴阳二气是互根,阳生则阴长。"孤阳不生,独阴不长。"机体的阴虚是阳也虚,不能化气生津的缘故。"阴阳互根……阴以吸阳……阳以煦阴……阳盛之处而一阴已生,阴盛之处而一阳已化。"(《素灵微蕴》)

阳根于阴,阴根于阳,无阳则阴无以生,无阴则阳无以化。阳蕴含于阴,阴蕴含于阳。阴阳一分为二,又合二为一,对立又统一。故曰:"阴根于阳,阳根于阴。"(《景岳全书·传忠录·阴阳篇》)《素问·阴阳应象大论》曰:"形不足者,温之以气;精不足者,补之以味……审其阴阳,以别柔刚,阳病治阴,阴病治阳,定其血气,各守其乡。"

《扁鹊心书》说:"夫人之真元,乃一身之主宰,真气壮则人强,真气虚则人病,真气脱则人死。保命之法,艾灸第一。"这说明灸有培补元气、固脱回阳之功。中医学认为,人体的气来源于禀受父母的先天之精气、饮食中的营养物质(水谷之精气)和存在于自然界的清气。《类经·摄生类》云:"人之有生,全赖此气。"《难经·八难》亦说:"气者,人之根本也。"《丹溪心法·瘟疫》曰:"大病虚脱,本是阴虚,用艾灸丹田者,所以补阳,阳生阴长故也。"气属阳,有温煦、推动、防御、固摄和气化作用。意思是说人体之气是人体热量的来源,是推动和激发人体各脏腑、经络等组织器官运动的原动力,能防御机体外邪入侵、防止机体内一切液态物质的无故流失,是促使机体内一切新陈代谢的源泉。阳气旺则阴精生,阴阳二气互根、互生、互长、互化。《素问·四气调神大论》曰:"阳气固,虽有贼邪,弗能害也。"反之,阳气虚损,则功能减退,则御邪无力,则疾病扰之。采用灸法可振奋机体阳气,终达回阳固脱之效。

灸法平调阴阳、补虚泄实。中医学认为,人体阴阳失调,则机体的阴阳消长失去相对的平衡,出现多种病理状态,从而易发疾病。灸治可广泛调整阴阳失衡状态,如见肝阳上亢引发头痛,则可取足厥阴肝经穴位灸治。

今天所说的保健灸法,在古代医家中被称为"逆灸"。逆灸是一种灸法用语,是指无病而灸,以增强人体的抗病能力和抗衰老能力。如《诸病源候论》中说:"河洛间土地多寒,儿喜病痉,其俗,生儿三月,喜逆灸以防之。"又如《扁鹊心书》中云:"人于无病时,常灸关元、气海、命门……虽未得长生,亦可得百余岁矣。"其中都说明了艾灸具有强身健体、益寿延年、平衡阴阳、阴平阳秘之功。我国至今还流传着"若要安,三里常不干"的俗语。机体在无病的情况下用灸法进一步加强调整阴阳二气,使之达到"阴平阳秘"。

所有针灸皆是作用在穴位之上,穴位除了有"输注气血、激发经气、防病治病、反应病痛、协助诊断"的作用,穴位作用更具有双向性。腧穴对人体的脏腑器官功能有良性的双向调整作用,即同一腧穴在不同的功能状态下受到刺激,具有两种截然相反的治疗作用。如在功能亢奋时刺激它可使它抑制,在功能降低时刺激它可使它提高,在功能不平衡时刺激它可使它趋于相对的平衡。例如,在心率过快时刺激内关可使心率减慢,在心率过慢时刺激内关可使心率增快;在发热无汗时刺激合谷可以发汗,在自汗多汗时刺激合谷可以止汗;在泄泻时刺激天枢可以止泻,在便秘时刺激天枢可以通便。艾灸加之于穴位同样如此。

从现代实验研究观察灸法对机体有以下几个方面的调节作用。

1)对人体免疫系统的影响

灸法对特异性和非免疫细胞的影响——

王凤玲等观察灸神阙对中老年免疫功能低下及全身状态的影响,该腧穴治疗49例阳虚型哮喘患者,均能显著提高其全身状态,发现灸后使降低了的CD3＋、CD4＋及CD4＋/CD3＋值均明显增高,而CD3＋无明显变化,低于正常值者($P<$0.01),绝大部分转至正常范围。吴焕淦等观察隔药灸治疗肠易激综合征(IBM),发现灸后IBM患者血清IgM明显降低,外周血T淋巴细胞转化率明显升高。

刘心莲等观察了温针灸治疗类风湿关节炎前后外周血T淋巴细胞亚群、NK细胞活性、IL-2等项免疫指标的变化,结果经治疗后T淋巴细胞亚群变化不明显,NK细胞活性及IL-2有不同程度升高,证明了温针灸对机体免疫功能的调节作用。

灸法对红细胞免疫的影响——

张岚的研究表明,艾灸加皮植能显著提高老年小鼠低下的红细胞免疫黏附力,增强红细胞β受体的活性,提高下丘脑NE含量,较单纯艾灸或皮植能更有效地延缓老年小鼠胸腺和垂体组织的退行性变化。

附子饼灸足三里、气海、命门能明显提高老年人红细胞免疫功能,温灸贴敷脐部能提高呼吸道感染的患儿红细胞免疫功能。熊学琼等采用麦粒灸,取双侧肺俞、脾俞、足三里、大椎、关元，每穴 5 壮，以皮肤潮红为度，隔日 1 次，共灸 15 次，结果发现经艾灸治疗后，老年肾虚患者的红细胞 C3b 受体（RC3b）及免疫复合物（RIC）百分率均显著提高，使红细胞免疫黏附活性明显提高。

灸法对体液免疫的影响——

免疫球蛋白是体液免疫的物质基础，补体是一种非特异性体液免疫因素，且有广大特异性免疫反应的重要作用。

宋小鸽等建立感染流行性出血热病毒（EHFV）大鼠模型，施灸治疗后，灸治组大鼠血中特异性抗体效价显著升高，提示经艾灸治疗后，体液免疫功能增强，抗病毒作用增强。灸治组肺内 EHFV 抗原阴性检出率高于对照组，有显著性差异。灸治后体内特异性抗体效价升高，其中清除感染病毒的能力增强，以抑制病毒的散布、复制和增殖，使肺组织内病毒抗原阳性检出率降低，起到了抑制或抗病毒的作用，减轻或缓解各种直接或继发的病理损害，提示艾灸治疗能促进机体的免疫功能，是通过提高机体的防病、抗病能力来实现的。

灸法抗炎免疫作用——

现已清楚，慢性炎症常伴有免疫功能的障碍。艾灸治疗的特点之一就是在抗炎的同时影响机体的免疫状态，增强或调整机体的免疫功能。研究表明，灸疗对免疫功能和细胞因子有双向调整作用。

唐照亮等建立大鼠佐剂性关节炎动物模型，观察艾灸"肾俞"的抗炎免疫作用，免疫功能观察表明，艾灸能恢复和促进 ConA 诱导的脾淋巴细胞增殖反应，促进 IL-2 的产生，降低 IL-1 的含量。唐照亮等经实验还证明，灸疗能恢复和促进 AA 大鼠脾淋巴细胞活性，诱生内源性 IL-2，有免疫增强作用；另一方面，艾灸能抑制异常激活的巨噬细胞分泌 IL-1，减少其含量，与对照组比较，差异有显著性（$P < 0.01$），起到了免疫调整和抗炎作用。实验表明，艾灸组红细胞受体花环率（C3bRR）高于对照组，红细胞免疫复合物花环率（RBC-ICR）低于对照组。采用氢化可的松复制小白鼠免疫功能低下模型，灸疗能恢复和增强其低下的免疫功能。

灸法对热休克蛋白的影响——

热休克蛋白（HSP）又称"应激蛋白"，是生物体在不利因素下诱导基因开放而合成的一组新蛋白质，对维持细胞的正常状态及功能有重要作用。目前已发现的 HSP 有十余种，按分子量大小可分为小分子 HSP，其中以 HSP60、HSP70 两大家族与 RA 疾病过程的关系最为密切。

灸法对内分泌代谢的影响——

艾灸大椎、神阙穴治疗 55 例糖尿病患者，同时观察此法对糖尿病患者胰岛素功能的影响。结果显示：艾灸不仅可明显降低空腹血糖（FBS），而且还可以增强 β 细胞对糖负荷的反应能力，增加胰岛素（INS）的分泌量；C 肽与高血糖素比值明显升高,胰岛β细胞分泌增强或α细胞分泌相对减弱,以艾灸大椎、神阙治疗糖尿病在寅卯和申酉时取穴疗效最佳。

艾灸对神经内分泌的作用——

艾灸对神经内分泌多种神经递质和因子产生正向调整。唐照亮同时观察了灸治对5-羟色胺(5-HT)、5-羟吲哚乙酸(5-HIAA)的影响,实验结果表明,当大鼠接种EHFV,机体受到病毒攻击后,其血浆和肺肾组织中5-HT、5-HIAA的含量显著增加,超出正常水平。而经艾灸治疗后的大鼠,其5-HT的含量明显降低,并趋于正常范围。实验结果提示,感染EHFV的大鼠,其机体内环境发生了变化,出现神经体液分泌和代谢的紊乱,艾灸促进了机体内环境的改善和稳定。

肾上腺皮质和髓质分泌多种激素,其中糖皮质类固醇有显著的抗炎作用,对免疫功能的影响广泛而复杂。灸疗的抗炎免疫作用是否与肾上腺皮质激素和下丘脑—垂体—肾上腺(HPA)系统有关。唐照亮等观察了艾灸对摘除肾上腺的AA大鼠炎性反应和免疫功能的影响,结果表明,肾上腺摘除后部分艾灸仍有一定的抗炎免疫作用,该组大鼠跖围、IL-6均显著低于对照组的跖围、IL-6,但高于肾上腺假摘除艾灸组;而TI、SI、IL-2等虽显著高于对照组,但显著低于假摘除艾灸组($P<0.05$或$P<0.01$)。表明肾上腺摘除后艾灸可能通过激活量HPA系统对皮质激素的调控来影响其抗炎免疫作用,反应灸疗的作用与肾上腺关系密切,提示艾灸的一部分抗炎免疫作用通过肾上腺实现,还有艾灸对血液循环的调节作用,对肿瘤的作用等。

以上实验研究无不说明艾灸对机体调整是多系统、多靶点、全方位、非单一的。如果换用阴阳来表述,灸不仅作用于阳的一面,而且也可作用于阴的一面。阴虚证同样适用于艾灸治疗。

肾阴虚的机制和临床症候——

《景岳全书·痿论》云:"肾者,水脏也,今水不胜火,则骨枯而髓虚,发为骨痿。"指出骨痿以水不胜火为病因,以足不任身为临床表现。《备急千金要方·骨极》云:"骨极者,主肾也,若肾病则骨极,牙齿苦痛,手足疼,不能久立,屈伸不利,身痹脑髓痿。"指出骨痿以肾病则骨极为病机,以不能久立、屈伸不利为临床表现。《素问·痿论》云:"肾气热,则腰脊举,骨枯而髓减,发为骨痿。"指出骨痿以肾气热为病因,以骨枯而髓减为基本病机,提示肾虚骨痿是骨质疏松症发病的主导因素,病理特点以虚为主,病在骨,发病根本源于肾,其中肾阴虚证是临床的常见证型之一,治则以滋补肾阴为主。

阴虚证即阴液不足,不能制阳。阴液不足,肌体失去滋润与濡养,则见口咽干燥,形体消瘦;阴虚不能制阳,阳亢而虚热内生,故见潮热盗汗,五心烦热,两颧潮红;阴虚火旺,膀胱化源不足,故尿少而赤。阴液不足,大肠失去濡润,则见大便干结;阴液不足,阴虚火旺,则见舌红少苔,脉细数。阴虚证而出现的阳亢,其实也是阳相对高于阴,真实情况也是不足的,化生功能也是低下的,所以用灸法补阳化阴是可行的。

阴虚证在下列疾病中出现频次较高,见表 2-1:

表 2-1　涉及阴虚证的频次前 20 位西医病名分布

序号	病名	频数/次	频率/%
1	糖尿病	394	9.74
2	高血压病	206	5.09
3	冠心病	203	5.02
4	脑卒中	151	3.73
5	乙型肝炎	138	3.41
6	围绝经期综合征	127	3.14
7	肺癌	120	2.97
8	骨质疏松症	102	2.52
9	肾炎	81	2.00
10	肝硬化	79	1.95
11	心力衰竭	75	1.85
12	肝癌	68	1.68
13	类风湿关节炎	68	1.68
14	慢性阻塞性肺疾病	63	1.56
15	IgA 肾病	61	1.51
16	多囊卵巢综合征	61	1.51
17	胃炎	59	1.46
18	肾功能衰竭	58	1.43
19	乳腺癌	52	1.29
20	失眠	50	1.24
合计	-	2216	54.78

以上这些疾病几乎全部可以接受艾灸治疗。我们常用麦粒灸治疗高血压病,用隔物灸干预糖调节异常,用温和灸治疗冠心病、心绞痛、脑卒中。不同时期适应多种灸法,用化脓灸治疗乙肝带毒和肝功能异常,用通脉温阳灸调理围绝经期综合征,用麦粒灸干预肺结节,用温和灸治疗骨质疏松症,艾灸对类风湿关节炎急性期关节功能也有明显改善与缓解等作用,这些足以说明艾灸的适应证之广泛。

(十二)"温阳补肾"法

根据老年疾病的发病特点,早期以肾虚阳虚为主,并导致系列疾病,给老年朋友带来无尽痛苦。源于周楣声的"阳光普照"法,结合疾病谱特点,所以创立"温阳补肾"法。《素问·生气通天论》曰:"阳气者,若天与日,失其所,则折寿而不彰。故天运当以日光明,是故阳因而上,卫外者也。""阳气者,精则养神,柔则养筋。"张志聪注:"阳气者,水谷之精也,故先养于五脏之神。"《素问·生气通天论》曰:"阳气者,烦劳则张,精绝,辟积于夏,使人煎厥。"张志聪注:"阳气者,水谷之精也,故先养于五脏之神。"肾者主水,受五脏六腑之精而藏之,五脏盛则能泻。《素问·上古天真论》云:"女子七岁,肾气盛,齿更发长。二七,而天癸至,任脉通,太冲脉盛,月事以时下,故有子……七七任脉虚,太冲脉衰少,天癸竭,地道不通,故形坏而无子。""丈夫八岁,肾气实,发长齿更……八八,则齿发去。"说明肾气调控着人体生、长、壮、老、已。现代实验研究揭示了肾脏与各组织器官的关系。运用系统生物学的方法对肾虚与衰老进行研究,发现淫羊藿总黄酮(EF)能促使老年(肾虚)相关基因在3个层次上的逆转,表明补肾可使衰老进程在分子水平上得以显著逆转。将90名健康老年人随机分成3组,分别给予安慰剂、补肾药、健脾药2个月,结果表明健脾法与补肾法对免疫系统、神经内分泌系统的衰老延缓作用各有侧重,其中以补肾法的作用更为显著而广泛。中医学认为,肾为先天之本、五脏之根、生命之门、三焦之源。可见肾是人体最重要的脏器之一,肾中寓有元阴、元阳,为人身阴阳之根本。许叔微认为只要是肾阳不足,均可用灸。《普济本事方·玉真丸》记载玉真丸的用法:"治肾气不足,气逆上行,头痛不可忍,谓之肾厥。"并指出该证服玉真丸的同时,"更灸关元百壮",以加强温补肾阳的作用。该卷记载许氏本人患肾虚腰痛的治验时曰:"乃灸肾三七壮,服此药差。"可见灸肾在补肾中的重要性。

当肾中阴阳出现偏盛偏衰时,就会发生通常所说的"肾虚证",肾虚的证候可见于内、外、妇、儿各科疾病,其涉及范围之广是显而易见的。正因为肾证多虚,故历代医家在治疗时多遵循"治肾宜补"的原则。因而对补肾法加以系统研究,显得尤其必要。

针刺补肾最早见于《灵根·九针十二原》:"凡用针者,虚则实之,满则泻之,宛陈则除之,邪胜则虚之。"《灵·经脉》又曰:"盛则泻之,虚则补之。"从而达到阴平阳秘、精神乃治的目的。灸法不仅有广泛的适应性,而且还可弥补针刺和药物的不足,如《灵枢·官针》中指出:"针所不为,灸之所宜。"因此,灸法具有通经活络、祛湿散寒、消肿散结、回阳救逆、升提阳气的作用,升血中之气,通气中之滞,能通诸经,而除百病,尤能延缓衰老,强身健体,减轻老化,改善机体的生理功能,调节机体的功能活动,特别是对中年以后肾气衰退、脾胃虚弱都有一定的调理作用。

肾阴和肾阳均以肾中精气为物质基础,所以无论是肾的阴虚或是阳虚,都是肾中精气不足的表现形式,在一定条件下,肾中精气已亏损,但其阴阳失调的状况却又不明显,此时称为"精损",或可分别成为肾精不足和肾气虚。本项研究肾虚致内分泌功能紊乱,肾虚证的本质定位在下丘脑,通过下丘脑-垂体-肾上腺皮质轴、下丘脑-垂体-性腺轴及下丘脑-垂体-甲状腺轴等途径影响人体的内分泌功能。通过对比观察肾阳虚证患者的下丘脑-垂体-性腺、甲状腺及肾上腺皮质轴功能发现,肾阳虚证患者的这三条轴有着相同的功能紊乱,并且平行观察任意两轴未见轴间相互影响的证据,可推论肾阳虚证病理发源于下丘脑。肾气关乎着生命的寿夭,通过机体内的超氧化物歧化酶、过氧化脂质、T淋巴细胞等因素影响人体衰老的进程。肾主骨生髓通脑,肾中精气的盛衰深刻影响着骨和脑的功能状态。

综上所述,肾虚主要影响着人的生命活力,涉及人体神经-内分泌-免疫网络(NEI)的系统功能,能使下丘脑-垂体-靶腺轴和HPAT轴的功能紊乱。肾阳虚证的定位在下丘脑,衰老是生理性肾虚,肾虚证密切关联着体内的自由基、过氧化脂质、T细胞免疫功能,从而影响机体衰老的进程,此外肾虚证与骨代谢和脑的功能紊乱也有密切关联。

温阳补肾取穴:大椎、命门、关元、肾俞、足三里。

温阳补肾取穴以督脉大椎、命门,任脉关元穴,阴阳配伍,一阴一阳,阴中取阳,"温阳补肾灸"采取悬灸命门、大椎、关元三穴,把艾灸与督脉、任脉相结合,阴中求阳,振奋一身之阳气,致阴阳调和;将命门穴与关元穴相结合,两者位于人体的一阴一阳、一前一后、一低一高,阴中求阳、阳中求阴,填肾精、补肾阳,以至人体阴阳协调平衡,再加大椎穴位于阳脉与手三阳之交会处,具有温肾助阳、壮督补脑之效。三穴同用可温补阳气、益肾填精、通瘀化痰,脑髓得充、神机复用。命门穴位于督脉,平两旁肾俞穴,居双肾之间,位于第14椎下,为阳气的根本,别称"精官",灸之则可以补肾填精、温督壮阳、醒脑开窍、益智通络。《难经·三十六难》中记载:"命门者。原气之所系也。"《景岳全书》记载:"命门为元气之根,为水火之宅。"大椎穴首见于《素问·骨空论》,位于督脉之上,是督脉与手足三阳经交会之所,督脉为阳经之海,大椎穴位于背部极上,阳中之阳,因称为"诸阳之会"为通阳要穴,能振奋人体正气,通调头部气血,辅助阳经的上传下达,达到调和阴阳之功。《难经·二十八难》中说:"督脉者。上至风府,入属于脑。"故有"病变在脑,首取督脉"之说。大椎穴为益智要穴,能温阳补肾、醒脑开窍,为治疗健忘和痴呆的常用穴,艾灸大椎穴可温补阳气,化痰通调,疏经通络,益肾填精,调神益智,达脑髓得充、神机复用之功。晋代葛洪倡导灸法,主张"灸以补阳",常用灸法治疗肾虚所致的多种疾病,尤其用于阴寒偏盛之病证。《针灸资生经·虚损》曰:"凡饮食不思,心腹膨胀,面色萎黄,世谓之脾肾病者,宜灸中脘。"并对中脘穴的作用做出解释:"饮食减少,是胃气将绝,不可久生矣""初不知灸中脘等穴以壮脾胃,亦惑之甚也。"说明灸有强壮脾胃之作用,使后天脾胃化源充足,源源不断地滋养先天之本——肾。窦材主张脾肾为一身之根蒂,临床上重视温脾肾之阳,提倡"保持阳气为本",主张"壮阳消阴"。窦材更是把灸法温补脾肾阳气放在首位,他曾说:"医之治病用灸,如需做饭需薪。"认为"保命之法,灼艾第一,丹药第二,附子第三",其目的都是扶阳。在用艾灸温补脾肾之阳时,窦氏提倡早灸、多灸。所谓多灸就是壮数在 300～500 壮。选穴则主张少而精,一般每次一穴,多则两三穴。宋代已很重视保健灸,并在前代的基础上增添了神阙灸、关元灸和丹田灸等,对后世保健灸的发展均有一定的影响。宋代王执中《针灸资生经·腹部中行十五穴》曰:"若要安,丹田、三里不曾干。"王氏认为丹田在脐下三寸,即关元穴,频繁灸之可保肾气,以达防病保健之功。宋金元时期是我国医药学发展史上的繁荣昌盛时代,是针灸学不断向前发展的时期,亦是针灸补肾法不断充实的时期。此时期的针灸补肾法总的特点:一是重视脾胃,脾肾双补,肾为先天之本,受五脏六腑之精藏之,脾胃为后天之本,主运化水谷精微物质,滋养全身脏腑器官,所以脾肾双补可以使肾精不断得到水谷精微的充养,补后天以助先天;二是针灸药并用,独重灸法,灸法可以补虚而不助邪,驱邪而不伤正,故针灸补肾重用灸法有着深远的意义;三是任脉穴位和特定穴应用较多,任脉位于前正中线,为"阴脉之海",通于肾,故任脉诸多穴位属补肾要穴。特定穴中的背俞穴位于背部,属阳,募穴在腹部,属阴,阴阳相配,以期"阴中求阳、阳中求阴"。

操作——

(1)龟板灸 嘱患者仰卧位,取关元穴。将无菌纱布折叠双层铺放在关元穴位之上(以关元穴为中心,左侧大于右侧),取 2.5 cm×2.5 cm 生龟板块,置于无菌纱布上层处,在龟板上放置底盘直径为 1.5 cm、高为 2 cm 圆锥形艾炷,灸至皮肤潮红,每次 5 壮,每日 1 次,每次艾灸约 30 分钟,若患者感到局部灼热刺痛时,在关元穴周围缓慢移动龟板,当灼热刺痛无缓解时则将左侧上层无菌纱布折叠后放在龟板之下,仍不缓解者则将纱布折叠成双层置于龟板之下,温度下降时依次移去无菌纱布,进而能够保持温度近似恒温,延长对腧穴的刺激时间,持久地发挥艾灸与药物的双重作用,以起到温肾助阳的作用。在前 3 次龟板灸治疗时需重灸,灸后穴处潮红,腹中微热为宜。

(2)悬灸命门、肾俞、足三里、大椎穴 龟板灸结束后,取命门、大椎穴。让患者侧卧,点燃清艾条,悬灸命门穴、大椎穴各 30 分钟,至皮肤有温热感、红晕而无灼痛为宜。操作时要观察患者的表情和动作以免烫伤,疗程同龟板灸。温阳补肾灸每日 1 次,每周休息 1 天,共治疗 2 周。《本草蒙荃》指出其能"专补阴衰,善滋肾损"。补虚之法应遵循张景岳的观点,阴中求阳、阳中求阴。补肾之法亦不例外,必于龟板之阴中求得肾阳得补,则肾阳得龟板之阴相助方能生化无穷,故可调节全身阴阳,阴平阳秘,充养于脑。命门为阳气之根本,灸之则补肾益精、温阳通络、温煦脏腑。五脏的阴阳之气均来源于此,因此有滋五脏之阴、发五脏之阳的功用,充分发挥其"精则养神"之功能。关元与命门两穴相配,居身体一前一后,一阴一阳,两穴同用,有阴中求阳、阳中求阴之妙,可使阴阳兼补,任督既济,阴平阳秘,可达调脏腑、养气血之功;继而使脑髓得充、痰瘀得化,从而调阴阳、开脑窍、安神志。大椎穴又叫百劳穴,位于第 7 颈椎棘突下凹陷中,是手足三阳经和督脉交会穴,是督脉上通下达的关键枢纽。手足三阳的阳热之气由此汇入并与督脉的阳气上行头颈,有益气壮阳的功能。足三里穴位于犊鼻下 3 寸,胫骨外侧旁开一横指,是强壮身体的大穴,具有健脾和胃的功效。艾灸此穴能调节身体免疫功能,增强抵抗力,起到养生保健的效果。足三里穴,为足阳明胃经合穴,胃之下合穴,属于"四总穴""回阳九针"之一。主要用于治疗消化系统疾病,虚劳羸弱、咳嗽气喘、心悸气短等虚劳疾病,失眠、癫狂等神志疾病,膝痛、水肿等下肢关节疾病。历代文献中对于足三里穴的临床应用有广泛的记载,唐代《外台秘要》中提到"三里养先后天之气,灸三里可使元气不衰,故称为长寿之灸"。元代《通玄指要赋》载"三里却五劳之羸瘦""冷痹肾败,取足阳明之上"。明代《针灸大成·治病要穴》中记载三里"主中风中湿,诸虚耳聋,上牙疼,瘫风,水肿,心腹鼓胀,噎膈哮喘,寒湿脚气。上、中、下部疾,无所不治"。由此可见,足三里穴的治疗作用非常广泛,不仅对本经循行所过疾病、脏腑相关疾病、外伤杂病具有治疗作用,而且还具有强身保健的作用。

(十三)天灸疗法(穴位贴敷疗法)

天灸疗法是以经络腧穴理论及时间治疗学为基础,按照中医理法方药原则选取特定中药制成药膏贴敷于穴位,借助药物对穴位的刺激,使局部皮肤潮红充血,甚至起疱,以激发经络、调整气血,达到强身健体和治疗疾病的目的。

对慢性咳喘、中风失语、儿童支气管哮喘、小儿腹泻都取得满意的临床疗效,体现用药少、取穴精、费用低廉的特点。现正在开展隔龟板灸治疗血管性痴呆的研究、隔药饼灸对中风偏瘫的研究及运用灸法防治重大疑难疾病的研究,以期取得突破,造福患者。艾灸对预防保健有良好效果,临床倡导保健灸,运用灸法治未病。

天灸疗法的方药中内含的芳香类药物是一种表面活性剂,可促进药物被动扩散的吸收,增加表皮类脂膜对药物的透过率;多含挥发性烯烃、醛、酮、酚、醇类物质,其较强的穿透性和走窜性,可使皮质类固醇透皮能力提高 8～10 倍。

1. 发展历史

早在原始社会,人们用树叶、草茎之类涂敷伤口治疗与猛兽搏斗所致的外伤而逐渐发现有些植物外敷能减轻疼痛和止血,甚至可以加速伤口的愈合,这就是中药贴敷治病的起源。在1973年湖南长沙马王堆3号汉墓出土的我国现存最早的医方专著《五十二病方》，有"蚖……以蓟印其中颠"的记载，即用芥子泥贴敷于百会穴，使局部皮肤发红，治疗毒蛇咬伤。书中还有创口外敷即有"傅""涂""封安"之法，所载的酒剂外涂止痛和消毒的资料，当为酒剂外用的最早记载，为后世所广泛应用。

春秋战国时期，对穴位贴敷疗法的作用和疗效已有一定的认识并逐步运用于临床。在《灵枢·经脉篇》中记载"足阳明之筋……有热则筋缓，不胜收放僻，治之以马膏，膏其急者，以白酒和桂，以涂其缓者……"，被后世誉为"膏药之始"，开创了现代膏药之先河。

东汉时期的医圣张仲景在《伤寒杂病论》中记述了烙、熨、外敷、药浴等多种外治之法，而且列举的各种贴敷方，有证有方，方法齐备，如治劳损的五养膏、玉泉膏，至今仍有效地指导临床实践。华佗在《神医秘传》中治脱疽"用极大甘草，研成细末，麻油调敷极厚，逐日更换，十日而愈"。

晋唐时期，穴位贴敷疗法已广泛地应用于临床。晋代葛洪的《肘后备急方》中记载"治疟疾寒多热少，或但寒不热，临发时，以醋和附子末涂背上"，并收录了大量的外用膏药，如续断膏、丹参膏、雄黄膏、五毒神膏等，注明了具体的制用方法，其用狂犬脑外敷伤口治疗狂犬病的方法，实为免疫学之先驱。唐代孙思邈在《孙真人海上方》中记载"小儿夜哭最堪怜，彻夜无眠苦通煎，朱甲末儿脐上贴，悄悄清清自然安"，并提出了"无病之时"用青摩囟上及足等未病先防的思想。

宋明时期，中药外治法不断改进和创新，极大地丰富了穴位贴敷疗法的内容。如宋代《太平圣惠方》中记载"治疗腰腿脚风痹冷痛有风，川乌头三个去皮脐，为散，涂帛贴，须臾即止"。《圣济总录》中指出"膏取其膏润，以驱邪毒，凡皮肤蕴蓄之气，膏能消之，又能摩之也"，初步探讨了膏能消除"皮肤蕴蓄之气"的中药贴敷治病的机制。明代《普济方》中有"鼻渊脑泻，生附子末，葱涎和如泥，罨涌泉穴"的记述。李时珍的《本草纲目》中更是收载了不少穴位贴敷疗法，并为人们所熟知和广泛采用。如"治大腹水肿，以赤根捣烂，入元寸，贴于脐心，以帛束定，得小便利，则肿消"等。另外，吴茱萸贴足心治疗口舌生疮、黄连末调敷脚心治疗小儿赤眼至今仍在沿用。

清代，可以说是穴位贴敷疗法较为成熟的阶段，出现了不少中药外治的专著，其中以《急救广生集》《理瀹骈文》最为著名。《急救广生集》又名《得生堂外治秘方》，是程鹏之经数十年精心汇集而成，详细地记载了清代嘉庆前千余年的穴位外敷治病的经验和方法，并强调在治疗过程中应注意"饮食忌宜""戒色欲"等，是后世研究和应用外治的经典之作。继《急救广生集》刊行59年之后，"外治之宗"吴师机结合自己的临床经验，对外治法进行了系统的整理和理论探索，著成《理瀹骈文》一书，书中每病治疗都以膏药薄贴为主，选择性地配以点、敷、熨、洗、擦等多种外治法，且把穴位贴敷疗法治疗疾病的范围推及内、外、妇、儿、皮肤、五官等科，提出了"以膏统治百病"的论断。并依据中医基本理论,对内病外治的作用机制、制方遣药、具体运用等方面做了较详细的论述,提出外治部位"当分十二经",药物当置于"经络穴选……与针灸之取穴同一理"之论点。

中华人民共和国成立以来,专家学者们对历代文献进行考证、研究和整理,大胆探索,不但用本法治疗常见病,而且应用本法治疗肺结核、肝硬化、冠心病、高血压病、传染病,以及其他疑难病种。如用抗癌中药制成的化瘀膏,外用治疗癌症取得了可靠效果,不仅有止痛之效,而且还有缩小癌瘤之功,尤其在科技日新月异的今天,许多边缘学科及交叉学科的出现,为穴位贴敷疗法注入了新的活力,一方面运用现代生物学、物理学等方面的知识和技术,研制出新的具有治疗作用的仪器并与穴位贴敷外治协同运用,另一方面研制出不少以促进药物吸收为主且使用方便的器具,尤为可喜的是开始注意吸收现代药学的成果,用来改革剂型和贴敷方式:有加入化学发热剂后配制成的熨帖剂,如代温灸膏等;用橡胶和配合剂(氧化锌、凡士林等)作为基质,加入中药提炼的挥发油或浸膏制成的硬膏剂,如麝香虎骨膏、关节止痛膏、麝香痛经膏等;使药物溶解或分解在成膜材料中制成的药膜状固体帛制剂或涂膜剂,如斑蝥发疱膜等;还有在贴敷方中加入透皮吸收促进剂来促进治疗性药物高效率地均匀持久地透过皮肤的贴敷剂,如复方洋金花止咳平喘膏等。另外,还有在贴敷方中运用现代高新生物技术提取而成,打破传统治疗理念,浓缩治膏精华,透皮、透肉、透骨,层层穿透,深层直达病灶,快速修复受损的骨关节、半月板,恢复关节软骨、半月板的韧性和弹性的骨病贴敷药剂,如千年活骨膏等。

穴位贴敷疗法不但国内影响广泛,在国外也逐渐兴起,如德国慕尼黑大学医学部发明的避孕膏,贴敷在腋下可收到良好的避孕效果;日本大正株式会社研制的中药贴膏深受人们的欢迎,如温经活血止痛的辣椒膏等。

2. 穴位贴敷的作用

1)穴位贴敷治疗的综合作用

穴位贴敷疗法是传统针灸疗法和药物疗法的有机结合,其实质是一种融经络、穴位、药物为一体的复合性治疗方法,而不仅仅是单纯某一因素在起作用。

我们知道,一般情况下内服某药物能治某病,用该药外敷也同样治该病,如内服芒硝可治便秘,用芒硝敷脐也能治便秘。但有时也有例外,即外用某药贴敷能治某病,但内服该药却不能治该病,如葱白敷脐可治便秘,但葱白内服却不能治便秘。另外,穴位贴敷疗法中单用一种药物如炒葱白、炒盐、大蒜等外敷患处来治疗证型不一的疾病的情况有许多。穴位贴敷疗法是以中医经络学说为理论依据,把药物研成细末,用水、醋、酒、蛋清、蜂蜜、植物油、清凉油、药液调成糊状,或用呈凝固状的油脂(如凡士林等)、黄醋、米饭、枣泥制成软膏、丸剂或饼剂,或将中药汤剂熬成膏,或将药末散于膏药上,再直接贴敷穴位、患处(阿是穴),用来治疗疾病的一种无创痛穴位疗法。它是中医治疗学的重要组成部分,是我国劳动人民在长期与疾病做斗争中总结出来的一套独特的、行之有效的治疗方法,它经历了无数次的实践、认知、再实践、再认知的发展过程,有着极为悠久的发展历史。

2)作用机制

穴位贴敷疗法的作用机制比较复杂,尚不完全清楚。我们认为其可能的机制有如下三个方面:一是穴位的刺激与调节作用;二是药物吸收后的药效作用;三是两者的综合叠加作用。

3)穴位作用

经络"内属脏腑,外络肢节,沟通表里,贯穿上下",是人体营卫气血循环运行出入的通道,而穴位则是上述物质在运行通路中的交汇点,是"肺气所发"和"神气游行出入"的场所。根据中医脏腑-经络相关理论,穴位通过经络与脏腑密切相关,不仅反映各脏腑生理或病理的功能,而且也是治疗五脏六腑疾病的有效刺激点。各种致病之邪滞留在人体内部,脏腑功能受到损害和影响,致使经络涩滞、郁而不通、气血运行不畅,则百病生焉。此时,可能在经络循行部位(尤其在其所属腧穴部位)出现麻木、疼痛、红肿、结节或特定敏感区(带)等异常情况。而运用穴位贴敷疗法,刺激和作用于体表腧穴相应的皮部,通过经络的传导和调整,纠正脏腑阴阳的偏盛或偏衰,"以通郁闭之气……以散瘀结之肿",改善经络气血的运行,对五脏六腑的生理功能和病理状态产生良好的治疗和调整作用,从而达到以表托毒、以经通脏、以穴驱邪和扶正强身的目的。

4)药效作用

清代徐大椿曾说:"汤药不足尽病……用膏药贴之,闭塞其气,使药性从毛孔而入其腠理,通经活络,或提而出之,或攻而散之,较服药尤为有力。"贴敷药物直接作用于体表穴位或表面病灶,使局部血管扩张,血液循环加速,起到活血化瘀、清热拔毒、消肿止痛、止血生肌、消炎排脓、改善周围组织营养的作用。还可使药物透过皮毛腠理由表入里,通过经络的贯通运行,联络脏腑,沟通表里,发挥较强的药效。正如《理瀹骈文》所言:"切于皮肤,彻于肉里,摄入吸气,融入渗液。"并随其用药,能驱邪、拔毒气以外出,抑邪气以内清;能扶正,通营卫,调升降,理阴阳,安五脏;能挫折五郁之气,而资化源。

我们知道影响药物透皮吸收的因素除药物的理化性质和药理性质外,还与皮肤所固有的可透性有密切的关系。现代医学已证明,中药完全可以被皮肤吸收。经穴皮肤吸收药物的主要途径:一是透皮吸收,通过动脉通道,角质层转运(包括细胞内扩散和细胞间质扩散)和表皮深层转运而被吸收,药物可通过一种或多种途径进入血液循环;二是水合作用,角质层是透皮吸收的主要屏障,其含水量为环境相对湿度的函数,中药外敷"形附丽而不离""气闭藏而不泻",局部形成一种汗水难以蒸发扩散的密闭状态,使角质层含水量从 5%～15%增至 50%,角质层吸收水分后使皮肤水化,引起角质层细胞膨胀成多孔状态而使其紧密的结构变得疏松,易于药物穿透。研究证明药物的透皮速率可因此增加 4～5 倍,同时还可使皮温从 32℃增至 37℃,加速局部血液循环;三是表面活性剂作用,贴敷药物中所含的铅皂能治疗多种证型的疾病,仅从辨证施治和药物性味、主治上考虑是难以理解的,我们认为除了中药的有效生物活性物质外,还有温热刺激作用和经络腧穴本身所具有的外敏性及放大效应。我们还发现,治疗同一种疾病,在同一穴位上用药不同,疗效也有差异。如同为治疗哮喘的贴敷方,哮喘丸(白芥子、元胡、甘遂、细辛、丁香、肉桂、生姜汁)的疗效就明显优于哮喘糊(天南星、白芥子、生姜汁),说明药性也起着一定的作用。有的根据病的不同,选用不同的贴敷部位或穴位,则更显示出穴位和经脉的作用。如咳嗽贴天突、定喘贴肺俞有显著疗效,而贴敷他穴或非穴位则疗效不显;遗尿、痛经贴敷首选神阙穴。

这说明,穴位贴敷对人体主要作用是一种综合作用,既有药物对穴位的刺激作用,又有药物本身的作用,而且在一般情况下往往是几种治疗因素之间相互影响、相互作用和相互补充,共同发挥整体叠加治疗作用。首先是药物的温热刺激对局部气血的调整,而温热刺激配合药物外敷必然增加了药物的功效,具有辛味的中药在温热环境中特别易于吸收,由此增强了药物的作用。药物外敷于穴位上则刺激了穴位本身,激发了经气,调动了经脉的功能,使之更好地发挥了行气血、营阴阳的整体作用。

5)作用特点

①作用直接,适应证广

穴位贴敷疗法通过药物直接刺激穴位,并通过透皮吸收,使局部药物浓度明显高于其他部位,作用较为直接,其适应证遍及临床各科,"可与内治并行,而能补内治之不及",对许多沉疴痼疾常能取得意想不到的显著功效。

②用药安全,诛伐无过

穴位贴敷疗法不经胃肠给药,无损伤脾胃之弊,治上不犯下,治下不犯上,治中不犯上下。即使在临床应用时出现皮肤过敏或起水疱,亦可及时中止治疗,给予对症处理,症状很快就可消失,并可继续使用。

③简单易学,便于推广

穴位贴敷有许多较简单的药物配伍及制作方法,易学易用,不需特殊的医疗设备和仪器。无论是医生还是患者或家属,多可兼学并用,随学随用。

④取材广泛,价廉药俭

穴位贴敷法所用药物除极少数是名贵药材外(如麝香),绝大多数为常见中草药,价格低廉,如葱、姜、蒜、花椒等。且本法用药量很少,既能减轻患者的经济负担,又可节约大量药材。

⑤疗效确切,无创无痛

穴位贴敷疗法集针灸和药物治疗之所长,所用药方配伍组成多来自临床经验,经过了漫长岁月和历史的验证,疗效显著,且无创伤、无痛苦,对惧针者、老幼虚弱之体、补泻难施之时或不肯服药之人、不能服药之症,尤为适宜。

天灸在治疗呼吸系统、消化系统、神经系统、骨关节疼痛等内外科疾病方面均有较好的疗效。

天灸疗法起源于南北朝,最早记载于南北朝宗懔《荆楚岁时记》:"八月十四日,民以朱水点额头,名为天灸。"经过历代应用,现代主要应用在伏(三伏天)灸。治未病科广泛应用在呼吸系统、神经系统、变态反应等疾病。

3. 白芥子敷灸法

白芥子敷灸法是最为常用的天灸法之一。白芥子为十字花科一年或两年生草本植物白芥的干燥成熟种子。以白芥子研末水调外敷,可使局部皮肤发热乃至起疱,类似灸法。清代从单味白芥子转为复方白芥子敷灸。如清代张璐《张氏医通》曰:"冷哮灸肺俞、膏肓、天突,有应有不应。夏日三伏中,用白芥子涂法,往往获效。方用白芥子净末一两,延胡索一两,甘遂、细辛各半两,共为细末。入麝香半钱,杵匀,姜汁调涂肺俞、膏肓、百劳等穴,涂后麻疼痛,切勿便去,候三炷香足,方可去之。十日后涂一次,如此三次。"近人在此基础上对处方作修改,名为复方白芥子敷灸,又称为"冬病夏治消喘膏",临床上用于支气管哮喘和支气管炎的治疗。敷灸时每次用上药末 1/3 量,加生姜汁调如糊膏状,并加麝香少许,分别摊在 6 块直径为 3 cm 的圆形油纸上,敷于肺俞、心俞、膈俞处,胶布固定即可。每次敷灸 0.5~1 个小时。每隔 10 天敷灸 1 次,即初伏、中伏、末伏各 1 次,每年敷 3 次,连续治疗 3 年共敷贴 9 次。

配方:生熟白芥子(各半)21 g,元胡 21 g,甘遂 12 g,细辛 12 g,此量是一个人 3 个伏天的量。

适应证:呼吸系统、变态反应性疾病。

穴位:定喘、肺俞、心俞、膈俞、脾俞、肾俞、天突、膻中。根据辨证选取 4~6 穴即可。

操作:共研成细末。应用时取新鲜老姜汁调制,搓揉成直径 0.5~0.7 cm 的小丸子,即刻贴敷在所选穴位上。敷 10~30 分钟,感觉皮肤灼热时取下。

注意事项:一般在每年三伏天、三九天贴敷;生姜汁应在治疗前 2~3 天取好,放冰箱,用后放回,如姜汁起泡,说明已变质,不可再用。姜汁适量加冷开水,太浓则易起疱。贴敷之前应试贴,观察药性,每一批药的药性都不太一样;小儿皮肤娇嫩,贴敷时间应短,10 分钟左右即可;如皮肤出现小水疱,涂碘伏即可,不要刺破。

特殊体质人群会出现过敏,疱液流向何处何处起疱,应涂碘伏,抽干疱液,注意休息,防止感染,避免吃热性食物。

4. 解语膏贴敷法

中风后失语属于中医"喑痱""风懿""风喑"等范畴。诸代医家均认为中风后失语的病因与肾、心、肝、脾、肺五脏关系密切。而中风后失语作为中风的并发症之一,笔者认为与肾和心关系最为密切。明代医学家王肯堂所著的《证治准绳》曰:"《素问》云太阴所谓入中喑者,阳盛已衰,故为喑也,内夺而厥,则为喑痱,此肾虚也。"《太平圣惠方》也强调:"肝肾久虚,气血不足,腠理开泄,风邪易侵。"清代张志聪说:"音声之器,在心为言,在肺主声,然由肾间动气上出于舌,而后能发其声。"《古今名医汇粹·卷六》云:"然人以肾为根,元气所由生,使肾一衰,则元阳寝弱。声音之标在心肺,声音之本则在肾。"这些都说明了失语是肾阴肾阳亏虚所致,肾气不通于上,则言语不能,这是众多医家之共识。中医理论认为语言、记忆等功能归属于脑,而脑归属于心,再分属五脏,心为君主之官,主神明,为五脏六腑之大主,心是连接脑和五脏的桥梁。古有"舌者,音声之机也""言为心之声""舌为心窍"的记载;从经络循行方面,心、肾、肝、脾之经脉皆循行舌或咽喉,故五脏、脑的功能失调,特别是心的功能失常可影响语言功能的正常发挥。而"心包"为君主之"外围",职为代心受邪,若君主受伐,心包必先受之。

涌泉,又名地冲、蹶心穴,为足少阴经的起始穴,是足少阴之脉所出为井的井木穴、肾经的子穴,又是回阳九针穴之一。《灵枢·本输》云:"肾出于涌泉,涌泉者足心也。"张隐庵注:"地下之水泉,天一之所生也。故少阴所出,名曰涌泉。"

根据"实者泻其子"之配穴法,本穴应治疗肾实证,但由于肾无实证,故临床不曾当作肾经子穴施用。而常用以开窍苏厥、降火潜阳,是主治神志突变、意识昏迷等阳实闭郁之证的急救穴。不适用急性阳气暴脱和久病元气衰亡之虚脱证候。

本穴位于足底部,此处最敏感,施用针刺能表现出特别强的反应。神志病变与五脏有关。"病在脏者,取之井。"(《灵枢·顺气一日分为四时》)故取刺肾经的井穴涌泉,具有开窍苏厥、回阳醒脑的特殊作用,可主治神志突变、意识迷蒙、失神无知等阳实闭郁之证。因此,前人把它列为回阳九针穴之一。

依其病在上取之下,病在头者取之足之法,取泻本穴,治疗血随气升,气血上涌,蒙蔽清窍;阳亢风动,气血上逆,痰火逆盛,清窍闭塞;痰气上逆,清阳被蒙,迷蒙神明,痰火上扰,蒙蔽心窍,风痰气逆,上蒙神明,以及肝火偏亢,风阳升动,上扰清窍,和怒则气上,气机逆乱,清窍被阻等原因所致的厥证、闭证、痫证、狂证,以及头痛、眩晕、高血压、脏躁、小儿惊风等病证。

劳宫穴,又名五里、掌中、鬼路。"劳宫"一词中,劳指劳作,宫即宫殿,王者所居之所也。本穴位于手掌,手是劳动的器官,故名为劳;心为君主之官,其心包经循行于掌心之间,为其居所,故名为宫。《黄帝内经·灵枢》曰:"心出于中冲……溜于劳宫。劳宫,掌中中指本节之内间也,为荥。"此穴是手厥阴心包经的荥穴。中冲穴传来的高温干燥之气,行至劳宫穴,传热于脾土,使脾土中的水湿亦随之气化,穴内的地部脾土未受其气血之生,反而付出其湿,如人之劳作付出一般,故名劳宫穴。此燥热之气直上天部,表现出火的炎上特征,故本穴在五行属火。本穴气血物质为高热水汽,较为干燥,故此有散热燥湿之功。对于心火内盛、心神被扰、胃火旺盛、浊气上攻所致的病证具有清泻火热、开窍醒神、除湿和胃、凉血息风、消肿止痒的作用。劳宫是个"医药箱",劳宫穴属于手厥阴心包经,心包经主治心痛、心胸烦闷、掌心热等与心有关的病证。所以,刺激劳宫穴能够保护心脏,如调节心率、血压等,对心火亢盛、心阴虚等证引发的失眠、汗出等也有效果。除此之外,该穴位与其他经络的穴位结合,也能治疗胃肠道症状,如便秘、胃痛等。

配方:王不留行,生乌头,红海蛤,三七粉,薄荷脑,冰片。

适应证:中风后失语。

制备:王不留行、生乌头、红海蛤和三七粉按2∶5∶4∶4的比例打粉混匀备用;冰片和薄荷脑按2∶1的比例制成溶剂备用。每次贴敷前取出适量粉末,用备用的溶剂调成膏状(以不松散、可塑形为佳),制成1 cm×1 cm×0.5 cm的小方块,将膏药置于2 cm×2 cm大小的医用胶布贴面上备用。

操作:取劳宫、涌泉。每晚将膏药敷于一侧劳宫和涌泉,嘱患者第2天早晨自行撕脱。每天1次,双侧穴位交替使用,共治疗4周。若出现过敏症状,如皮肤瘙痒、红斑、丘疹等,嘱患者停用。

(十四)梅花针灸学派特色——时间针法

移光定位和脏气法时时间针法具有完整的理论体系,是一种按日、按时与子午流注理论体系相同而方法又有不同的针刺方法,其作用是"顺阴阳而调气血"。

①脏气法时针法包括两种针法:其一为脏气法时迎随补泻法,其二是脏气法时阴阳调变法,两者可以互为羽翼,随宜取用。

②移光定位针灸方法是在《黄帝内经》天人合一与脏气法时的思想指导下,把自然界的阴阳矛盾和生克制约的这些周期性现象和节律,与人体脏腑经络气血流注的盛衰节律互相配合,同十二经的主要腧穴相联系,按日、按时顺阴阳而调气血以取穴治病。《素问·八正神明论》曰:"问曰:用针之服,必有法则焉,今何法何则?答曰:法天则地,合以天光……凡刺之法,必候日月星辰,四时八正之气,气定乃刺之……是谓得时而调之,因天之序,盛虚之时,移光定位,正立而待之。"《素问·六微旨大论》对"移光定位"一词又加以阐释:光乃日光和月光,位乃孔穴的位置,即根据日光和月光移动的规律,而采取相应的孔穴针刺治病。

(十五)脐罐灸疗法

脐灸,是中医的一种疗法,即在肚脐上隔药灸,利用肚脐皮肤薄、敏感度高、吸收快的特点,借助艾火的纯阳热力,透入肌肤,刺激组织,以调和气血、疏通经络,从而达到防病健体的目的。罐灸法是对传统拔罐法的一种发展。针灸工作者在临床实践中发现,穴区拔罐后如留置时间较长,局部可出现水疱,类似直接灸或隔物灸过程中轻度烫伤皮肤后产生的水疱,所以称之为"罐灸法"。有人曾将本法与针刺法用于腰痛治疗对照观察,结果表明罐灸法的效果更为明显。

脐罐灸把两种方法有机结合,再配以药物的作用,达到对机体调理、治疗的多重作用。

脐罐灸疗法是对古代"帝王养生""脐疗理论""艾灸理论""砭石疗法"和"火罐疗法"的现代传承和发展,它借助现代灸具,结合纳米磁石的红外线辐射,针对性地作用于相关养生穴位。"脐灸养生法"虽然只有一个灸罐、一对灸条、一披艾蓬,却能够对人体有神奇的保健养生功效,形式虽然简单,但一招一式无不体现了中国传统养生法的精义,它将中国传统养生法中的"脐疗法""灸疗法""皮肤给药法""穴位保健法""罐法""砭石法"等诸多绿色自然养生法有机结合,是这些传统养生瑰宝新的传承和发扬。它外在形式虽然简单,内在理论却博大精深,符合中国传统哲学精神"大巧若拙,大繁若简"的精神主旨。

脐灸是祖国医学的瑰宝,源于唐代孙思邈"炼脐灸法",在历代的中医文献中有大量的散见记载,并在民间广泛流传,至今已有数千年的历史。实践证明,它具有简、便、验、廉等特点,是中医学的一个重要组成部分。

脐,俗称肚脐眼。以现代医学的观点看,"脐"只是初生儿脐带脱落后遗留下的一个瘢痕组织,但中医认为,脐中是一个具有治病作用的重要穴位,名叫"神阙"。此穴被认为是经络之总枢、经气之汇海,能司管人体诸经百脉。当人体气血阴阳失调而发生疾病,通过刺激或施药于神阙穴,便有调整阴阳平衡、气血和畅的功能,收到祛邪治病的功效。

有趣的是,有科学家用"黄金律"来测量人体,结果惊奇地发现:从肚脐到脚的长度,与肚脐到头顶长度的比值,恰好等于 0.618,就是说,肚脐正位于人体的"黄金分割点"上。而现代科学研究表明,0.618 这个比值在养生中起重要作用,所以"黄金分割点"应是调整人体功能的最佳作用点。实验研究也证明:通过药熨、艾灸等刺激,有助于调节人体神经系统及内分泌活动,尤其是能显著提高人体免疫功能,从而起到扶正祛病、延年益寿的作用。

脐罐灸疗法属中医外治法的一种,是以脐(神阙)处为用药部位并加以艾灸,脐罐法以激发经气,疏通经络,促进气血运行,调节人体阴阳与脏腑功能,从而防治疾病的一种方法。

神阙(肚脐)是结构最特殊、定位最明确的腧穴,祖国医学认为,神阙为五脏六腑之根、神元归藏之本;经络学说认为,脐通五脏六腑,联络于全身经脉;气功理论认为,脐下(当指脐之深部)为下丹田之所在;现代医学则证明,脐为腹壁最后关闭处和最薄处,最有利于药物渗透与吸收;几千年的临床实践也证明,脐灸可广泛应用于全身一百多种疾病的治疗,并有着较好的疗效。

近代,人们已经意识到现行用药方式所存在的问题,如口服用药,药效只能维持数小时或更短时间,致使患者不得不一日多次服药。因药物经口服进入消化道后,部分有效成往往被破坏,不得不加大剂量,甚至近于中毒剂量,威胁着患者的生命安全。注射给药,既给患者带来一定痛苦,又有许多不便之处。而祖国医学的脐灸法便是一种较理想的给药途径。

1. 脐罐灸的功用及适应证

脐罐灸的临床功用及适应证非常广泛,对消化、呼吸、泌尿生殖、神经、心血管等系统均有作用,并能增强机体的免疫力,可广泛用于内、外、妇、儿、皮肤、五官等科一百多种疾病的调理,并可用于养生保健。概括说来,其功用如下:

(1)健脾和胃,升清降浊　脐居中焦,为经络和气化的总枢,脐罐灸可增强脾胃的功能,使清阳得升、浊阴下降,故临床上对胃痛、痞满、呕吐、泄泻、痢疾、纳呆等病证有较好疗效。

(2)调理冲任,温补下元　脐通任、督、冲、带四脉,冲为血海,任主胞胎,冲任督带与生殖及妇女的经、带、胎、产息息相关。故脐罐灸在临床上可用于妇女月经不调、痛经、崩漏、带下、滑胎、不孕等疾病。

(3)通调三焦,利水消肿　三焦为水火气机必通之道,脐居中主枢,可转运阴阳之气,激发三焦的气化功能。临床上可用于小便不通、腹水、水肿、黄疸等病证。

(4)通经活络,理气和血　脐通全身经脉,脐罐灸可使全身经络通畅、气血调和。临床上可调理痹证及诸痛证。

(5)敛汗安神,固精止带　脐罐灸能调节人体的精、气、神、津。临床上常用于调理自汗、盗汗、滑精、惊悸、失眠、带下等。

(6)扶正祛邪,养生延年　脐为先天之命蒂,又为后天之气舍,具补脾肾、益精气之功,为保健要穴。

脐罐灸可增强人体抗病能力,有祛病保健、延年益寿之功。临床上可用于虚劳诸疾和预防保健。

2. 脐罐灸的操作规范

传统脐罐灸可以用面粉制作一次性的面碗,取面粉适量,以(1∶3.5)~(1∶4)的比例用水调和,做成圆桶状,面碗底部中间开孔,开孔应比患者的脐孔稍大,以方便使用。

脐灸罐准备好后,将艾绒搓成艾炷,成三角锥形,约乒乓球大小。脐灸一次需准备5～7个艾绒炷。

1)操作方法

(1)令患者仰卧位,充分暴露脐部,用75％乙醇在脐局部常规消毒。

(2)将脐灸罐置于肚脐上,用毛巾围绕四周,注意保暖,勿受风寒。

(3)取一小袋脐灸粉,从脐灸罐内填满脐孔,以脐灸粉填平脐灸罐底部圆孔为宜。

(4)用艾炷置于药末上,点燃艾炷,连续施灸5～7壮,约1.5个小时,以脐周局部皮肤红润为度。

(5)灸后用医用胶布固封脐中药末,12个小时后自行揭下,并用温开水清洗脐部。

2)注意事项

(1)一般宜采取仰卧位,充分暴露脐部,以方便用药和治疗。

(2)脐罐灸时应注意保暖,尽量避免皮肤直接裸露在外。

(3)脐孔内常有污垢,应用脐罐灸时,一般应先用75％的酒精棉球对脐部进行常规消毒,以免发生感染。

(4)脐罐灸用药有自己的特点,一般情况下宜简单辨证用药,方能提高疗效。

(5)脐部皮肤娇嫩,脐灸壮数较多或时间较长时,可先在脐部涂一层凡士林后再做脐罐灸,可避免脐部皮肤起疱。在给小儿用药时尤应注意,可适当减少脐罐灸时长,以避免烫伤。

(6)脐罐灸后一般用医用胶布固封,个别人会对胶布等发生过敏反应,可见局部瘙痒、红赤、丘疹等现象。可暂停用脐罐灸,外涂氟轻松软膏,待脱敏后再继续用,也可改用肤疾宁贴膏或纱布包扎固定。

(7)由于脐部吸收药物较快,故用药开始几天,个别患者会出现腹部不适或隐痛感,一般过几天会自行消失。

(8)慢性病和预防保健应用脐罐灸时,每个疗程间可休息3～5天,以免引起脐部过敏反应。

(9)孕妇若非治疗妊娠诸病,宜慎用脐罐灸,有堕胎或药物毒副作用发病史者更应禁用。

3. 脐罐灸的操作流程

1)材料准备

(1)托盘1个。

(2)95％酒精500 ml。

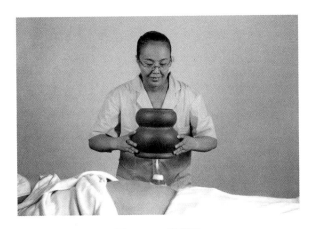

图 1 - 11　脐罐灸

(3)脱脂棉(大块),制作酒精棉球。

(4)镊子 2 个(18～30 cm)。

(5)装酒精的瓶子。

(6)黄酒 1 瓶,白酒、白醋适量。

(7)肚脐贴 1 张。

(8)打火机 1 个。

(9)调脐药小碗、调棒各 1 个。

(10)毛巾被 2 条,小毛巾 3 条。

(11)纱布 1 块,一次性口罩 1 个。

(12)电陶炉,灸罐,灸碟 2 个,脐药,套盒,艾灸纯液,润滑油或精油。

(13)量尺寸用的皮带尺 1 具。

(14)湿润型烫伤膏 1 支。

2)选罐

根据患者体型挑选合适的罐。肚子大的用大罐,肚子偏小的用小罐,罐的边缘正好吻合盆骨边缘。后背罐不宜太大、太紧,用直径 20 cm 的小罐。

3)棉球的使用

(1)不同型号的罐,棉球大小亦不同。

直径 30 cm 的罐用特制点火碟,棉球直径 4 cm、高 3 cm。

直径 20 cm 的罐,棉球直径 3.5 cm、高 2.5 cm。

直径 18 cm 的罐,棉球直径 3 cm、高 2 cm。

直径 15 cm 的罐,棉球直径 2.5 cm、高 2 cm。

直径 10 cm 的罐,棉球直径 2 cm、高 1 cm。

肚子上使用的棉球应偏大,后背使用的棉球标准为直径 2 cm、高 1 cm,不可用大棉球。

(2)棉球不可以有毛边,必须服帖。不可两头突出、立不稳。

(3)棉球不能太紧,否则吸收不了饱满的酒精,也不能太松,否则会垮掉。

(4)每次更换棉球,必须先把旧的酒精挤干净,再蘸酒精,不能有太多滴出,防止点火时烫伤。

4)根据不同体质选用脐药并且调和

(1)便秘的脐药　按1∶1的比例调和白酒和白醋。排出结便,增加肠蠕动。适用于缩便患者。

(2)除湿的脐药　对便溏的患者,用热黄酒调和;如果患者大便不成形,用醋和白酒调和。脐药效发挥后有的人出汗增多,有的人小便增多,这是机体调整的反应。如果夜间汗不收、心情烦躁,去掉脐药即可。

(3)驱寒的脐药　用黄酒调和,药效发挥期间关元穴处温热,全天手足温暖。

(4)去滞气的脐药　用黄酒调,使用后肚子轻松,有排气感。

(5)滋阴的脐药　用黄酒调,使用后皮肤光滑细腻,身体舒适,睡眠很好。

(6)扶阳的脐药　用黄酒调,使用后精力充沛,免疫力增强。

(7)大部分刚开始做罐灸的患者先用便秘脐药,然后再用去滞气的脐药,后根据体质辨证使用脐药。

(8)纱布当次用全新的,面积比灸碟稍大一点即可,不用太大,不能有毛边。

4. 实际操作前准备

1)上罐前准备

(1)点雷火神针(根据体质2～3炷,特大号罐翻倍)。

(2)根据体质调和脐药,不宜太干,不宜太湿,随后掀开衣服,上脐药。

(3)喷涂艾灸纯液于腹部,3遍,打开表皮腠理,帮助艾灸之气的渗透,避免出疱。一定要每次拍至完全吸收,避免点着火发生危险。

(4)用润滑油或精油涂抹于肚脐一圈,避免上罐干涩产生疼痛。

(5)雷火神针点至发白,中间冒红火,才可以往罐里面放,提高灸的效率和安全性。

2)上罐

(1)取棉球浸入当日、当次更换的95%酒精,酒精饱满但不滴漏,放入砭石点火碟凹槽中,将点火碟简单预热,放于肚脐上。

(2)点火。先把打火机点着,再点着棉球,避免直接对着棉球点着。

(3)点着火后,不要迟疑,立刻双手端住罐,从火苗正上方往下移动,在距离皮肤10 cm处,旋罐4～5遍(越热的罐旋圈数越少),落罐,手别着急松开,等吸稳了再松,肚子滞气很多,可以闪罐2～3次,再定罐。

94

3)注意

(1)动作不能太慢,点火碟会发烫。

(2)棉球点着要有蓝火,火力越足则吸力越大。

(3)旋罐切忌烧到边缘,否则会烫伤皮肤。

(4)上罐,罐的位置恰在骨盆;下边缘无论如何必须在中极,中极是膀胱经的募穴,有助于恢复人体的气化功能。

(5)定罐灸的过程中,对气血瘀滞的人,多清理艾灰,把灸分开放;对虚证怕烫的人,少清理艾灰,以慢灸为主。

(6)如果感觉烫,就马上卸罐,可以减少雷火神针,以慢灸、透灸为主。

(7)如果罐松了,立马卸罐,重新定紧一点,罐紧破气结、祛寒的效果越好。

(8)每卸罐一次,必须用毛巾擦干罐里面和肚子上的液体,避免点火时肚皮着火引起烫伤。

(9)每卸罐一次,就更换一次酒精棉球、一个点火碟。喷艾灸纯液,轻轻拍打至局部干爽。

4)作用

穴位是经气运行、出入、交换的场所,具有温热寒凉的属性,因此点四肢的穴位,调动经气,帮助平衡人体内环境,更加减少灸后反应的出现。因此,点穴有没有蹿(传导)感,决定了经气的流动,决定了灸感的传导。点穴有助于舒筋利节、疏通经络,打开气血运行的通道。

5)配合点穴

要稳、准,定点每个穴位要停留3~5秒,甚至7~9秒(穴位点对后,时间够,一般都有灸感)。太快、太疼都会影响灸感出现,点穴可进一步提升脐罐灸疗效。

(1)百会(两耳尖齐平中间位置):提阳。有闷胀感、重感或热感往下窜,有的一下到脚底。

(2)合谷(大拇指与食指的交会处偏食指方向,大肠经):调理肠胃,止痛,有酸胀感,向手臂方向传导。

(3)内关穴(手内侧腕横纹上2寸,心包经):调理心脏,调理三焦,理气和血,宁心安神。点穴后心胸舒展开朗,灸感往手指方向或手臂方向传导。

(4)手三里(曲池下2寸,大肠经):改善经络痹阻。点按时手臂酸胀感非常强烈,酸胀感往手指或手臂方向传导。

(5)曲池(手肘横纹顶端处,大肠经):调理血压,通便排毒。

(6)手五里(曲池上3寸,大肠经):舒筋利节,调和气血,行气化痰,畅通全身经络,通调全身经气的循环,针对臂膊胀痛、脸上长痘痘、便秘也有效。按压时有酸痛感或热感往手指方向传导。

下肢前面的穴位——

(1)风市穴(手指垂直中指尖处,胆经):运化水湿,通经络,祛风化湿,舒筋活络,调失眠,主治腰腿酸痛、下肢痿痹、全身瘙痒,排除大腿多余水分,使大腿更苗条,祛除体内一切风邪。

(2)足三里(膝眼下3寸,胃经):扶正培元,强脾健胃,促进代谢,除肠胃之气。点按时整个小腿有酸胀感。

(3)梁丘穴(膝盖髌底上2寸,胃经):主治胃痛、膝肿痛、尿血、乳痈。点按时大腿有酸胀感。

(4)丰隆穴(在膝眼与外踝间连线的中点,胃经):主治一切痰症,祛湿,调治头痛、眩晕、水肿、便秘、痰多咳嗽、肥胖症,揉按此处消胃胀、打嗝。点按时多有酸胀痛。

(5)太冲(大脚趾与二脚趾连接交会处,肝经):疏肝理气,排肝毒、消肝火、针对痛经、肝火上亢、气机不舒有很好的调理作用。

(6)内庭(在脚二三趾连接赤白肉际处,胃经):清胃泻火,消肿止痛,理气和血。

下肢后面的穴位——

(1)殷门(承扶穴下6寸处,膀胱经):利湿化气,舒筋通络,壮腰脊,强筋骨,主治腰痛、腰肌劳损、下肢痿痹。点按时热感或酸痛感先往臀部方向或小腿方向传导。

(2)委中(腘窝中点,膀胱经):主治腰背痛、下肢痿痹、小便不利、遗尿、腹痛、急性吐泻。点按时膝盖有热热的感觉。

(3)承山(小腿肚最高点下一指凹陷处,膀胱经):运化水湿,固化脾土,主治腰背痛、腰腿痛、膝盖劳损、便秘、脱肛、痔疮。点按时整个小腿酸胀痛。

(4)太溪(内踝与跟腱之间处,肾经):肾经原穴,激活肾气,疏通肾经,保持肾经气血畅通,主治肾功能不全、腰背疼痛、四肢乏力等。点按时脚底有凉凉的感觉。

(5)公孙(脚弓内侧高骨前凹陷处,脾经上):健脾益胃,理气血,调血海,通调冲脉,主治呕吐、心痛、胸痛、胃痛,消积滞。

(6)涌泉(前脚掌1/3,肾经):肾经井穴,引火归元,调肾水。按脚底时非常舒服。

6)操作过程中的注意事项

(1)上罐期间须不断地询问患者罐是否紧,罐不紧等于没有效果,松了及时重新拔罐,卸罐后立马用毛巾擦干罐和皮肤上面的液体,更换点火碟和棉球。

(2)毛巾被一定要盖严实,因为腠理打开,不盖严实万一风邪入侵,不热事小,中风事大,灸后感冒头晕,一般与此有密切的关系。

(3)关于脐药,因症施药,药力助艾灸之力,能缩短见效的过程。

(4)沿经点穴,是给艾灸助力,能加强艾灸的功效。点穴要准、稳、静,不能着急。

(5)施灸后不要玩手机,眼睛是七窍之首,非常耗费精气,一边施灸一边过度用眼,效果甚微。要使患者集中精力,以医者之气调患者之气,发生同频共振,提升疗效。

(6)施灸期间不要交流,室内保持安静,不要有人员来回走动,患者静卧休养,调息静神,魂魄归位,能最大限度地受纳艾之能量和药气,事半功倍。

(7)施灸后的沟通很重要,身临其境地感受之后,从身体状况、艾灸的效果、艾灸的时间分析,明白艾灸的精髓,达到完美配合。

7)注意事项

(1)不熬夜,不贪凉,情绪稳定。上罐紧、稳,点穴透,有感传。

(2)严重心脑血管疾病、严重高血压、皮肤病类似于荨麻疹的患者不做。

(3)过饥、过饱和过度疲劳者不做,饭后40分钟后做。

(4)月经期、醉酒、传染性疾病、出血性疾病患者不做。

做后4~6个小时内不可受凉。

5.脐罐灸原理

(1)补充元阳之气,增强五脏六腑功能、代谢功能、运化功能、生成功能。

(2)调理腹腔内环境,改变寒湿热邪环境。

6.脐穴

神阙穴即肚脐,是胎儿出生前从母体获取营养的通道,也是后天调节人体、平衡阴阳、培补元气的重要穴位。

神阙穴是人先天之本源、后天之根蒂,是经络系统的重要穴位。故神阙穴保健可达到健脾强肾、和胃理肠、回阳救逆、开窍复苏、活血调经、行气利水、散结通滞的功效。另外,脐部的神经较敏感,通过远红外线照射可调节机体的神经、内分泌、免疫系统,改善脏器功能,达到治疗目的。

古人认为气海穴"为元气之海"。关元穴亦称为丹田,是人体足三阴经与任脉之交会穴。命门穴位于背部正中第2腰椎棘突下,是督脉的重要穴位,为"生命之户",乃真气出入之所,具有补肾壮阳的作用。人至晚年往往肾气虚损、阳气衰微,所以经常作用这几个穴位具有培补元气、益肾固精、延年益寿的作用。

神阙穴,先天之穴,"气舍""命蒂"气之宫阙,血之枢纽,脏腑之总、宗属任脉,为诸阴之海,受纳人体六经之脉气。

1)神阙穴的作用

(1)脐为任脉之要穴,又为冲脉循行之所,冲脉为十二经脉之海,故冲、任、督三脉"一源而三歧",皆交汇于脐,故脐为经络之总枢、经气之汇海。

艾灸神阙穴可疏通十二经,调补十二经经气,治疗经络不通引起的各种问题。

(2)神阙穴是心肾交通的门户,可起到调和阴阳的作用。内通五脏六腑,外为风寒六淫之门户。

艾灸神阙穴可以使人体真气充盈、精神饱满、体力充沛、腰肌强壮、面色红润、耳聪目明、轻身延年,并对腹痛肠鸣、水肿鼓胀、泻痢脱肛、脑卒中脱症等有独特的疗效。

(3)神阙是元阳之气出入和汇聚的地方。

艾灸神阙可调补元阳之气,增强体质,延年益寿,升阳举陷,回阳固脱,可治脏器脱垂、子宫脱垂、脑卒中、中暑、不省人事,适用于元阳虚脱等疾病。

(4)肚脐给药疗法有其独特优越性。中医学认为,肚脐是心肾交通的"门户",是先天之本、生命之根,与人体脏腑有着密切联系,因此通过脐部给药可以达到治疗全身疾病的目的。现代医学认为,脐部是人体胚胎发育过程中腹壁最后闭合处,表皮角质层最薄,屏障功能亦最弱,皮下没有脂肪组织,脐下腹膜有丰富的静脉网和胸、腹静脉相连通,并有动脉分支,血管丰富,药物易通过薄层皮肤弥散而吸收入血,进而发挥药物的全身治疗作用。

2)肚脐给药疗法

我国现存最早的医学理论著作《黄帝内经》中记载了许多关于脐疗的论述。早在殷商时期,太乙真人就用熏脐法治病;彭祖也用蒸脐法疗疾。晋代葛洪《肘后备急方》则率先总结和提倡脐疗,开创了药物填脐疗法的先河。此后,脐疗历经各朝代的发展,直至晚清进入了其发展的鼎盛时期。中医外治宗师、清代吴师机所著的《理瀹骈文》,更是对脐疗做了系统的阐述。春秋、战国时代《五十二病方》中即有肚脐填药之记载;汉代张仲景在《金匮要略》一书中也记载了脐疗法。葛洪的《肘后备急方》、唐代孙思邈的《千金要方》、王涛的《外台秘要》、宋代《太平圣惠方》、明朝龚廷贤的《万病回春》、李时珍的《本草纲目》等均有记载,至吴师机的《理瀹骈文》描述当时治疗黄疸的方法,是把百部的根放在脐上,用酒和糯米饭盖之,至口中有酒气为度;又用干姜、白芥子敷脐,以口辣去之。由此可知,由脐所入的酒及辛辣之气味皆可由皮肤吸收,而循经口中。

(1)肚脐给药优势

①腹壁是最后闭合处,表皮角质层最薄,皮下无脂肪组织,除局部微循环外,脐下腹膜有丰富的静脉网,腹下动脉分支。

②脐部是一凹陷隐窝,乃天然药穴,最适宜置药。同时脐窝内温度为 $35\pm$ 0.8 ℃,比其他部位皮肤高出 2 ℃ 左右,比较恒定。渗透力强,渗透性快,易于药物穿透和弥散,增加药物的吸收效率。

③肚脐给药不经胃肠道吸收,可避免药物对消化道刺激及肝脏代谢对药物成

分的破坏,减少药物副作用,能更好发挥疗效。

④操作简单,舒适性好,易于接受。

⑤适应范围广,可增强人体免疫力,用于内、外、妇、儿、皮肤等科疾病,还可养生保健。

(2)脐药分类

①驱寒脐药

祛除体内寒气(黄酒调和)。适应于手脚冰冷、体寒不温、宫寒不孕、腰腿关节疼痛。

②除湿脐药

适用于体内湿气重,需要排湿治疗者(黄酒调和)。主要通过小便、汗液排湿气,用后有的人汗增多,有的人小便增多。如果有汗不止或心情烦躁者,去掉脐药即可。适用于便溏湿疹、大便黏稠、阴囊潮湿、宫颈炎症、宫颈糜烂、阴道瘙痒、汗臭、大腹便便、皮脂增多。

③便秘脐药

排除体内宿便,治疗便秘、便溏等(白酒加白醋,等量)。用后有排气感或排便。适用于大便干结,数日一行,口腔异味、痤疮痘痘等。

④气滞脐药

适用于气滞于里、胀气者(黄酒调和)。使用后肚子有轻松感、排气感等排除滞气、废气现象。适用于气滞头晕头痛、腹胀胃胀、腰胀肋胀、乳房胀痛、月经量少、月经瘀滞不下。

⑤滋阴脐药

阴虚火旺,经常口干舌燥,以及秋冬季滋阴多用(黄酒调和)。用后皮肤光滑,人体舒适,睡眠很好。适用于五心烦热、遗精、头晕耳鸣、咽干口燥、潮热盗汗、女子经少(或闭经,或崩漏)、形体消瘦、腰膝酸软等阴虚火旺的表现。

⑥扶阳脐药

适用于阳气虚弱,畏寒怕冷,手脚不温,宫寒痛经及免疫力低下等人群(黄酒调和),用后精力充沛。适用于浑身疲乏无力、记忆力下降、免疫力下降、容易感冒、畏寒怕冷、食欲不振、消化不良、精神萎靡。

(3)脐药药效

药效在体内可持续发挥,使用8个小时后再去掉脐药,效果最佳。

(4)使用方法

取1g左右脐药(便秘用白酒调,其他脐药均用黄酒调配)调配好后,加至温热放于肚脐上,操作完脐罐灸后用脐贴贴上肚脐以免脐药漏出。

备注——

用气滞脐药之前先扶阳,才能使人体气机升降出入正常,反之则易留于体内,不易排出。

每人每次 1 克,灸前敷于肚脐,灸后 6～8 个小时再拿掉,避免受寒、受潮。

7. 脐罐法

成分:砭石粉加中药烧制而成。

脐罐法具有五千年的历史,可以破瘀、利滞、祛寒,引热外出。

脐罐法的作用:引气,行气,破滞,破瘀。

(1)引气　引灸之气,补充人体元阳之气。

(2)行气　行灸之气,排出体内邪气。

(3)破滞　破除体内瘀滞,通畅经络。

(4)破瘀　破除瘀滞,消散闭结,通畅经络。

8. 雷火神针

也叫雷火神针疗法,最早记载于《本草纲目》,是一种传统的疗法,利用热力将草药的效果引经入穴,使其具有祛风、散寒、排湿、解毒的作用。

雷火神针是用七年陈艾(金艾绒的一个品种)和 44 味药材精制而成,灸的时候火力像针灸,渗透力强,扩散范围极广,直达病灶。

雷火神针配方特色优势:雷火神针在穴位基础上针对临床做了相应的调整,采用三才九味配伍,根据天、地、人的原理,将药的属性利用到极致,相互促进药气的融合。经典配伍,九味沉药将艾灸的热气和药气纳入丹田,与人体的真气结合,患者能快速地得到灸感,六味辛药能透诸六经,患者能快速地体会到感传,透骨入髓。全身发热持续数小时。

雷火神针是由多味中药半碳化保存药性,又去除药物燃烧时的烟雾,经压制而成圆饼,点燃后持续时间长,热力均衡,渗透力强。

使用方法:置于电陶炉上点至雷火神针药饼燃至全白放至脐罐里,雷火神针药饼从点白火力最大开始计时,取火力最大时段 30 分钟,烧制 23 分钟开始点下一轮药饼。

9. 艾灸纯液(100 ml)

1)成分

由多种名贵中药用酒炮制而成,包括藏红花、天然麝香、全蝎等 20 余味中药。

2)作用

(1)打开皮肤孔窍,促进艾灸热气、药气进入体内,增强艾灸效果。

(2)打开皮肤孔窍,促进体内寒湿邪气外排。

(3)减少灸后反应的出现,如水疱、痒、烫等。

3)使用方法

喷于要操作的皮肤上,轻拍至皮肤吸收。

4)脐罐灸调理的适应证

男、女下腹部炎性病症,宫寒不孕,经带不调,前列腺疾病,代谢性疾病,体虚易感,阳虚寒凝,四肢不温。

(1)盆腔问题　盆腔积液,盆腔炎,月经不调,宫寒,痛经,附件炎,宫颈炎,等等。阳痿,遗精,疝气,前列腺炎,阴囊潮湿,尿频,尿急,等等。

(2)三高症　脂肪肝,高血糖,高血压,高血脂,血液黏稠,等等。

(3)代谢类问题　肥胖,腹型肥胖,背厚,腰粗,水肿,虚胖,等等。

(4)阳虚　手脚冰凉,怕冷,畏寒,寒湿气重,经常感冒生病,免疫力差,精气神差,身重,疲乏无力,等等。

(5)疑难杂症　经常不舒服,严重亚健康,痛风,关节问题,肩周炎,等等。

5)注意事项

(1)点穴要透,放罐要准、快、稳。

(2)背面命门穴时间为 25~30 分钟。

(3)过饱、过饥、过度疲劳不宜立即做脐罐灸。

(4)做后 2 个小时内不可用凉水洗手,4 个小时内不洗澡、不喝凉水、不吃生冷刺激食物。

(5)减肥者做后半个小时内忌水、忌食。

(6)减肥者不熬夜,不吃夜宵,规律生活,少进主食。

(7)灸后不要立即过性生活。

6)禁忌人群

(1)月经期女性、孕妇不适合,破宫产伤口完全愈合(6 个月)再做。

(2)心脑血管疾病、严重高血压、严重心脏病、心脏手术有支架者禁忌。

(3)出血性疾病、传染性疾病、精神病、癫痫等患者不适宜。

(4)手术后伤口完全愈合才可以做。

(5)严重腰椎、颈椎骨质病变者,腰椎有钢板者,腰部不做。

(6)醉酒、过饥、过饱、极度疲劳者为禁忌人群。

10. 灸后反应及处理措施

(1)灸后拉肚子,注意保暖,少吃辛辣、油腻、寒凉食物,继续施灸。

(2)灸后有便秘的现象,多为阴虚,大肠津液生成不够,平时可以多喝滋阴茶。加灸涌泉穴、太溪穴。灸后可多喝温水,少吃辛辣,多吃绿叶青菜、水果。继续施灸,身体调整过来即可。

(3)做后身体内持续有温热感,全身轻松,心情较好,嗓子不干,食欲好,睡眠好,排便好,是灸感比较好、恢复比较好的表现。

(4)做灸出疱,白疱是寒湿,黄疱是湿热,血疱是瘀毒或体内有炎症,小疱不用管,可自行吸收愈合。大疱可以在疱下方用无菌针刺破,用棉签把疱水轻轻压出去,涂云南白药或红霉素软膏,不要沾水,一周左右会恢复好。

(5)做时或做后皮肤发痒,体内有风邪,立即点按申脉穴、风池穴。不要使劲抓挠皮肤,可轻轻拍打。

(6)做灸过程中或做后有呼吸急促或呼吸不畅,有手心发麻,平时思虑过重,可点按内关穴、神门穴。平时做灸一定要注意房间空气流动,但要避免吹窜堂风。

(7)做灸后口干舌燥,嗓子痛,是体内虚火上炎的表现,灸太溪穴,居家坚持灸涌泉穴,引火归元。

(8)灸时感觉不到热,是身体比较寒、经络不通的现象,坚持多做,灸透,平时在家配合做涌泉灸,并灸会阴。灸量蓄积到量自然会有质变。

(9)灸后感觉发困,或疲劳、乏、累,是平时熬夜、身体气血不足的原因,加灸膻中穴。做后多喝补气血的粥汤,不要熬夜,不贪凉,保持心情愉快,坚持行灸法治疗。

(10)中午不想吃饭的人,是便秘或胃肠里积食糟粕过多,因为腑是空腔器官,当腑里积食糟粕没有排出去时,人不想吃东西,可以每次饭前半小时吃山楂丸,加灸脾胃腧穴,调理脾胃功能。

(11)灸后食欲增强,是五脏阳气上升、功能增强的表现。但进食不宜过多。

(12)灸后口干舌燥但是还不想喝水,是膀胱代谢不好导致体内多余水分没有排出所致,可揉中极穴、复溜穴促排浊液。

(13)灸时或灸后身体上有一些部位有凉风感,是寒性体质,要坚持灸下去,在家注意不要受凉、不吃寒凉的食物,注意保暖。

(14)灸后有热感在体内,这是灸的热气和药气进入体内的温煦作用,说明经络比较通,是好的现象。

(15)灸后头部发涨,甚至涨疼是肝火过旺,点按太冲穴。灸后头目不清,点按风池、风府穴,平时配合做颈椎调理。头晕者点按涌泉穴,燥热者点按太溪穴,如果脚胀点按百会穴。

(16)灸后反而有痰,是痰湿体质,因做灸后脾功能增强,化湿而咳痰,是毒素外排的好现象,继续做灸。

(17)灸后小腹下坠,有酸胀感,或者有痛感,甚至是扯痛,是盆腔有寒湿,灸之气与邪气搏结的表现。

(18)灸后有腰酸腰疼的现象,是肾气不足。

(19)灸后小便发黄,有灼烧感,多喝水,促进毒素外排。

(本法由牛馨艺提供)

102

(十六)刺血疗法

刺血疗法是在中医基本理论指导下,通过放血驱除邪气而达到调和气血、平衡阴阳和恢复正气目的的一种有效治疗方法,适用于"病在血络"的各类疾病。刺血疗法主要有络刺、赞刺及豹文刺法,后世又有发展。现代临床刺血,都应在常规消毒后进行,手法宜轻、浅、快、准,深度以0.1~0.2寸为宜。一般出血量以数滴至数毫升为宜,但也有30~60 ml的。

1.刺血法适应证

梅花灸派的刺血法主要是由第七代传人蔡圣朝跟随俞喜春老师学习运用于临床并传承的。主要适用于各种实证、瘀证、热证和痛证。其中,点刺法多用于高热、惊厥、中风昏迷、中暑、喉蛾、急性腰扭伤;散刺法多用于丹毒、痈疮、外伤性瘀血疼痛;挑刺法常用于目赤肿痛、丹毒、痔疮等。

络脉的病理反应,在临床上常可以产生如下病证:

(1)络脉阻滞引起疼痛 《素问·举痛论》说:"寒气入经而稽迟,泣而不行,客于脉外则血少,客于脉中则气不通,故猝然而痛。"临床所见,络脉因寒邪阻滞引起的病证,典型的如冻疮、雷诺病、血栓闭塞性脉管炎。此类疾病遇寒引起剧烈疼痛,故刺络治疗这类疾病非常有效。

(2)血络损伤引起出血 《灵枢·百病始生》说:"阳络伤则血外溢,血外溢则衄血;阴络伤则血内溢,血内溢则后血。"临床所见,阴阳络伤出血不十分严重者,皆可用刺络法止血,如有些鼻出血的患者在素髎、少商等穴刺少许血即可止血;便血患者在腰骶部的血络刺血也有效。

(3)络脉不通形成积块 《素问·举痛论》说:"寒气客于小肠膜原之间、络血之中,血泣不得注于大经,血气稽留不得行,故宿昔而成积矣。"临床所见,由过食寒冷食物或暴饮暴食后引起的腹痛、呕吐,可取三棱针点刺胃腹部阿是穴出血少许,然后迅速拔罐,可获良效。

(4)络脉不通而成痈肿 《灵枢·痈疽》说:"寒邪客于经络之中,则血泣,血泣则不通,不通则卫气归之,不得复反,故痈肿。"临床所见,由于饮络脉淤滞不通,淤而化热,热腐皮肉而见疔疮痈疖,用刺络放血疗法治疗获得满意疗效。

(5)络脉血气并走于上则为大厥 《素问·调经论》说:"络之与孙脉,俱输于经,血与气并,则为实焉。血之与气,并走于上,则为大厥,厥则暴死,气复反则生,不反则死。"临床所见,放血疗法治疗厥证,诸如中暑、中毒性疾病、一氧化碳中毒、亚硝酸盐中毒等引起的昏迷,可获奇效。

(6)络脉传布病邪 《素问·调经论》说:"风雨之伤人也先客于皮肤,传入于孙脉,孙脉满则传入于经脉,经脉满则输于大经脉。"说明络脉可以传布病邪至经脉和脏腑,所以刺络脉放血又可以调整络脉气血,从而达到调治经脉、脏腑病证的目的。

2.络脉的诊断

1)正常络脉

《素问·经络论》云:"阴络之色应其经,阳络之色变无常,随四时而行也。寒多则凝泣,凝泣则青黑,热多则淖泽,淖泽则黄赤。此皆常色,谓之无病。"临床所见,络脉的诊察主要是从皮肤之浮络的颜色来看的,此乃为阳络,受外界季节气候变化影响很大,冬季略为青黑,夏季略红润,为正常之脉。根据临床经验,还常察舌下络脉,因为舌下络脉是介于内、外之间的络脉,当体内有病变时,极易反映于舌下络脉,如高热时气血流动加快,其颜色变淡一些;脱水时变细而色加深;水肿时充盈瘀滞,极度扩张。所以观察舌下络脉的盈虚,可知体液之多少、津液之保存与耗损。

2)异常血络的诊断

主要是观察血络色泽、充盈度、形态的异常变化和色泽的异常变化。

(1)青色:主痛,主寒,主瘀。

血络色青,多是由营血不通、血络瘀滞而致。血遇寒则凝,凝则滞,滞则阻,最后导致瘀阻不通,不通则痛,所以血络色青多见于各种痛证、寒证。《素问·经脉》说"凡诊络脉,脉色青,则寒且痛"即指此。临床上,如面色淡青的患者,在成人多为风寒疼痛,在小儿多为惊风之证。指甲发青,多为体内有寒。大鱼际部有青色血络表示胃中有寒,青中带紫多为血寒凝结,瘀阻络脉,多有胃中寒痛等,如《灵枢·经脉》说"胃中寒,手鱼之络多青矣"。

(2)赤色:主热。

络脉色红,是血液充盈所致。血得热则行,脉络充盈,所以赤色主热。《灵枢·经脉》说:"凡诊络脉,赤则有热。"如两额发赤多见肺热,两目发赤多见肝火,舌尖红赤多为心火,鱼际络赤多为胃中有热等。

(3)黑色:主瘀,主寒,主痛。

黑色为气血滞的重症。气血凝滞,瘀阻不通,久则成为黑色,所以黑色主瘀,主寒,主痛,其症状较青色为重,《灵枢·经脉》中有"凡诊络脉,其色黑者,留久痹也"。痹是指闭阻不通,临床局部见黑色,多为痹证,外伤瘀血。

(4)白色:主失血,兼主寒。

血络见白色,多是失血所致,如肾元亏虚,气血不能充盈络脉,或寒邪滞留局部,血络不充,或失血较多,络脉空虚,均可见到白色。《黄帝内经》所谓"血脱者,色白""多白则寒"。故白色主失血,兼见寒证。

(5)青、黑、赤相兼或五色相兼:主寒热往来。

因寒热交互出现,故络脉青、黑与赤相兼;《灵枢·经脉》说:"其有赤有黑有青者,寒热气也。"《素问·皮部论》也说:"五色皆见,则寒热也。"可见于疟疾等病。

当然,血络色泽变化还有很多,各类疾病在色泽表现上很复杂,有些病证常常需要结合其他辨证而确定。

3)形态异常

血络的形态在诊断中也有一定的作用,主要是观察血络充盈度、变异等情况。

(1)充盈与虚陷:血络的充盈度是由血络中血液的多少决定的。络脉充盈者,表示脉络中血液量多,可见局部络脉丰满,色泽明显,局部凸起,甚或怒张,用手扪摸血络有时可高出皮面,且富有弹性,如此多为实证、热证,也可见于正常人;如血络陷下,则表示脉络中气血不足,可见局部络脉塌陷,色呈苍白,扪诊则皮肤松弛,弹性较差,多见于本元不足、气阴两虚的患者,如失血、失水之后多见这种表现。《灵枢·经脉》说:"凡此十五络脉者,实则必见,虚则必下。"便是根据络脉的充盈与虚陷来诊察疾病的。

(2)血络变异:血络变异主要表现有结络,络脉放射、扭曲、壅滞,等等。

结络是指局部血络出现结节样改变。结络多为络脉血行不畅、郁结凝滞所致。其形状多为圆形或椭圆形,有芝麻粒至指头大小不等,主瘀,主痹。这种改变往往是某些脏腑疾病的具体反应,如急性腰扭伤,在腘窝正中附近可见结络;久痹多在病变关节周围出现;内脏疾病在其相应的腧穴、原穴或经脉循行部位也可出现这种情况。

络脉放射指在病理状态下,皮下血络比正常状态下的充盈、扩张。络脉放射多由气血不和、血行急促引起。其形状有局部血络充盈、弯曲,如网状清晰可见;也有沿血络循行扩散,呈红线状;还有以结络为中心,向四周呈多条延伸扩放,如蜘蛛状等。放散的血络粗细不等,细者如丝,粗者如筋。这种表现临床主痛证、热证,以及外科肿毒等。如偏头痛在太阳络脉处可见血络如丝扩散,外感热病多在鱼际部和背部见有丝络出现,火毒蕴积所致丹毒多在四肢部患处见红线状血丝。另外,肝病日久,气滞血瘀,往往在颈、背、胸等部出现蜘蛛丝状血络。

扭曲指在病理状态下见血络如绳状扭曲,且露于局部,多是由于寒凝气滞使血行受阻,日久血络瘀结于局部所致。其形状多为蛇形弯曲,血络多粗如筋,这种表现多主瘀,主寒,主外伤。下肢静脉曲张等疾病,便见此证。

壅滞指在病理状态下,血络如团块状壅滞于局部,多由气血停滞、血络不通所致。血络的表现形式很多,壅滞的范围大小也不尽一致,这种表现多主外伤血瘀,主寒,主惊风。如局部外伤,可见瘀斑;冻疮的局部壅滞和小儿惊风颜面口部可见及青紫等。

总之,血络诊断是古老又现实的诊断方法,而且也是非常有前途的诊断方法,它对观察人体变化、病程进展、治疗手段的选择和预后估计等,都有较为重要的参考价值。因此,这一方法也引起了广大医务工作者越来越大的兴趣。例如,近年来就有不少学者将血络诊断应用于肝病,并取得了一定的进展。有人研究几种肝病在耳部穴上的反应。其中,观察到在肝炎患者左右耳部的肝区有散在性的环形凹陷,整个区域鲜红色,伴压痛,片状肥厚。反复发作时,肝区小络变化,颜色亦改变。如看到右肝区呈现梅花状环形凹陷,基部有微小血管浸润呈紫色,说明有瘀血存在,则有肝癌可能。这些发现往往都经手术后获得了证实。

4)针具

针具为13号一次性配水针头、三棱针、火针。

5)刺法

(1)点刺法:用13号一次性配水针头或三棱针。

①直接点刺法。先在针刺部位揉捏推按,使局部充血,然后右手持针,以拇指、食指捏住针柄,中指端紧靠针身下端,留出针尖0.1～0.2寸,对准已消毒过的部位迅速刺入。刺入后立即出针,轻轻挤压针孔周围,使出血数滴,然后以消毒棉球按压针孔即可。此法适于末梢部位,如十二井穴、十宣穴及耳尖穴或畸络等部位的刺血。

②挟持点刺法。此法是用左手拇指、食指捏起被针穴处的皮肤和肌肉,右手持针刺入0.5～1寸深。退针后捏挤局部,使之出血。常用于攒竹、上星、印堂等穴位的刺血。

③结扎点刺法。此法先以橡皮带一根结扎被针部位上端,局部消毒后,左手拇指压在被针部位下端,右手持针对准被刺部位的脉管刺入。立即退针,使其流出少量血液。待出血停止后,再将带子松开,用消毒棉球按压针孔。

(2)散刺法　此法又称"丛刺""围刺"。方法是用三棱针在病灶周围上、下、左、右多点刺之,使其出血。此法较之点刺法面积大且刺针多,多适用于皮肤病和软组织损伤类疾病的治疗,如顽癣、丹毒、局部瘀血等。

(3)叩刺法　此法是在散刺基础上的进一步发展,所用针具为皮肤针(梅花针、七星针或皮肤滚刺筒均可)。操作时,以右手握住针柄后端,食指伸直压在针柄中段,利用手腕力量均匀而有节奏地弹刺,叩打一定部位。叩刺法所要求的刺激强度宜大,以用力叩击至皮肤上出血如珠为度。此法对某些神经性疼痛、皮肤病均有较好的疗效。

(4)针罐法　此法即针刺加拔火罐放血的一种治疗方法,多用于躯干及四肢近端能扣住火罐处。操作时,先以三棱针或皮肤针刺局部见血(或不见血),然后再拔火罐。一般留火罐5～10分钟,待火罐内吸出一定量的血液后起之。本法适应病灶范围较大的丹毒、神经性皮炎、扭挫伤等疾病的治疗。

(5)火针点刺法　对于一些脉络不甚迂曲,期望出血量稍大些,可以用毫火针烧红点刺在所选脉络上,出血量相对较大,因为点刺后针孔不会立即闭合。

3. 禁忌证

临床应用刺血疗法，有宜有忌。因此，必须根据患者的病情、体质及刺血部位和某些特殊情况，灵活掌握，以防发生意外。刺血禁忌有如下几种：

(1)在临近重要内脏部位，切忌深刺。《素问·刺禁论》指出"脏有要害，不可不察"，"逆之有咎"。该篇列举了脏腑及脑、脊髓被刺伤后所产生的严重后果，其认识与今之临床观察基本一致，应予足够重视。

(2)动脉血管和较大的静脉血管，禁用刺血。直接刺破浅表小血管放血，是刺血的基本方法，但要严格掌握操作手法，切忌捣杵。对动脉血管和较大的静脉血管，包括较严重的曲张静脉，应禁止刺血。刺大血管附近的穴位，亦须谨慎操作，防止误伤血管。近有报道，以三棱针治疗急性乳腺炎误伤肋间动脉而引起大出血，经外科切开结扎才止血。

(3)虚证，尤其是血虚或阴液亏损患者，禁用刺血。《灵枢·血络论》指出："脉气盛而血虚者，刺之则脱气，脱气则仆。"因此，血虚者(包括较严重的贫血、低血压反常有自发性出血或损伤后出血不止的患者)应禁用刺血，以免犯虚虚之戒。血与汗同源，为津液所化生，故对阴液素亏或汗下太过者，亦禁用放血。若确须施用此法，应视病邪与正气盛衰而定，不宜多出血。

(4)孕妇及有习惯性流产史者，禁用刺血。

(5)患者有暂时性劳累、饥饱、情绪失常、气血不足等情况时，应避免刺血。

4. 注意事项

应用刺血疗法，应充分考虑患者体质的强弱、气血的盛衰，以及疾病的虚实属性、轻重缓急等情况，必须注意如下几点：

(1)详察形神　《灵枢·终始》指出："凡刺之法，必察其形气。"临床刺血时，必须根据患者的体质状态、气质特点及正气盛衰等情况，确定相应的治疗法则。根据人体的高矮、胖瘦、强弱来决定刺血的深浅手法及出血量的多少。根据神气有余或不足，来确定刺血的适应范围和方法。

(2)辨明虚实　《素问·通评虚实论》说："邪气盛者实，精气夺者虚。"虚与实，概括了正邪关系。由于刺血的作用主要是通过决"血实"、除"宛陈"而达到治愈疾病的目的，因此，尤其适用于实证、热证。

(3)知其标本　刺血疗法常作为重要的治标方法，而被用于临床。强调治病之法，宜先刺血以缓解其痛苦，再根据疾病的虚实属性，取舍补泻。现代对各种原因所致的高热、昏迷、惊厥等危证，先以刺血泄热、开窍治其标，然后再针对发病原因而治其本。

(4)定其血气　《灵枢·官能》指出："用针之理，必须知形气之所在，左右上下，阴阳在里，血气多少。"因此，必须根据十二经气血的多少及运行情况，来决定是否刺血及出血量的多少。临床上取商阳刺血治疗昏迷、齿痛、咽喉肿痛;取攒竹刺血治疗头痛、目赤肿痛;取委中刺血治疗腰痛、吐泻;以曲泽刺血治疗心痛、烦热、呕吐等,就是以经脉气血多少为依据的。

(5)顺应时令 《素问·诊要经终论》曰:"春夏秋冬,各有所刺。"又说:"春刺散俞,及与分理……夏刺络俞,见血而止。"指出了人与天地相应,与四时相序,故刺血疗疾也因时令而异。根据四时五行衰旺与脏腑相配的机制,视腰痛患者发病经络的经气旺与不旺来决定的。如足太阳脉令人腰痛,应取太阳经委中穴放血治疗,但春日不可刺出血,四足太阳经为寒水之脏,春日木旺水衰,太阳经气方盛,故不能刺出血;足阳明脉令人腰痛,应取阳明经足三里穴放血治疗,但秋日不可刺出血,因阳明属土,土旺长夏,而秋日金旺木衰,故不可刺血以泻之,余可类推。

(十八)鬃针埋藏法

鬃针埋藏法是周楣声在临床实践中所发明的一种穴位埋线法,已有60多年的应用历史。

周氏对于由针灸疗法所获得的功效,有深刻的理解与见地,他认为不论是针刺、艾灸、敷贴、推拿,以及拔罐与耳压等,都由人为的短暂刺激,通过各种不同形式,引起人体内部系统与系列的基本反应,如代偿防御机制与潜在的储备力量,以求达到治疗的目的。但是由于这些刺激作用是短暂的,所以这些应激机制也就不能持久。这就要选用延长刺激的其他方法。以鬃代针的鬃针埋藏法,较之羊肠线埋藏有许多优越之处,鬃针埋藏是使用家猪鬃毛横卧于穴位,本法不需麻醉,简单易行,埋藏后可立即沐浴,仅个别病例有微弱芒刺感,无其他不适。选穴以一两处为宜,最多不超过3处,对疼痛及儿童喘息等症,埋藏后当日即可生效,一周左右效果最佳,二周左右即呈停滞状态。

而由直接灸所造成的灸疮、割治、穴位结扎、埋藏,以及20世纪50年代的组织疗法等,都是对人体造成一种创伤,或是植入一种异物,由此引起人体的修复功能和排异反应,才能相应地使存在于人体的某种不平衡状态与病理反应得以消除和恢复。只要刺激作用一天不消失,则人体的反应也就不会消失。现在改进的鬃针埋线法,是把猪鬃根和梢部去除,中端粗壮部剪成1 cm长度的备用线,用现在的8号埋线针垂直埋在所选穴位,每次埋入可保持1~6个月,大大延长了作用时间,提高了临床疗效,特别对一些间断发作性疾病疗效较好。治疗病种有胃肠疾病、哮喘、冠心病、头痛、痛经、失眠、颈椎病、腰椎间盘突出、肥胖、肩周炎、盆腔炎、多囊卵巢、宫寒不孕等。

目前在延长刺激的许多方法中,均有一定的痛苦与局限性,而利用羊肠线进行埋藏,虽然简便易行,但其缺点则是吸收较快,也不能持久。异物如被吸收,则排异反应也就消失,这就不能达到最佳的效果。周氏根据他多年的心得与体会,创造出操作简便、效果延长、以鬃代针的鬃针埋藏法。经过 60 多年超过万人的应用,较羊肠线埋藏有许多优越之处。

1. 取材

①猪鬃,以猪颈项部长鬃毛为宜,剪去根部与末梢,放入清水中加碱煮沸去垢,反复数次,直至水变清澈为止。取出用酒精浸泡或干包备用。

②6 号或 7 号一次性注射针头数枚,以猪鬃能自由进出针孔为准。

③医用剪刀 1 把。

④酒精棉球、碘伏。

2. 埋藏部位

凡属肌肉丰厚之处,如肩背腰腹及上下肢之近心端均可应用,特以背部最为相宜。

3. 操作

①将猪鬃穿入针头之内,猪鬃末梢在针尖部分,要藏入针孔之内,根部在针座部分,鬃根要露出在针体之外。猪鬃有极细之芒刺,如果是针尾向着针尖方向,则埋入后在体内不易停留而自行吐出,故必须注意不能颠倒放入。

②对选定部位皮肤常规消毒,用左手拇指、食指沿肌纤维行走方向,连皮带肉紧紧提起,右手持针在捏起的肌肉下方横行刺入,针尖穿出皮外。埋入的猪鬃必须与肌纤维交叉,否则常因肌肉之收缩将猪鬃推向远方。

③不能放松左手,右手将露出针座外的猪鬃向前推进,使之露出针尖之外 2～3 cm,再放松左手,用左手食指尖压住露出针尖外的猪鬃,右手捏住针座,将针拔出,此时猪鬃即横卧于皮下深层或肌肉中。

④用左手拇指、食指夹住猪鬃的末梢部分,将猪鬃的根部拉入皮内,以手在皮外不能感知为准。再用剪刀将猪鬃末梢部分平皮剪去,用手指向外推展皮肤,手术即告完成。

4. 适应证

凡适宜于埋针及肠线埋藏者均可,主要有以下几个方面:

(1)心血管病:以左、右心俞与至阳为宜,高血压性心脏病可加用中脘。

(2)呼吸系统疾病:以左、右肺俞或膏肓为常规。亦可在第 3 至第 7 胸椎随宜选用,特别是对 12 岁以下儿童的支气管喘息,其效果常出乎意料,年龄越大效果越差。对老年哮喘虽亦有效,但疗效并不十分满意。

(3)胃肠病:以左、右脾胃俞,小肠俞,天枢等穴为主。

(4)泌尿系统疾病:以命门,左、右肾俞,阴交,关元等穴为主。

(5)关节及运动系统疾病:上肢以臂臑、髃俞、手三里等穴为主,下肢以风市、梁丘、血海、三里、条口等穴为主。

（6）内分泌病：糖尿病以第 8 椎两侧为主，甲亢以左、右肩井为主。

（7）外科病：主要是指颈部肿块，特以瘰病与原因不明的肿块，双侧肩井埋藏有奇效。

5. 使用及注意事项

（1）选穴以 1～2 处为宜，最多不超过 3 处。

（2）埋藏后亦无任何不适，或仅有轻微芒刺感，很快即会消失。术后可以沐浴及游泳。

（3）埋入后猪鬃的两端，手摸均不能感知，如两端植入太浅，每可引起刺痛，如有可能，可以拔出再埋。

（4）对疼痛及儿童喘息等症，埋藏后之当日即可生效，一周左右效果最佳，二周左右即呈停滞状态。一般在 20 天后可以重复选穴埋藏，顽固病证亦不超过 3 次，尚未收效者，即以无效论。

（5）鬃针埋入后即不能取出，任其自行吸收（常在半年以上尚未被吸收），或移向远方，无任何危害。

以上方法于顽固病证为常用，常称之为"全埋"。对一些轻浅病例，如需在 3～5 日内取出者，可将猪鬃末梢部分保留，用胶布覆盖，拉去胶布即可将猪鬃带出，常称为"半埋"。

备注：根据鬃针埋藏原理改变的埋线法——

将粗壮的猪鬃剪成 1 cm 长的备用线，灭菌处理后，用 8 号一次性埋线针，垂直将鬃线埋入选定穴位。外贴创可贴。

鬃线吸收非常缓慢，一般 3～6 个月仍然存在体内，所以鬃针埋藏作用持续时间长，不需反复操作。适用于顽固性疾病、长期慢性发作性疾病。

下 篇

梅花灸学
临床经验

第三章　头面躯体痛症

一、膝关节骨关节炎

膝关节骨关节炎指由多种因素引起关节软骨纤维化、断裂、溃疡、脱失而导致的以关节疼痛为主要症状的退行性疾病。多发生于中老年人群,其症状多表现为膝盖肿痛、上下楼梯痛、坐位起立时膝部酸痛不适等,也会有患者表现肿胀、弹响、积液等,如不及时治疗,则会引起关节畸形、残疾。在膝关节部位还常患有膝关节滑膜炎、韧带损伤、半月板损伤、膝关节游离体、腘窝囊肿、髌骨软化、鹅足滑囊炎、膝内/外翻等关节疾病。

(一)病因病机

多数膝关节骨关节炎患者初期症状较轻,若不接受治疗病情会逐渐加重。主要症状有膝部酸痛、膝关节肿胀、膝关节弹响等症状。膝关节僵硬、发冷也是膝关节骨关节炎的症状之一,以僵硬为主,劳累、受凉或轻微外伤而加剧,严重者会发生活动受限。膝关节骨关节炎属"鹤膝风""历节病""骨痹""痛痹""瘀血痹"等范畴。本病病变部位在膝,"膝者,筋之府",乃筋之大汇。肝肾亏虚、气虚不足、脾胃虚损加六淫入侵,发为本病。

传统医学多认为此病是因年老体衰、外邪侵袭痹阻或者劳伤日久,瘀血停滞,骨失滋养而成。《素问•上古天真论》曰:"丈夫……七八,肝气衰,筋不能动。八八,天癸竭,精少,肾脏衰,形体皆极。"《素问•六节脏象论》曰:"肾者主蛰,封藏之本,精之处也……其华在发,其充在骨。"《素问•调经论》曰:"寒独留,则血凝泣,凝则脉不通。"中医认为:肾主骨,肝主筋。肝肾亏虚为本病之本。而久病则气血周流不畅,致血停为瘀,湿凝为痰,痰瘀互结,阻闭经络而致痹证。长期劳损及外邪、外伤均可造成此病发生。其病机可概括为"本虚标实"。

(二)临床表现

膝关节骨关节炎病因尚不明确,其发生与年龄、肥胖、炎症、创伤及遗传因素等有关。病理特点为关节软骨变性损坏、软骨下骨硬化或囊性变、关节边缘骨质增生、滑膜病变、关节囊挛缩、韧带松弛或挛缩、肌肉萎缩无力等。临床上,膝关节骨关节炎患者大多数表现为不同程度的膝关节疼痛、活动受限和关节变形。

膝关节骨关节炎的诊断标准参考《骨关节炎诊疗指南(2021年版)》中的相关标准。

(1)近1个月内反复的膝关节疼痛。

(2)X线摄片(站立位或负重位)示关节间隙变窄、软骨下骨硬化和(或)囊性变、关节边缘骨赘形成。

(3)年龄≥40岁。

(4)晨僵时间≤30分钟。

(5)活动时有骨摩擦音(感)。

(三)临床医案

金某,女,56岁,2019年11月23日初诊。主诉双膝关节反复疼痛发作10天。患者10天前因做家务后出现双膝关节酸痛,活动受限,受寒后加重,得温、休息后疼痛好转,舌质淡红、苔薄白,脉细弱。

体检:双膝关节内外膝眼压痛阳性。

诊断:中医诊为膝痹(瘀血阻滞、寒邪内侵);西医诊为膝关节骨关节炎。

治则:温通散寒,活血止痛。

治法:温针灸。

取穴:内外膝眼、足三里、阳陵泉、阴陵泉、鹤顶、血海。

操作:内外膝眼、足三里、阳陵泉、阴陵泉进针1.5寸后行针得气,鹤顶进针0.5寸后行针得气,血海进针1寸后行针得气,诸穴均用平补平泻法。将切成2~3 cm长的艾条段插在内外膝眼、足三里、鹤顶穴针柄上,距离患者的皮肤2~3 cm。在点燃以前要在艾灸的区域放上硬纸片,以防燃烧后产生的灰烬落到患者皮肤上造成烫伤。灸3壮后即可。

11月25日二诊:患者诉疼痛缓解,活动幅度增大,但受寒后仍加重。治疗:继续温针灸治疗。

11月27日三诊:患者诉疼痛好转明显,仅在活动及受寒后轻微疼痛。继续隔日治疗一次,处方艾条嘱患者回家自行于痛点温和灸,嘱其避风寒、避免负重。

注意事项:针尾插上的艾炷需有一定深度,避免掉落;点燃艾炷时应从下端点燃,利于热力传导;及时清除脱落的艾灰,防止灰火脱落烧伤皮肤。艾灸结束后如果出现小水疱,可不用处理;若水疱过大,则可用无菌针灸针将其挑破后涂上甲紫或万金油;治疗结束后避免吹风受寒,防止病情加重。

(四)按语

患者双膝关节疼痛,得温痛减,结合舌脉,辨病为痹证,辨证属寒证。温针灸结合针刺与艾灸,可疏通局部气血,通利关节,起到温通、止痛的功效。

温针灸对于伴有滑囊积液患者有较好的临床疗效,能促进液体吸收,减少渗出,消除积液。

(五)调护和注意事项

(1)日常生活管理和保护:建立合理的日常活动方式,如保护受累的膝关节,避免长途疲劳奔走、爬山、上下高层楼梯,以及各种不良体位姿势(长久站立、跪位和蹲位等)。

(2)肥胖者应减轻体重:超重会增加关节负担,应保持标准体质量。

(3)保护关节,可戴保护关节的弹性套,如护膝等;避免穿高跟鞋,穿软的、有弹性的运动鞋,用合适的鞋垫,对膝关节内侧关节炎可用楔形鞋垫辅助治疗。

(4)发作期减轻受累关节的负荷,可使用手杖、助步器等协助活动。

(5)康复对膝关节有良好的帮助:科学合理的关节肌肉锻炼;有氧运动,如步行、游泳、骑自行车等有助于保持关节功能;适度进行太极拳、八段锦运动;膝关节在非负重状态下做屈伸活动,以保持关节活动度;进行有关肌肉或肌群的锻炼,以增强肌肉的力量和增加关节的稳定性,如下肢股四头肌等长伸缩锻炼等。

(该案例由张凯婷整理)

二、腓肠肌痉挛

腓肠肌痉挛是指小腿腓肠肌不随意、突发性、强制性、疼痛性剧烈收缩,是较常见的一种痛性痉挛,俗称小腿抽筋,主要表现为单侧或双侧小腿后侧突然剧痛,持续数十秒至数分钟或更久后可逐渐自行缓解。临床表现为单侧或双侧小腿后部突然剧痛,不能行动,一般持续数十秒至数分钟或更久后可逐渐自行缓解。小腿肌肉紧张、变硬,有条块状隆起,伴压痛,常伴足底肌肉痉挛。痉挛消退后遗留小腿肌肉疼痛。

过去常认为是缺钙引起,但老年人腿抽筋并非都是缺钙导致,相当一部分老年人与腿部血液循环不良有关。发生在小腿和脚趾的肌肉痉挛最常见,发作时疼痛难忍,尤其是半夜抽筋痛醒,影响睡眠。

(一)病因病机

本病中医学称"腿抽筋""脚转筋",属于"痉证"范畴。中医学认为,本病多因气机不调、肝肾阴虚或肝血不足,筋脉失养,或久立远行,突受刺激,致筋络弛纵反作,或寒湿之邪壅滞经络,气血运行受阻,或营养不良、运动不当所致。临床常见有肝肾阴虚证、肝血不足证、寒湿阻滞证等型,治疗以补益肝肾、养血柔肝,散寒除湿、温经通络,行气活血、解痉止痛等为法。

对腓肠肌痉挛的认识与治疗早在《黄帝内经·灵枢》中就有记载。如《灵枢·经筋》中就提到"足太阳之筋……其病……腘挛……""足阳明之筋……其病……胫转筋……""足少阳之筋……其病……小指次指支转筋,引膝外转筋,膝不可屈伸,腘挛急……"说明腓肠肌痉挛属于筋病,且与足三阳经有密切联系。《黄帝内经》中也提出了经筋病的治疗方法"治在燔针劫刺,以知为数,以痛为输",又提出"病生于筋,治之以熨引",说明经筋病的治疗多在局部取穴,且以火针等温热性质的治疗为主。

(二)临床表现

腓肠肌痉挛,即指小腿肚筋脉牵掣拘挛,痛如扭转,是一种常见的症状,男女老少皆多见,常于夜间睡眠时发生,四时皆有,临床以一侧或两侧小腿肚突然抽搐、剧痛为特点。轻者数分钟,重者半小时以上,按摩后方能缓解。

(三)临床医案

王某,女,72岁,2018年8月初诊。自诉怕冷,尤其是下半身,夏天下半身都穿着厚厚的裤子,夜间经常小腿部抽筋,疼痛难忍,呻吟号叫,自行按揉后渐渐缓解,遗留肌肉疼痛、酸胀,不可触碰,几天才慢慢缓解,甚是痛苦。不多天后再次发生,如此反复多年。

查体:右侧腓肠肌触痛明显,畏惧用力按压,用手阻挡,舌质淡、苔白厚,脉沉迟。

诊断:中医诊为痉证(脾肾阳虚,筋失濡养);西医诊为腓肠肌痉挛。

治则:温补脾肾,养筋柔肝。

治法:温和灸加针刺。

取穴:神阙,双阳陵泉,双足三里,双太溪。

操作:灸盒灸神阙穴,每次灸30～50分钟,温热舒适即可。针刺双阳陵泉、双足三里、双太溪,每天1次,每次20～30分钟,得气后施以平补平泻手法。隔天1次。

第二天诉症状缓解,继续前面方法治疗两次,患者诉未再抽筋。后由于患者症状减轻后怕痛改为只做艾灸,患者每次做艾灸都感觉有凉汗自下肢蒸蒸而出。共治疗1周左右,患者回美国居住。过了些日子,亲戚诉说回美国居住后未再犯病,艾灸效果很好,表示感谢,并感叹祖国医学的强大。

(四)按语

本病为临床中老年人较多见的疾病,通常为急性发病,一般经适当休息和牵引痉挛的肌肉伸展和松弛,持续几分钟之后,情况即可得到缓解;症状严重或反复发作者,可采用中药、针灸、按摩、理疗结合补钙和维生素等方法进行治疗。《黄帝内经》云:"针所不及,灸之所宜;上气不足,推而扬之;下气不足,积而存之;阴阳不足,火自当之。"艾灸不仅仅是起着保健的作用,它如以上所说起着非常重要的作用。腓肠肌痉挛,病机为肝血不足,筋脉失养。肝主筋,藏血以荣筋,夜卧则血归肝而藏,荣筋之血,尤显不足,故于夜间发生。治疗以补血养肝。即在补血的四物汤中加牛膝以补肝肾,强筋骨,引药下行,直达病所;桑寄生、续断补肝益肾,养血补血;白芍、木瓜酸甘化阴入肝经,舒筋活络,长于治小腿转筋;独活、桂枝祛风胜湿,温经散寒,治手足挛痛。诸药合用,共奏补血养肝、舒筋活络之效,使阴血充,筋脉健,则转筋自愈。

(五)调护和注意事项

当小腿腓肠肌发生痉挛时,应让患者平卧或仰卧,再使其足部抵住牵引者的腹部,利用牵引者躯干向前倾的适度力量,将患者的足部缓慢背伸(若发生屈肌、趾屈肌痉挛,用力将足和足趾背伸,但忌使用暴力)以拉长腓肠肌,牵引用力时应注意缓慢、均匀、持续。若游泳时发生小腿肌痉挛时,首先必须保持镇静,不要慌乱,然后吸一口气,仰卧向上,用痉挛肢体对侧手握住痉挛的脚趾,并用力向身体方向拉,用另一只手压住痉挛肢体的膝盖上,帮助膝关节伸直,以缓解腓肠肌的痉挛,一次不行,可连续、重复做几次;若还是无效,或者两侧腓肠肌同时痉挛,则应立即呼救。若夜间睡觉时突然出现腓肠肌痉挛,不必惊慌,可以手掰患侧脚尖或抵床沿,背伸患侧踝关节,给腓肠肌以被动牵拉的力,以解除腓肠肌痉挛,然后进行腓肠肌的自我按摩,对缓解小腿痉挛、肌肉僵硬、剧痛等症状效果颇佳,有时甚至可以手到病除。

在运动中发生肌肉痉挛时,还可配合局部按摩,如重推摩、揉捏、按压、叩打承山、涌泉、委中等穴位,使痉挛症状消除或减轻。平时应注意对本病的预防,孕妇、老年人应适当补充钙剂和维生素 B_1,全面加强身体训练,提高机体素质,增强腓肠肌力量和身体的柔韧性。

对于运动性患者,运动前应做好充分的准备活动,对腓肠肌进行必要的按摩;冬季锻炼时需注意保暖,在进行游泳运动前要用凉水淋湿全身,以提高机体对冷水刺激的适应能力,若水温较低,游泳时间不宜过长,更不要在水中停止运动。饥饿和疲劳时亦不要参加剧烈运动,以减少运动性伤痛和肌痉挛的发生。

注意休息或睡眠时腿部保暖,平时加强体育锻炼,每日对小腿肌肉按摩,促进局部血液循环。合理营养,减少脂肪和多余热量的摄入,适当吃豆类、鱼类、骨头汤等高钙食物和蔬菜水果等,可有效预防老年人腿抽筋。

对于寒冷、疲劳或营养不良引起的小腿抽筋,睡前可用温水泡脚,或睡眠中多注意保暖,适当按摩,注意合理膳食、均衡营养,科学锻炼,多晒太阳,但如果常发作,且持续时间较长,尤其是有其他疾病的中老年人,应去医院诊治。艾灸联合针刺对缓解腓肠肌痉挛有明显疗效。

(该案例由刘世奇整理)

三、肩关节周围炎

肩关节周围炎简称肩周炎,俗称肩凝症、五十肩、冻结肩等。以肩部逐渐产生疼痛,夜间为甚,逐渐加重,肩关节活动功能受限而且日益加重,达到某种程度后逐渐缓解,直至最后完全复原为主要表现的肩关节囊及其周围韧带、肌腱和滑囊的慢性特异性炎症。本病的好发年龄在50岁左右,女性发病率略高于男性,多见于体力劳动者。如得不到有效的治疗,有可能严重影响肩关节的功能活动。肩关节可有广泛压痛,并向颈部及肘部放射,还可出现不同程度的三角肌的萎缩。

(一)病因病机

中医将此病临床症状归纳为"痹证"的范畴,在《素问·痹论》中指出:"风寒湿三气杂至,合而为痹也。其风气胜者为行痹,寒气胜者为痛痹,湿气胜者为着痹也。"又曰:"痹在于骨则重;在于脉则血凝而不流;在于筋则屈不伸;在于肉则不仁;在于皮则寒。凡痹之类,逢寒则急,逢热则纵。"

(二)临床表现

(1)肩部疼痛:起初肩部呈阵发性疼痛,多数为慢性发作,以后疼痛逐渐加剧或钝痛,或刀割样痛,且呈持续性,气候变化或劳累后常使疼痛加重,疼痛可向颈项及上肢(特别是肘部)扩散,当肩部偶然受到碰撞或牵拉时,常可引起撕裂样剧痛,肩痛昼轻夜重为本病一大特点,若因受寒而致痛者,则对气候变化特别敏感。

(2)肩关节活动受限:肩关节向各方向活动均可受限,以外展、上举、内旋外旋更为明显。随着病情进展,由于长期废用引起关节囊及肩周软组织的粘连,肌力逐渐下降,加上喙肱韧带固定于缩短的内旋位等因素,使肩关节各方向的主动和被动活动均受限,特别是梳头、穿衣、洗脸、叉腰等动作均难以完成,严重时肘关节功能也可受影响,屈肘时手不能摸到同侧肩部,尤其在手臂后伸时不能完成屈肘动作。

(3)怕冷:患者肩怕冷,不少患者终年用棉垫包肩,即使在暑天,肩部也不敢吹风。

(4)压痛:多数患者在肩关节周围可触到明显的压痛点,压痛点多在肱二头肌长头肌腱沟处、肩峰下滑囊、喙突、冈上肌附着点等处。

(5)肌肉痉挛与萎缩:三角肌、冈上肌等肩周围肌肉早期可出现痉挛,晚期可发生废用性肌萎缩,出现肩峰突起,上举不便,后伸不能等典型症状,此时疼痛症状反而减轻。

根据病史和临床症状多可诊断。X线摄片,大多正常,后期部分患者可见骨质疏松,但无骨质破坏,可在肩峰下见到钙化阴影。年龄较大或病程较长者,X线平片可见到肩部骨质疏松,或冈上肌腱、肩峰下滑囊钙化症。

(三)临床医案

郭某,男,53岁,已婚,2018年7月初诊。肩关节不能抬举,日夜疼痛,难以入睡1个月有余,遂至某医院检查,肩关节 MRI 示:关节腔见少许积液,筋膜粘连。连日吃止痛片,但未能有效缓解疼痛。尤以夜间为重,影响睡眠。公职人员,长期坐办公室,肩关节受风寒。

肩关节内收、外展、上举受限,强制增大活动范围,则疼痛加剧。

舌质淡红、苔薄白、脉弦。

诊断:中医诊为五十肩(风寒内袭);西医诊为肩关节周围炎。

治则:温经散寒、通络止痛。

治法:温针灸加针刺。

取穴:肩三针(肩前,肩髃,肩髎),肩井,手三里,曲池,外关。

操作:在肩三针穴温针灸,肩髃穴透极泉穴,每穴换3个艾炷,手三里、曲池、外关针刺得气后,平补平泻。留针30分钟,每隔10分钟行针1次。治疗结束当即疼痛减轻。一日后,疼痛继续改善,可入睡2~3小时,两日后,睡眠可达6小时。3日后,睡眠基本正常,疼痛明显改善,要求加大肩关节活动范围,锻炼关节,7天为1个疗程,1个疗程后疼痛减轻。

注意事项——

(1)留针过程中多行针,施以平补平泻手法,以帮助经气运行,达到通而不痛。

(2)治疗过程鼓励活动,防止关节粘连。

(3)肩井穴针刺针尖向外平刺,垂直进针一定要注意深度不超过0.8寸,防止伤到肺脏。

(4)肩髃穴应在肩上抬,肩前凹陷后1寸处,此处进针才可透入极泉穴。

(四)按语

五十肩治疗过程比较漫长,容易反复,患者自我锻炼很重要。运用温针灸和针刺结合治疗具有良好的效果,并且通过观察发现温针灸对风寒湿型患者的治疗效果较其他证型更好。又因为温针灸与针刺具有成本低廉、操作简便、安全有效等优势,温针灸结合针刺治疗风寒湿型肩凝症的临床疗效较好。

(五)调护和注意事项

预后:肩关节周围炎是自限性疾病,一般在 6～24 个月可以自愈,但部分患者不能恢复到正常功能水平,可有长期存在的肩关节疼痛和功能障碍。局部无明显灼热和肿胀时,除尽早接受规律治疗以外,积极进行功能锻炼,亦对改善本病的预后有重要意义。

并发症:患者如未及时就医治疗,往往会因为疼痛而减少肩部活动,进而导致软组织粘连情况愈重,疼痛症状也更明显,因而形成恶性循环。

严重者将出现肌肉僵硬和骨化形成,甚至可引起受累肌肉相应关节僵直、退变或残废。此外,部分患者还会出现骨质疏松。

该病的日常生活管理重在适当进行锻炼(包括做肩关节保健操、自我按摩、关节功能锻炼等)、注意患肢保暖、避免患肢提重物及肩关节长期固定姿势等。

家庭护理:休息时可用热水袋(温度不宜过高,宜用毛巾包裹)贴在患肩,覆盖整个肩部。

(该案例由牛丽娟整理)

四、腰椎间盘突出症

腰椎间盘突出症的发病原因是腰椎间盘(由髓核、纤维环及软骨板组成)的退变,同时纤维环部分或全部破裂,髓核突出刺激或压迫神经根、马尾神经所引起的一种综合征,也是临床上常见的一种脊柱退行性疾病。主要表现为腰痛、坐骨神经痛、下肢麻木及马尾综合征等症状。

(一)病因病机

中医学将腰椎间盘突出症归属于"腰痛"或"痹证"的范畴。病证具有本虚标实的临床特点。引起腰痛的原因有风、寒、湿、热、闪挫、瘀血、气滞、痰饮等,而其根本在于肾虚。痹是气血闭塞不通所致的肢体痛,风寒湿气外袭、气血虚弱、运化乏力是其原因。因此,本病的病因病机在于肝肾不足,筋骨不健,复受扭挫,或感风寒湿邪,经络痹阻,气滞血瘀,不通则痛。病延日久,则气血益虚,瘀滞凝结而缠绵难已。

中医诊断腰椎间盘突出症主要分为气血瘀滞、风寒湿邪、肾虚 3 种。

本病好发年龄在 20～50 岁;男女发病比例为(4～6):1。患者多有长期弯腰劳动或坐位工作的经历,首次发病常在半弯腰持重或突然扭腰过程中发生。

椎间盘退变:随着年龄的增长,椎间盘逐渐发生变性,纤维环和髓核含水量逐渐下降,髓核失去弹性,纤维环逐渐出现裂隙。在退变的基础上,劳损积累和外力的作用下,椎间盘发生破裂,髓核、纤维环,甚至终板向后突出,严重者压迫神经产生症状。

损伤:积累损伤是椎间盘退变的主要原因。反复弯腰、扭转等动作最易引起椎间盘损伤。

妊娠:妊娠期间整个韧带处于松弛状态,而腰骶部又承受比平时更大的应力,增加了椎间盘突出的风险。

遗传因素:小于 20 岁的青少年患者中约 32％有阳性家族史。

腰椎发育异常:腰椎发育异常使下腰椎承受异常应力,从而增加椎间盘损害的风险。

(二)临床表现

腰痛是大多数患者所具有的症状,常为首发症状,多数患者先有反复的腰痛,此后出现腿痛。部分患者腰痛与腿痛同时出现,也有部分患者只有腿痛而无腰痛。腰椎间盘突出症所引发的腰痛是由于突出的椎间盘顶压纤维环外层、韧带,刺激椎管内的神经所致坐骨神经痛。

大部分腰椎间盘突出患者椎间盘突出发生在腰 4—腰 5 及腰 5—骶 1 间隙,疼痛多为逐渐发生,具有放射性,疼痛由腰部沿大腿后方向小腿及足背部放射。有的患者为了减轻疼痛,松弛坐骨神经,常表现为行走时向前倾,侧卧屈膝、屈髋。当腰椎间盘突出刺激了本体感觉和触觉纤维,引起肢体麻木,麻木感觉区按照神经支配区域分布,下肢肌力下降(乏力)。

腰椎间盘突出使神经根受压,导致其所支配肌肉出现程度不同的麻痹症。轻者肌力减少,重者肌肉失去功能,但因腰椎间盘突出症造成肢体瘫痪者较为少见。

马尾综合征:腰椎间盘突出可压迫马尾神经,出现大小便功能障碍、鞍区感觉异常,急性发病时作为急症手术的指征。

间歇性跛行:是腰椎管狭窄的特异性表现,具体表现为患者行走时,随着距离增多出现腰背痛或患侧下肢放射痛或麻木加重,站着或坐着休息症状可以减轻,再行走一段距离后症状又出现。

(三)临床医案

朱某,男,56 岁,工人,2018 年 5 月初诊。骑电瓶车上班。

腰痛 2 个月。劳累后腰痛明显,阴雨天腰部冷痛明显。久行则左下肢酸痛,感觉障碍,脚外侧麻木。今日加重,影响工作、生活,发病以来,神清,精神一般,纳差,眠差,二便正常,体重无明显变化。

平素生活无规律,喜晚睡,适龄结婚,配偶体健,父母体健,无传染及遗传疾病病史,否认有手术、外伤、输血、药物及食物过敏史。腰椎磁共振:腰 4—5 椎间盘向后突出 0.3 cm,腰 5—骶 1 椎间盘向后突出 0.5 cm。

体检:腰椎第 3、第 4、第 5 棘突旁压痛(+),直腿抬高试验(+),舌淡、苔白,脉沉缓。

诊断:中医诊为腰痛(寒湿腰痛);西医诊为腰椎间盘突出症。

治则:祛寒除湿,通经止痛。

治法:艾盒灸加针刺。

取穴:腰 2—腰 5 夹脊穴,阿是穴,委中穴,肾俞穴,大肠俞。

操作:夹脊穴直刺,进针 1~1.5 寸,得气后,平补平泻法,其他穴位常规针刺。将针灸针刺入相应穴位,行提插补泻手法,使局部出现明显酸胀感为度。准备两根艾条,分成 6 段,点燃置于艾灸盒里,将艾灸盒对准针刺部位放好。每日 1 次,共治疗 2 周。患者疼痛明显改善。

注意事项:腰痛要做好鉴别诊断,选对针灸适应证。寒湿腰痛遇寒则发,日轻夜重,故患者要注意保暖,遇阴雨天气适当增加衣被,给予局部热敷以温经散寒、通络止痛。施灸时患者若出现晕针,立即停止操作,将艾盒、针全部起出,让患者平卧,热饮淡盐水或糖水,静卧休息即可恢复。

(四)按语

患者骑电瓶车上班,难免受风寒湿邪影响,阴雨天腰部冷痛加重,故诊断为寒湿腰痛。"腰背委中求",委中为足太阳经穴,可疏调腰背部膀胱经气血。"腰为肾之府",肾俞可益肾壮腰;腰夹脊、腰阳关、阿是穴可疏通局部经络气血、通经止痛。《本草纲目》:"艾叶,生则微苦太辛,熟则微辛太苦,生温熟热,纯阳也,灸之则透诸经而治百种病邪。"艾条之热传入穴位,透达体内,使艾的纯阳温热之气通达病位,达到温通经络、祛寒除湿、温里助阳的目的。诸穴所配,加上艾盒灸,充分发挥针刺与艾灸的双重作用,共同达到温通经脉、行气活血、祛寒除湿的目的。

并发症:常见并发症包括马尾神经综合征、大小便失禁等,引起大小便功能障碍的急性大块腰椎间盘突出往往是游离脱出,需要立即手术摘除以获得最佳预后。腰椎间盘突出症是在退行性变基础上积累伤所致,积累伤又会加重椎间盘的退变,因此预防的重点在于减少积累伤。

（五）调护和注意事项

（1）避免体重过重。

（2）平时要有良好的坐姿，睡眠时的床不宜太软。

（3）长期伏案工作者需要注意桌、椅高度，定期改变姿势。职业工作中需要常弯腰动作者，应定时伸腰、挺胸活动，并使用较宽的腰带。

（4）应加强腰背肌训练，增加脊柱的内在稳定性，长期使用腰围者，尤其需要注意腰背肌锻炼，以防止失用性肌肉萎缩带来不良后果。

（5）如需弯腰取物，最好采用屈髋、屈膝下蹲方式，减少对腰椎间盘后方的压力。

（6）平时开车时，座椅前移以保持膝盖与臀部同高，坐直，以两手同握方向盘开车。以靠垫或成卷的浴巾保护您的腰部。切莫坐在太后面开车。伸长脚踩踏板或伸直手臂开车，减少腰背脊椎的曲度。

（7）及时检查：当出现腰腿疼痛、弯腰受限、腰部不适时应及时到医院进行诊断检查。

其他预防方法——

（1）饮食均衡，蛋白质、维生素含量宜高，脂肪、胆固醇宜低，防止肥胖，戒烟控酒。

（2）工作中注意劳逸结合，姿势正确，不宜久坐久站，剧烈体力活动前先做热身运动。

（3）卧床休息，宜选用硬板床，保持脊柱生理弯曲。

（4）脊柱不正，会造成腰椎间盘受力不均匀，是造成腰椎间盘突出的隐伏根源。正确的姿势应该是"站如松，坐如钟"，胸部挺起，腰部平直。同一姿势不应保持太久，适当进行原地活动或腰背部活动，可以解除颈部及腰背肌肉疲劳。

（5）应加强腰背肌训练，增加脊柱的内在稳定性，长期使用腰围者，尤其需要注意腰背肌锻炼，如做"小飞燕"动作锻炼，以防止失用性肌肉萎缩带来不良后果。

（该案例由王玲整理）

五、类风湿关节炎

类风湿关节炎（RA）是一种病因未明的慢性、以炎性滑膜炎为主的系统性疾病。其特征是手、足小关节的多关节、对称性、侵袭性关节炎症，经常伴有关节外器官受累及血清类风湿因子阳性，可以导致关节畸形及功能丧失。

（一）病因病机

1）西医病因认识

（1）与遗传因素有关

流行病学调查显示，RA的发病与遗传因素密切相关，家系调查显示RA现症者的一级亲属患RA的概率为11％。

（2）环境因素

目前认为一些感染，如细菌、支原体和病毒感染等，影响RA的发病和病情进展。吸烟也能够显著增加RA发生的风险。

（3）免疫紊乱

免疫紊乱是RA主要的发病机制，患者的免疫系统错误地将自身正常的关节组织当作威胁，并对其进行攻击，导致软骨、滑膜、韧带和肌腱等组织发生一系列的炎症反应。

2）中医历代对痹证的认识

《素问·痹论》云："风寒湿三气杂至，合而为痹……病在阴者命曰痹。"《黄帝内经》中所言痹的种类众多，如五脏痹、六腑痹、奇恒之腑痹、五体肢节痹，反映了痹病的基本类型。

（1）先秦两汉时期

《素问·痹论》曰："以冬遇此者为骨痹。"指出此病易发于冬季。此外，冬与肾相应，说明骨痹主要与肾相关。《素问·长刺节论》云："痛在骨，骨重不可举，骨髓酸痛，寒气至，名曰骨痹。"《素问·痹论》云："痹在骨则重。"骨痹的形成主要是由于外邪的侵袭。《素问·逆调论》云："太阳气衰，肾脂枯不长……肾者水也，而生于骨，肾不生则髓不能满，故寒甚至骨也……病名曰骨痹，是人当挛节也。""太阳气衰"，隋代杨上善在《黄帝内经·太素》注释为"足太阳肾腑又衰"，即肾阳虚。中医认为阴阳互根互用，无阳则阴无以生，故肾脂枯不长，无阴则阳无以化，故寒甚至骨。《素问·四时刺逆从论》云："太阳有余，病骨痹身重。"由此可见，"太阳气衰""太阳有余"均可致骨痹。《灵枢·刺节真邪》云："虚邪之中人也，洒淅动形起毫毛而发腠理。其入深，内搏于骨则为骨痹。""虚邪"是指风寒湿等外邪乘虚而伤人。这句话明确指出"虚邪中人"先伤及皮毛，后经传变入骨才形成骨痹。《素问·痹论》云："故骨痹不已，复感于邪，内舍于肾……其入脏者死。"由此可见，骨痹久治不愈，复感于邪，可转成五脏痹，多预后不良。《黄帝内经》认为骨痹主要是由于正虚风寒湿等外邪内侵或太阳有余而致骨重、骨髓酸痛、筋骨挛急的一种病证，但是《黄帝内经》对骨痹的描述多停留在宏观层面上，后世医家在《黄帝内经》的基础上对骨痹的认识不断细化。

骨痹，仲景称之为历节。《金匮要略·中风历节病脉证并治》曰："寸口脉沉而弱,沉即主骨,弱即主筋,沉即为肾,弱即为肝……诸肢节疼痛,身体魁羸,脚肿如脱。"仲景明确指出"寸口脉沉而弱",这是现有资料中首次对骨痹脉象的记载。

（2）魏晋时期

《华氏中藏经·论骨痹》记载:"骨痹者,乃嗜欲不节伤于肾也……精气日衰,邪气妄入……下流腰膝,其象为不遂,旁攻四肢,则为不仁。"至此对骨痹较《黄帝内经》有了更深层的认识,其本是"嗜欲伤肾",青年早婚,房事过度,或少年无知,频犯手淫,导致肾气虚。肾为气之根,肾气虚而中上二焦随之气虚,即脾气虚运化无力,饮食不化,肾精为先天之精,得不到后天之精的滋养则愈虚,外邪乘虚而入,易痹着于骨形成骨痹。说明骨痹的形成不但与肾有密切关系,还与脾有关。

（3）唐代

孙思邈《备急千金要方·肾脏方》说:"骨极者,主肾也,肾应骨,骨与肾合。又曰:以冬遇病为骨痹,骨痹不已,复感于邪,内舍于肾,耳鸣见黑色,是其候也……风历骨,故曰骨极……阴则虚……腰脊痛不能久立,屈伸不利。其气衰则发堕齿槁,腰背相引而痛,痛甚则咳唾甚……阳则实……膀胱不通,牙齿脑髓苦痛,手足酸,耳鸣色黑,是骨极之至也。"明确指出骨痹复感于邪则转为骨极。骨极即骨绝,扁鹊云:骨绝不治。王焘《外台秘要·骨极》在《备急千金要方》的基础上进一步论述:"骨应足少阴,足少阴气绝则骨枯。足少阴者冬脉也,伏行而濡滑骨髓者也,故骨不濡则肉不能着骨也。骨肉不相亲则肉濡而却,肉濡而却故齿长而垢,发无泽,发无泽则骨先死。"《外台秘要》也指出骨痹不愈复感可致骨极,最终导致"骨肉不相亲",肉不濡骨,骨则死。

唐代对骨痹的治疗已经突破单一治法,并且内服药的治疗已有较大发展。孙思邈《备急千金要方·食治方》有单味药粟米治疗骨痹的记载:"粟米,味咸微寒无毒,养肾气,去骨痹热中。"《备急千金要方·风痹》还有单穴商丘治疗骨痹烦满的记载。《备急千金要方·脚病》首见多穴配伍治疗骨痹,谓:"阳辅、阳交、阳陵泉主髀枢膝骨痹不仁。"《千金翼方·中风》用八风十二痹散治疗,骨痹方中乌头、巴戟天、附子、狗脊、桂心、细辛、秦艽、防风温经散寒除湿通络祛风,茯苓健脾渗湿,白芍养血缓急舒筋;久服祛风药易伤津,故用五味子、薯蓣、葳蕤滋肾养阴,黄芪益气固表,升阳通痹。这一时期还突出了酒的运用,如《外台秘要》中治疗"腰胯疼冷、风痹脚弱"的"生石斛酒";《千金要方》中治疗"风湿痹不仁,脚弱不能行"的"侧子酒"等。

（4）宋代

《圣济总录·骨痹》记载:"病名骨痹,是人当挛节也。夫骨者肾之余,髓者精之所充也。肾水流行,则髓满而骨强。迨夫天癸亏而凝涩,则肾脂不长;肾脂不长,则髓涸而气不行,骨乃痹而其证内寒也……特为骨寒而已。""天癸"是指肾中之精气,"气不行"是指元气不行。精气、元气都根藏于肾,肾精亏则无以化生元气,元气虚则不能发挥温煦功能,骨寒而成骨痹。并首次将骨痹进行分型并附有方药:补骨髓,治寒湿,肉苁蓉丸方;治肾虚骨痹,肌体羸瘦,腰脚酸痛,饮食无味,小便滑数,石斛丸方;治肾虚骨痹,面色萎黑,足冷耳鸣,四肢羸瘦,脚膝缓弱,小便滑数,补肾熟干地黄丸方;治肾脏中风寒湿成骨痹,腰脊疼痛,不得俯仰,两脚冷,缓弱不遂,头昏耳聋,语音浑浊,四肢沉重,附子独活汤方;治肾脏气虚,骨痹缓弱,腰脊酸痛,脐腹虚冷,颜色不泽,神志昏聩,鹿茸天麻丸方;治肾脏久虚,骨疼腰痛足冷,少食无力,肾沥汤方。从其方剂命名上看,多以补肾填精药冠名,强调了补益药的君药地位;从剂型看多是丸、散剂,汤剂较少提到。它是最早、最多且最系统体现应用补肾填精法治疗骨痹的方论文献。由于《圣济总录》是在民间医方和内府秘方基础上汇编而成的,来源于临床实践经验,是集宋以来历代验方之大成,因此其所载方药基本反映了宋以前治疗骨痹的特点。张锐《鸡峰普济方·泻痢(呕吐附)疟干漆丸》曰:"寒至骨,不能热,厚衣不能温,然不冻栗。此由肾气素盛,恣欲太过,水竭脂枯,髓不满骨,津华不充于外,所以不冻栗者,非阳虚而为阴乘也。名曰骨痹。疟久久不制令挛缩宜此。"由此可见,疟久治不愈可致骨痹,可用干漆丸治疗。并提出骨痹新的病因病机——"阴乘",笔者认为"阴乘"即阴胜、阴盛。杨士瀛《仁斋直指附遗方论·痰涎·附诸贤论》引刘宗厚言:"冷痰多成骨痹。"《诸病源候论·痰饮病诸候》认为冷痰是"胃气虚弱,不能宣行水谷,故使痰水结聚"而成。笔者认为冷痰的形成多与脾气虚、脾阳虚有关。脾主运化水湿,脾气虚,脾的运化水湿功能减退会致湿邪困脾,中州痞塞。内湿招引外湿,两湿相合易伤人之阳气;湿为阴邪,必伤营血,营伤则卫气不通,血伤则阳气不行,邪气流注于骨,则骨重不举。

(5)明代

李时珍《本草纲目·诸水有毒》说:"汗后入冷水,成骨痹。"并记载了有关骨痹的医案:"顾闵远行,汗后渡水,遂成骨痹痿躄,数年而死也。"王肯堂《证治准绳·杂病》指出骨痹"治法当求之痹门"。同时还对颈项强痛的病因病机进行了论述:"人多有挫闪,及久坐失枕而致,颈项不可转移者,由肾虚不能生肝,肝虚无以养筋,故机关不利。"虽说骨痹病位在骨,关键在于肾,同时还与肝、肺、脾有关。肝藏血,在体合筋。筋即筋膜,筋膜有赖于肝血的滋养,而筋膜又附着于骨,为骨提供营养。如果肝血虚无以养筋,筋膜不能为骨提供营养,骨弱,风寒湿袭人则易痹着于骨,形成骨痹。

(6)清代

清代多数医家依然延续《黄帝内经》的论述,认为骨痹是由肾虚骨弱、风寒湿等外邪痹着引起。如高秉钧的《医学真传》中言:"若中风历节,则伤肾。肾主之骨,肝主之筋,疼痛如掣,此言风伤有形之筋骨而为病,中之深,病之重者也,虽有浅深轻重之不同皆不死也。"杨时泰《草述钩元·毒草部》中说:"髓少骨痹身寒,重衣不能热,腰脊疼不得俯仰,脚冷受热不遂,此肾脂枯涸不行。髓少筋弱冻栗,故挛急,附子汤主之。"戴绪安在《医学举要·杂症合论》中说："骨痹属肾，痛苦切心，四肢挛急，关节浮肿。"黄元御在《四圣心源·杂病解下》中云："历节者，风寒湿之邪，伤于筋骨者也。"张璐在《张氏医通·诸痛》中云："病在骨，多兼寒饮，重而屈伸不利，常若拭不干状，附子丸、川芎肉桂丸、活络丹、铁弹丸选用。"多用附子、肉桂等药物配伍应用。王清任在《医林改错·卷下》中明确提出了"痹有瘀血"的论点，在提示用活血化瘀法治疗痹证时说："总滋阴外受之邪归于何处？总逐风寒去湿热，已凝之血，更不能活。如水遇风寒，凝结成冰，冰成，风寒已散，明此义，治痹证何难？"王清任在痹证论治方面的贡献，在于开拓了痹证辨治思路，将活血化瘀法广泛应用于痹病临床。清代对骨痹的治疗主要是补肝肾以壮筋骨，多采用熟地黄、鹿角胶、杜仲、牛膝、川续断、胡桃肉、肉苁蓉、石斛、山茱萸等药物。其次，由于"瘀血"理论的兴起，常配以活血通络以止痛，药如桃仁、红花、穿山甲、地龙等。

(二)临床表现

个体差异较大，多为慢性起病，以对称性双手、腕、足等多关节肿痛为首发表现，常伴有晨僵，可伴有乏力、低热、肌肉酸痛、体重下降等全身症状。少数则急性起病，在数天内出现典型的关节症状。

1. 好发人群

女性好发，发病率为男性的 2～3 倍。可发生于任何年龄，高发年龄为 40～60 岁。

2. 症状体征

(1)晨僵　早晨起床时关节活动不灵活的主观感觉，它是关节炎症的一种非特异表现，其持续时间与炎症的严重程度成正比。

(2)关节受累的表现

①多关节受累　呈对称性多关节炎(常≥5 个关节)。易受累的关节有手、足、腕、踝及颞颌关节等，其他还可有肘、肩、颈椎、髋、膝关节等。

②关节畸形　手的畸形有梭形肿胀、尺侧偏斜、天鹅颈样畸形、纽扣花样畸形等。足的畸形有跖骨头向下半脱位引起的仰趾畸形、外翻畸形、跖趾关节半脱位、弯曲呈锤状趾及足外翻畸形。

③其他　可有正中神经/胫后神经受压引起的腕管/跗管综合征，膝关节腔积液挤入关节后侧形成腘窝囊肿(Baker 囊肿)，颈椎受累(第 2、第 3 颈椎多见)，可有颈部疼痛、颈部无力及难以保持其正常位置，寰枢关节半脱位，相应有脊髓受压及椎基底动脉供血不足的表现。

(3)关节外表现

①一般表现可有发热、类风湿结节(属于机化的肉芽肿，与高滴度 RF、严重的

关节破坏及 RA 活动有关,好发于肘部、关节鹰嘴突、骶部等关节隆突部和经常受压处)、类风湿血管炎(主要累及小动脉的坏死性小动脉炎,可表现为指、趾端坏死,皮肤溃疡,周围神经病变等)及淋巴结肿大。

②心脏受累 可有心包炎,心包积液,心外膜、心肌及瓣膜的结节,心肌炎,冠状动脉炎,主动脉炎,传导障碍,慢性心内膜炎及心瓣膜纤维化等表现。

③呼吸系统受累 可有胸膜炎,胸腔积液,肺动脉炎,间质性肺疾病,结节性肺病等。

④肾脏表现 主要有原发性肾小球及肾小管间质性肾炎,出现肾脏淀粉样变和继发于药物治疗(金制剂、青霉胺及 NSAIDs)的肾损害。

⑤神经系统受累 除周围神经受压的症状外,还可诱发神经疾病、脊髓病变、周围神经病、继发于血管炎的缺血性神经病及药物引起的神经系统病变。

⑥贫血 RA 最常见的关节外表现,属于慢性疾病性贫血,常为轻度至中度。

⑦消化系统受累 可因 RA 血管炎、并发症或药物治疗所致。

⑧眼病 幼年患者可有葡萄膜炎,成人可有巩膜炎,可能由血管炎所致。还可有干燥性结膜角膜炎、巩膜软化、巩膜软化穿孔、角膜溶解。

(4)Felty 综合征 1%的 RA 患者可有脾大、中性粒细胞减少(及血小板减少、红细胞计数减少),常有严重的关节病变、高滴度的 RF 及 ANA 阳性,属于一种严重型 RA。

(5)缓解性血清阴性、对称性滑膜炎伴凹陷性水肿综合征(RS3PE)于男性多见,常于 55 岁以后发病,呈急性发病,有对称性腕关节、屈肌腱鞘及手小关节的炎症,手背可有凹陷性水肿。晨僵时间长(0.5～1 天),但 RF 阴性,X 线片多无骨破坏。有 56%的患者为 HLA - B7 阳性。治疗上对单用 NSAIDs 药物反应差,而小剂量糖皮质激素疗效显著。常于 1 年后自行缓解,预后好。

(6)成人 Still 病(AOSD)是以高热、关节炎、皮疹等的急性发作与缓解交替出现为临床表现的一种少见的 RA 类型。因临床表现类似于全身起病型幼年类风湿关节炎(Still 病)而得名。部分患者经过数次发作转变为典型的 RA。

(7)老年发病的 RA 常>65 岁起病,性别差异小,多呈急性发病,发展较快(部分以 OA 为最初表现,几年后出现典型的 RA 表现)。以手足水肿、腕管和跗管综合征和多肌痛为突出表现,晨僵明显,60%～70%的 RF 呈阳性,但滴度多较低。X 线片以骨质疏松为主,很少有侵袭性改变。患者常因心血管、感染及肾功能受损等并发症而死亡。选用 NSAIDs 要慎重,可应用小剂量激素,对慢作用抗风湿药(SAARD)反应较好。

诊断——

RA 的诊断标准、分期、功能和活动性的判断:

1. RA 的诊断标准

(1)美国风湿病学会 1987 年修订的 RA 分类标准如下,≥4 条并排除其他关节炎可以确诊 RA。

①晨僵至少 1 小时(≥6 周)。

②3 个或 3 个以上的关节受累(≥6 周)。

③手关节(腕、MCP 或 PIP 关节)受累(≥6 周)。

④对称性关节炎(≥6 周)。

⑤有类风湿皮下结节。

⑥X 线片改变。

⑦血清类风湿因子阳性。

(2)2010 年 ACR/EULAR 关于 RA 新的分类标准(总得分 6 分以上的可确诊RA)。

表 3-1　RA 的分类标准

关节受累	得分 (0~5 分)	血清学(至少需要 1 条)	得分 (0~3 分)
1 个大关节	0	RF 和 ACPA 均阴性	0
2~10 个大关节	1	RF 和/或 ACPA 低滴度阳性	2
1~3 个小关节(伴或不伴大关节受累)	2	RF 和/或 ACPA 高滴度(超过正常值 3 倍以上)阳性	3
4~10 个小关节(伴或不伴大关节受累)	3		
>10 个关节(至少 1 个小关节受累)	5		
急性时相反应物(至少需要 1 条)	得分 (0~1 分)	症状持续时间	得分 (0~1 分)
CRP 和 ESR 均正常	0	<6 周	0
CRP 或 ESR 增高	1	≥6 周	1

(3)2012 年早期 RA(ERA)分类诊断标准:

①晨僵≥30 分钟。

②>3 个关节区的关节炎。

③手关节炎。

④类风湿因子(RF)阳性。

⑤抗 CCP 抗体阳性。

14 个关节区包括双侧肘、腕、掌指、近端指间、膝、踝和跖趾关节;≥3 条可诊断为 RA。敏感性为 84.4%,特异性为 90.6%。

2. 病情分期

①早期有滑膜炎,无软骨破坏。

②中期介于上、下间(有炎症、关节破坏、关节外表现)。

③晚期已有关节结构破坏,无进行性滑膜炎。

3. 关节功能分级

①Ⅰ级功能状态完好,能完成平常任务无碍(能自由活动)。

②Ⅱ级能从事正常活动,但有1个或多个关节活动受限或不适(中度受限)。

③Ⅲ级只能胜任一般职业性任务或自理生活中的一部分(显著受限)。

④Ⅳ级大部分或完全丧失活动能力,需要长期卧床或依赖轮椅,很少或不能生活自理(卧床或轮椅)。

4. RA 病情评估

RA 病情评估需结合临床及辅助检查,判断类风湿关节炎活动性的项目包括疲劳的严重性、晨僵持续的时间、关节疼痛和肿胀的程度、关节压痛和肿胀的数目、关节功能受限程度,以及急性炎症指标(如血沉、C 反应蛋白和血小板)等。

(三)临床医案

黄某,女,42岁,农民。2019年6月13日初诊。

四肢关节肿痛、变形4年有余。患者面色萎黄,神倦乏力,纳差,四肢欠温,畏寒喜暖,经少带多,便溏,关节晨僵,两手指、腕及踝关节呈对称性棱状畸形肿大、疼痛,触痛明显,昼轻夜重。实验室检查类风湿因子(+)、CCP 抗体(+)、ESR 48 mm/hr、CRP 98 mg/L。舌淡胖,苔薄白,脉沉细。

诊断:中医诊为痹证(风寒湿痹);西医诊为类风湿关节炎(中、晚期)。

治则:补肾壮阳散寒,行气活血通络。

治法:通脉温阳灸。

取穴:膀胱经第一侧线,督脉,夹脊穴。

操作——

1. 定位

患者放松俯卧于床上,裸露后背,在特定的治疗部位,背、腰、骶三部,即督脉、膀胱经循行区域,从"大椎"至"腰俞"穴,涵盖膀胱经第一侧线、督脉、夹脊穴。

2. 方法

(1)用75%的乙醇在通脉温阳灸范围内常规消毒,将灸液和灸药均匀撒于所灸部位,并在上面铺一层纱布(80 cm×100 cm)。

(2)将自制灸盒(专利号:Z201020259893.9)放置在所定位处,将1.5 kg 的切好的生姜粒,每粒约0.5 cm×0.5 cm×0.5 cm,均匀地铺在灸盒内,在生姜上放置提前捏好的锥形艾炷(直径2 cm×高2.5 cm)自上而下点燃艾炷。

(3)采用聚烟罩扣住铺灸部位,在罩上连接一个类似于烟囱的排烟管,同时可以使得灸火更为集中,更易引发感传,提高治疗效果。

(4)灸完第一壮,另铺灸炷进行第二壮,以此方法共灸3壮,约3个小时。

(5)3壮结束后用两手提起纱布四个角将灸盒与生姜取下,用新纱布擦干背部,嘱咐患者6个小时内不要在背部接触冷水、凉风。每5天灸1次,共6次。

2019年9月2日二诊:患者四肢关节疼痛较前好转,抗O正常范围,类风湿因子(一)。继续予以通脉温阳灸治疗。每5天灸1次,共6次。

2019年11月28日三诊:患者临床症状基本消失,各项检查指标正常。嘱咐患者避风寒,多注意休息。

(四)按语

类风湿关节炎属"痹证"范畴,该患者面色萎黄,神倦乏力,纳差,四肢欠温,畏寒喜暖,经少带多,便溏,结合舌淡胖,苔薄白,脉沉细,辨证属风寒湿痹证。由于素体阳虚,卫外不固,复感风寒湿邪,迁延日久,内舍肝肾,邪留肢节,脉络痹阻所致。"通脉温阳灸"是生姜在艾灸的作用下,其药力渗透到经络腧穴,通过经络传导作用,能够振奋一身之阳,使阳气强盛、气血调和、经脉畅通,意在补肾壮阳散寒,活血通络止痛。

艾灸时的注意事项:在灸治的过程中,如果患者感觉皮肤灼热,应该在灼热部位加垫纱布,避免患者皮肤烫伤;如果有灼伤起疱现象,应该在3天后用无菌注射器抽吸疱液,外涂碘伏保护疮面;患者进行过铺灸后全身毛孔开放,故而在铺灸后4个小时避免洗浴,避风,防止感冒;避免饮食寒凉食物,使寒湿停留于体内,影响灸疗效果。

(五)调护与注意事项

类风湿关节炎(RA)尚无法治愈。但是,规范治疗能使症状缓解,防止关节畸形和残疾的发生。该病是一种慢性消耗性疾病,对机体影响大,不仅仅累及全身小关节,同样慢性疼痛对人体的心理、精神产生极大负面作用。随着病程的延长,RA患者也会出现关节外的其他组织和器官受累,残疾及功能受限的发生率升高。研究显示,RA患者关节外受累的发生率为17.8%～47.5%,受累组织和器官包括皮肤、肺、心脏、神经系统、眼、血液和肾脏等,出现关节外脏器受累的患者并发症的发生会更多,病死率会更高。因此,日常类风湿关节炎(RA)患者的自我护理非常重要,有助于帮助症状缓解,恢复一定的肌肉强度并延缓病情恶化。包括:

(1)日常生活管理　建议患者参照地中海饮食方法,多吃鱼类、蔬菜、水果、橄榄油。超重肥胖者控制膳食总量,避免体重增加,加重关节负担。

(2)热疗和冷敷　热疗:洗热水澡可以帮助患者肌肉放松,但在急性期进行热疗可能加重病情。冷敷:急性期可在关节处冷敷,以缓解疼痛。

(3)身心放松　身心放松有助于缓解疼痛。短时休息或睡眠可以缓解 RA 引起的乏力、关节僵痛。避免紧张、焦虑,保持良好的心态,可能让关节和全身情况好转。

(4)日常病情监测　在治疗初期应该至少每月复诊 1 次,病情控制稳定后每3～6 个月复诊 1 次,以便及时调整治疗方案,有效控制疾病。当症状得到缓解后,RA 患者应该规律锻炼,有助于减轻关节炎所致的疼痛。运动方式以保持关节灵活性和肌肉强度为主,比如手指活动和上肢运动。能改善心肺功能和肌肉力量的有氧运动,如散步、骑自行车和游泳。

(5)特殊注意事项　RA 会改变患者的生活方式,需要长期接受治疗,以此控制症状,并减少关节损伤。如果关节症状加剧,需要及时看医生。

六、颈椎病

颈椎病又称颈椎综合征,是一种以退行性病理改变为基础的疾患,是颈椎骨关节炎、增生性颈椎炎、颈神经根综合征、颈椎间盘脱出症的总称。颈椎病主要是由于颈椎长期劳损、骨质增生,或椎间盘脱出、韧带增厚,致使颈椎脊髓、神经根或椎动脉受压,出现一系列功能障碍的临床综合征。表现:椎节失稳、松动;髓核突出或脱出;骨刺形成;韧带肥厚和继发的椎管狭窄等,刺激或压迫了邻近的神经根、脊髓、椎动脉及颈部交感神经等组织,引起一系列症状和体征。

(一)病因病机

颈椎病可分为颈型颈椎病、神经根型颈椎病、脊髓型颈椎病、椎动脉型颈椎病、交感神经型颈椎病、食管压迫型颈椎病。

1. 现代医学病因认识

1)颈椎的退行性变

颈椎退行性改变是颈椎病发病的主要原因,包括:椎间盘变性;韧带-椎间盘间隙的出现与血肿形成;椎体边缘骨刺形成;颈椎其他部位的退变;椎管矢状径及容积减小。其中,椎间盘的退变尤为重要,是颈椎诸结构退变的首发因素,并由此演变出一系列颈椎病的病理解剖及病理生理改变。

2)发育性颈椎椎管狭窄

近年来已明确颈椎管内径,尤其是矢状径,不仅对颈椎病的发生与发展,而且与颈椎病的诊断、治疗、手术方法的选择,以及预后判定均有着十分密切的关系。

有些人颈椎退变严重,骨赘增生明显,但并不发病,其主要原因是颈椎管矢状径较宽,椎管内有较大的代偿间隙。而有些患者颈椎退变并不十分严重,但症状出现早而且比较严重。

3)慢性劳损

慢性劳损是指超过正常生理活动范围最大限度或局部所能耐受时值的各种超限活动。因其有别于明显的外伤或生活、工作中的意外,因此易被忽视,但其与颈椎病的发生、发展、治疗和预后等都有着直接关系,此种劳损的产生与起因主要来自以下 3 种情况:

(1)不良的睡眠体位。因其持续时间长及在大脑处于休息状态下不能及时调整,则必然造成椎旁肌肉、韧带及关节的平衡失调。

(2)不当的工作姿势。大量统计材料表明某些工作量不大、强度不高,但处于坐位,尤其是低头工作者的颈椎病发病率特高,包括家务劳动者、刺绣女工、办公室人员、打字抄写者、仪表流水线上的装配工,等等。

(3)不适当的体育锻炼。正常的体育锻炼有助于健康,但超过颈部耐量的活动或运动,如以头颈部为负重支撑点的人体倒立或翻筋斗等,均可加重颈椎的负荷,尤其在缺乏正确指导的情况下。

4)颈椎的先天性畸形

在对正常人颈椎进行健康检查或做对比研究性摄片时,常发现颈椎段有各种异常,其中骨骼明显畸形的约占 5%。

2. 中医病因病机认识

中医认为项痹是由于风、寒、湿等邪气闭阻项部经络,影响气血运行,导致颈项部强硬疼痛,上肢疼痛、重着、麻木等症状的一种疾病。现代医学称之为颈椎病,是中年人的多发病,是以颈肩臂痛、上肢无力、麻木、颈部活动受限,有的尚有头痛、头晕、耳鸣、视物不清等症状为主要表现的综合征。

(二)临床表现

颈椎病的临床症状较为复杂。主要有颈背疼痛、上肢无力、手指发麻、下肢乏力、行走困难、头晕、恶心、呕吐,甚至视物模糊、心动过速及吞咽困难等。颈椎病的临床症状与病变部位、组织受累程度及个体差异有一定关系。

(三)临床医案

李某,男,49 岁,职员。2019 年 5 月 3 日初诊。

诉头昏、眩晕 1 年有余。患者 1 年前起,头昏眩晕,休息后可减轻,近日因工作劳累,病情加重。患者面黄,身体消瘦,神疲懒言,气短声微,心悸少寐,稍变动体位即感头晕不适,头重脚轻。舌淡质胖,苔薄白,脉沉细。

诊断:中医诊为眩晕(气血亏虚证);西医诊为颈椎病。

治则:益气养血,升阳止眩。

治法:艾盒灸。

取穴:大椎,百会,风池,四神聪。

操作:局部皮肤常规消毒后,取1寸毫针斜刺大椎、百会、风池、四神聪,得气后留针30分钟。留针期间用艾灸盒熏灸30分钟,中途换艾炷1次。

5月7日复诊:病史同前,患者诉头晕较前减轻,颈部肌肉感觉较前松弛。舌质淡红,脉沉。继续针灸以上俞穴。艾灸盒熏灸。

5月11日三诊:病史同前,患者诉头晕明显好转,偶有头晕,睡眠明显改善。停用针刺,实按灸百会(见实按灸),以温热为度。艾条熨灸(见熨灸)大椎、风池各15分钟。

5月15日四诊:患者诉已无眩晕感,为巩固疗效,继续艾灸以上俞穴一个疗程。

(四)按语

眩晕是目眩和头晕的总称。本病病位在清窍,由气血亏虚、肾精不足致脑髓空虚,清窍失养,或肝阳上亢、痰火上逆、瘀血阻窍而扰动清窍发生眩晕,与肝、脾、肾三脏关系密切。眩晕的病性以虚者居多,故张景岳谓"虚者居其八九",如肝肾阴虚、肝风内动,气血亏虚、清窍失养,肾精亏虚、脑髓失充。眩晕实证多由痰浊阻遏,升降失常,痰火气逆,上犯清窍,瘀血停着,痹阻清窍而成。眩晕的发病过程中,各种病因病机,可以相互影响,相互转化,形成虚实夹杂;或阴损及阳,阴阳两虚,肝风、痰火上扰清窍,进一步发展可上蒙清窍,阻滞经络,而形成中风;或突发气机逆乱,清窍暂闭或失养,而引起晕厥。方中大椎乃诸阳交会穴,可益气升阳,清利头目;督脉入脑,配百会、四神聪以疏通督脉及足太阳膀胱经之气血。风池穴加用艾灸,可温通经脉,疏通局部气血。

眩晕症患者的饮食应以富有营养和新鲜清淡为原则。要多食蛋类、瘦肉、青菜及水果。忌食肥甘辛辣之物,如肥肉、油炸物、酒类、辣椒等。营养丰厚的食物,可补充身体之虚,使气血旺盛,脑髓充实。对因贫血、白细胞减少症或慢性消耗性疾病所引起的眩晕症,尤应以营养调理为主。肥甘辛辣之品,能生痰助火,会使眩晕加重。因此,患高血压病、脑动脉硬化症的人应当慎用肥甘辛辣之物。在眩晕症的急性发作期,应适当控制水和盐的摄入量。现代医学认为,这样可减轻内耳迷路和前庭神经核的水肿,从而使眩晕症状缓解或减轻发作。

眩晕症患者的精神调养也是不容忽视的。忧郁恼怒等精神刺激可致肝阳上亢或肝风内动,而诱发眩晕。因此,眩晕患者应胸怀宽广,精神乐观,心情舒畅,情绪稳定,这对预防眩晕症发作和减少发作次数十分重要。

过度疲劳或睡眠不足为眩晕症的诱发因素之一。不论眩晕发作时或发作后都应注意休息。在眩晕症急性发作期应卧床休息。如椎底动脉供血不足引起的眩晕,站立时症状会加重,卧床时症状可减轻。卧床休息还能防止因晕倒而造成的身体伤害。眩晕症患者保证充足的睡眠甚为重要。在充足睡眠后,其症状可减轻或消失。再者,眩晕症患者应尽量避免头颈左、右、前、后的转动。如有内耳病变,可因头位的改变影响前庭系统的功能而诱发眩晕。颈椎病患者颈部转动或仰俯时,可使椎动脉受压而影响脑部血液循环,使脑供血不足而诱发眩晕。声、光的刺激也可加重眩晕,故居室宜安静,光线要暗淡。

(五)调护和注意事项

(1)眩晕者应保持安静,心情愉快,保证充足的睡眠和休息,避免用脑过度、精神紧张等。饮食宜清淡,适当参加体育锻炼。

(2)眩晕由颈椎病引起者,睡眠时要选用合适枕头,避免长期低头工作,要注意保暖。

(3)眩晕由高血压、动脉硬化引起者,要经常测量血压,保持血压稳定,控制饮食及血脂,饮食宜清淡,情绪要稳定。

(4)眩晕由贫血引起者应适当增加营养,可应用食物疗法及辅助药物治疗。

(该案例由胡开理整理)

七、跟痛症

跟痛症,是以足跟部及其周围疼痛为主要表现的一种症候群,临床主要表现为足跟部疼痛、疼痛剧烈、行走困难,在中老年人群中尤为普遍,且男性多于女性。其发病率高、疼痛剧烈、病势缠绵易复发的特点使其成为临床治疗的一个难点。

(一)病因病机

跟痛症最早称为"踵痛",辨病当属"痹证"范畴,病性为本虚标实证,多以肝肾不足、筋脉失养为本,以风寒湿邪阻滞经络、筋脉瘀阻为标。病因包括年老过劳、跌仆损伤、感受外邪等。其病机多以肝肾亏虚或久病体虚、气血失和、筋脉失养,复因风、寒、湿邪侵袭及外伤、劳损、肥胖等致使气血阻滞而成。

(二)临床表现

临床表现为病程缓慢,足跟跖面疼痛,步行或站立时疼痛加重,足跟骨跖面内侧结节从而出现疼痛及不适。疼痛轻者走路或久站后逐渐疼痛,重者足跟肿胀不能站立或行走,疼痛甚至涉及小腿后侧。一般有急性或慢性足跟部损伤史,站立或走路时足跟及足底疼痛,不敢着地,可向前扩散到前脚掌,运动及行走后疼痛加重,休息减轻;或有跟骨后上方的酸胀肿痛,活动受限,尤其是跑跳和上楼、爬山时疼痛加重。部分患者可有"静止痛",卧、坐时足跟部有"跳痛"感,刚起身时疼痛剧烈,稍活动后疼痛减轻,但行走或站立过久疼痛又加重。

(三)临床医案

费某,男,73岁,2004年6月初诊。

诉足跟痛3个月有余,尤以晨起明显,难以下床,稍活动后缓解,病程中渐渐加重,行走困难,更不能负重,病程中寐食正常,平素无大碍。舌淡红、苔薄白,脉弦。X线片提示跟骨骨刺形成。

诊断:中医诊为跟痛症(瘀血阻络,肝肾亏虚);西医诊为足跟痛。

治则:化瘀通络,补益肝肾。

治法:温和灸。

操作:把艾绒搓揉成鸽卵型,3～4枚,置于小铁碗内,在碗前放置一小凳子,略高于碗,点燃艾绒,撒上中药粉末,脚踏在木凳上,脚跟置于烟上熏灸,以不烫为准,上盖毛巾,燃尽再添,每次约1个小时,每天1次。1周1个疗程,效果明显。

药粉组成:威灵仙30 g,丹皮15 g,苍术15 g,络石藤20 g,杜仲10 g,作为1次量,共成粗粉末。

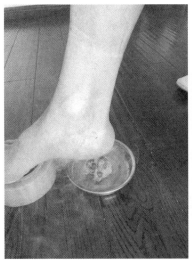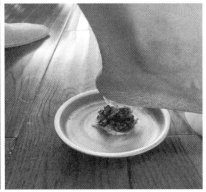

图 3-1　足跟痛灸法

注意事项:药粉以粗粒为好,太细不易燃烧,不利于提高疗效。局部温热为度,不要过热。

(四)按语

跟痛症是一种常见病,以足跟肿胀、局部压痛、行走困难为特征。在中医里属"骨痹"范畴,其发病原因多与老年肾亏劳损、外伤和感受寒湿有关。中医将此病分为气滞血瘀型、肝肾亏虚型和寒湿痹阻型,治疗上注重审证求因、辨证论治。

(五)调护和注意事项

(1)尽量减少走动,不负重,并注意防寒保暖。有该类疾病的老年朋友少走鹅卵石地,减少对跟骨滑囊的刺激。

(2)选择合适的鞋子,应少穿质地较硬的皮鞋,而穿舒适的布鞋,鞋码可略大一些,并且加用软一些的鞋垫。可将厚鞋垫部分挖空,使骨刺不与鞋底直接接触,以减轻疼痛。

(3)平时注意调节饮食和生活方式,保持积极乐观的情绪。

(4)老年朋友能坚持每晚足浴最好。

八、臁疮腿

本病多由站立太久或担物负重,以致下肢络脉失畅,局部气血郁滞,复因湿热下注,气血凝滞,腐烂皮肉而成。下肢皮肤受伤,虫咬以及湿疹等,常为诱发臁疮腿的常见病因。其特点是溃疡经久难以收口,或虽经收口,每易因损伤而复发。

(一)病因病机

臁疮腿,又称"老烂腿""裙风""湿热下注"。常发生在小腿下 1/3 处、内侧(内臁)、外侧(外臁),严重者内、外侧均溃烂,甚者小腿后侧亦可连及,具有特定的发病部位。该病是周围血管病常见病,主要由于下肢静脉血液回流障碍及淋巴回流障碍,而使下肢严重瘀血、静脉高压缺氧、皮肤营养障碍、色素沉着、纤维硬化,而致皮肤溃疡、久治不愈。

本病初起以脾胃湿热表现为主。脾主四肢、肌肉,脾胃湿热下注,经络阻滞,气血凝涩,则局部焮红漫肿;热微则痒,热盛则痛,湿盛则肉烂,热盛则肉腐,湿热蕴蒸则痒痛腐烂俱见。湿为阴邪,缠绵胶着,故滋水淋漓,疮腐不鲜。本病病程缠绵,经久难愈,日久气血被耗,脾胃虚弱,则以气血两虚表现为主。气血亏耗,正气不充,滋养乏源,则疮口下陷。气血虚弱,毒滞难化,则疮周皮色紫暗,疮面肉色秽暗,脓水腥臭,并伴神疲体倦,面色失华等脾虚气血不足症状。本病以清热利湿、调理气血为基本治疗原则。

中医认为是外感湿邪与瘀血阻滞脉络,瘀久化热,败而溃烂,流脓淌水,日久肝肾阴亏,气血不足,较难治愈。临床多见身体肥胖者,外感湿邪与素体湿盛者,症状重,易复发。

用辨证施治方法,抓住该病的主症"湿"与"瘀",用活血化瘀及渗湿、利湿剂,在不同阶段分别以清热、益气、养阴等疗法,达到驱邪、扶正固本的目的。外治法则重用熏洗与外敷药结合。熏洗剂则依照《诸病源候论》"寒则血结,温则血清,血气得温则宣流,冷则凝涩","血得热则行,遇寒则凝"的特点,取温经活血、渗湿、祛风止痛剂,改善下肢肿胀、痒痛症状,溃烂面外敷药,能祛腐生肌、止痛敛疮。

(二)临床表现

(1)小腿中下段前方,皮下就是骨头,一旦发生溃疡,骨头就露出来,表面随之发生感染,形成慢性骨髓炎。这些都是臁疮腿的临床症状。

(2)疮口愈腐愈深,甚至外肉脱尽,臁疮的症状可见胫骨,若患肢伴有青筋暴露,以及朝轻暮重的,可经年累月,不易收口或敛而复溃,蔓延疾速,而呈菜花状,偶有癌变,治疗更难。

(3)起病初,可能只是炎症渗出,继而发生溃疡,老不见好,越烂越大,越烂越深,最终将皮肤全层烂坏。臁疮腿的临床症状,见溃疡周围皮肤受影响,发生萎缩,颜色发黑,引起湿疹,不时脱屑,感到瘙痒。

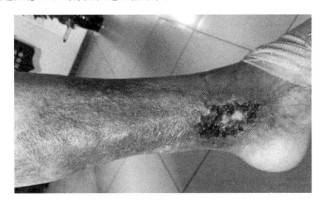

图 3-2 臁疮腿灸法

(三)临床医案

葛某,男,68岁,农民,1986年5月初诊。

诉左小腿下内侧溃烂2年,久不收口,偶流水少许,疼痛不明显,创面周围暗黑,无压痛,创面约 2 cm×3 cm 大小,左下肢大隐静脉曲张。舌质微红,苔薄滑腻,脉弦缓。纳食睡眠正常,身体其他方面未见异常。

诊断:中医诊为臁疮腿(肝肾不足,湿热下注);西医诊为小腿溃疡。

治则:滋补肝肾,清利湿热。

治法:熏灸加针刺。

取穴:溃疡局部,双阴陵泉,双太溪。

操作:在瓷盆内放置 2～3 枚艾绒球,点燃,上撒中药粉末,最好使燃烧的烟雾直接熏向创面,每天 2 次。熏前,先用淡盐水洗净创面再熏灸,熏后疮面很快结痂。3 天后改为每天 1 次,每天针灸 1 次,1 周后停针刺。继续每天熏灸 1 次。半个月创面愈合。

中药粉末:木瓜 20 g,威灵仙 20 g,苍术 15 g,黄柏 10 g。共成粉末,作为一次治疗用量。以此类推。

熏灸壶(点燃撒上药粉的艾绒,产生烟雾延上口喷在创面上),有一定疗效。

注意事项:初次熏灸创面疼痛,应根据患者感受调整距离。切不可操之过急。

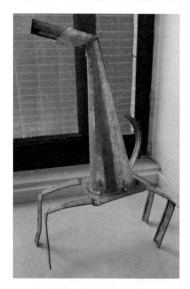

图 3-3　臁疮腿熏灸器械

(四)按语

(1)该病在足三阴经络循行线上,三阴易亏,气血不足,愈合缓慢,要坚持,加强营养,休息时抬高下肢。

(2)引起臁疮腿的原因,中医认为该病是因气血耗伤,脉络不通畅,局部气血运行失常,再加上损伤、湿热、虫咬,以及湿疹等因素所致。疼痛较轻,抬高患肢及清洁伤口后疼痛明显缓解。

（3）诱发臁疮腿疾病的病因缺血性溃疡。好发于肢体远侧即趾和足根,疼痛剧烈,晚上尤甚,下垂肢体可缓解,溃疡边缘开始不规则,后来呈锯齿状,底部有不健康的灰白色肉芽组织覆盖,周围组织呈慢性缺血改变。

（4）淤积性溃疡。溃疡浅,边缘坚硬,呈斜坡状,底部的肉芽组织比较疏松,表面高低不平,上覆脓性分泌物;好发于小腿中下部,呈单发或多发,为圆形或不规则形。臁疮病其周围皮肤呈深褐色色素沉着,并有水肿、湿疹、瘙痒等淤积性皮炎表现。

（五）调护和注意事项

疾病预防——

（1）患臁疮腿者,宜尽早治疗,注意保护患肢,避免破损,如抓伤碰破、蚊虫叮咬等,宜穿弹力袜。

（2）宜抬高患肢,减少走动以利静脉回流,减少水肿,促使溃疡早日愈合。

（3）局部慎用腐蚀性强的药物,以免损伤筋骨。

护理方法——

1）疮面护理:疮面护理主要有以下两点。

（1）清洗时如有脓腐附着疮面,不要强行将其去除,因其贴附紧密,拭之难去,若剪则易伤及外周正常组织,且难以愈合;若换药见疮面渐净,无脓腐,只有滋水少许,则不可将此滋水尽为拭去,否则亦会延迟愈合。此即"煨脓生肌"之意。

（2）臁疮腿又名"下水疮"。乃忌水之意因此。疮面宜干不宜湿,忌浸水、淋浴之类。

2）饮食护理:臁疮湿热证患者忌食辛辣、刺激性食物,忌发物。慢性期患者,应加强营养,补益气血,促使疮面肉芽生长,争取早日愈合。

九、项痈、背痈

背痈,中医病名,泛指背部痈疡。发生于背部的感染性疾患,因患者用手反搭,可触摸到病灶,故名"搭背",俗称"背花",又称"搭手",现代医学统称"化脓性感染"。

（一）病因病机

背痈因湿热内生、肾水亏损、阴虚火盛、内蕴火毒、荣卫不调、逆于肉理,或素体阴虚、过食厚味,阳气清浮、热盛则肉腐成脓。现代医学认为,背痈的发病原因是抗病能力低下,或糖尿病日久失治,金黄色葡萄球菌乘虚侵入毛囊,沿皮下脂肪蔓延至皮下组织,受感染的毛囊与皮质腺相互融合,进而形成痈毒。项痈的病因类似于背痈。

(二)临床表现

背痈的典型症状:未溃者背部病灶处红肿高凸,质地较硬、边缘清楚、疼痛剧烈,并见壮热畏寒、口渴、心烦、恶心呕吐、神志恍惚、软弱无力、食后即吐、咳嗽、胸痛。已溃者先渗黄白稠脓;次流桃花色脓,再出淡红色水液,有热象,疼痛随脓出而减,四周硬块渐消,腐肉日脱、新肉渐出。

(三)临床医案

李某,男,53岁,1987年8月初诊。

背部疼痛,漫肿灼热,3天。在院治疗3天,未见缓解。背部偏左侧隆起压痛,无波动感,灼热。舌质红,苔黄厚腻,脉弦滑。

T 38.3 ℃,血常规:白细胞$1.3×10^9$/L,中性白细胞83%,淋巴细胞16%。

背部敏感点按压出现多处压敏点,但在灵台穴处压痛最明显。

诊断:中医诊为背痈(气血瘀阻,化热成脓);西医诊为蜂窝织炎。

治则:清热排毒,化瘀通络。

治法:熏灸器灸,隔姜灸。

取穴:灵台处压痛点,痈肿中心处。

操作——

(1)点燃的艾条插入固定式艾条熏灸器内,用橡皮筋固定在灵台穴处,局部微热不烫,灸的过程中要求患者体会有无热感向痈肿处传导,病灶处有无或热,或凉,或虫行等异样感觉。出现此种感觉是灸疗的良好反应,应予持续,当此种感觉消失时作为一次治疗结束。3~4个小时后可继续同法应用。

(2)在痈肿的最中心处,置大厚姜片,在姜片上置中等以上艾炷施灸,灸到患者不觉痛时,结束本次治疗。3~4个小时后继续同法。

(3)疾病初期每天治疗2次,1周以后,每天1次。

(4)病例经一次治疗疼痛明显减轻,一共治疗10天痊愈。

(四)按语

艾灸治疗皮肤化脓性感染,无论是早期用之促进消散,中期应用可以消肿化腐,后期应用煨脓长肉,促进愈合。

灸法治疗痈疽疔疮,有其独特、神奇的疗效,《外科正宗》等医籍多有记载。《医宗金鉴·外科》曰:"痈疽初七七日内,开结拔毒灸最宜,不痛灸之痛方止,疮痛灸至不痛时,法以湿纸覆其上干处,先灸不宜迟——著毒则不痛,至好肉则痛,必灸至知痛者,令火气至好肉方止也。著皮肉未坏处则痛,著毒则不痛,必灸至不疼者,令火气著毒方止也。法以纸沾水满覆患上,看纸先干处即先灸之,但灸法贵以早施,如证起二三日即灸,十证可全八九,四五日灸者,十证可全六七,六七日灸者,十证可全四五,愈早愈妙,其法不一,有隔蒜灸者,有当归灸者,有用黄蜡灸者,有用附子灸、豆豉灸、蛴螬灸者,一壮灸至百壮,以效为度至艾壮之大小,则量疮势已定之,然灸有应忌者,如肾俞发不宜灸,恐消肾液,手指不宜灸……"

（五）调护和注意事项

（1）饮食方面,初期应给予清淡食品,忌食鱼腥、辛辣食物,高热时饮用流质或半流质,有消渴病者,应严格控制饮食。中、后期则须滋养,但亦须顾及胃气,可增食鸡蛋、瘦肉、豆腐、牛奶等食品。体虚之人,腐肉不化,脓水稀少,此时可吃雄鸡,使火毒得以透发。当腐脱新生收口时,饮食调理尤为重要,可吃富于营养而又鲜美可口的菜肴,如火腿汤之类。

（2）应卧床休息,宜取侧卧位,避免受压,并适当调理寒温,切勿受寒。

（3）疮面换药时,初起时敷药应调敷得法,紧贴疮面;溃脓期脓水增多,应注意经常保持疮周皮肤清洁,以免浸渍,发生皮炎;脓水多时应及时换去污染敷料,必要时一天可换药2～3次。此时药膏不宜厚,掺药分布要均匀。收口期换药,药膏宜薄,药粉宜少,因药膏厚不易长皮,药粉多刺激肉芽增生。疮面已无脓腐,换药时勿再擦洗疮面,只要清洁周围皮肤即可,以利新皮的生长。若疮面四周皮下有空腔时,可用垫棉法促使粘连愈合。

（4）艾灸治疗后无须任何抗生素,局部也不需要任何外用药物。可以覆盖无菌纱布。

（5）严密观察病情,防止内陷发生。

十、慢性骨髓炎

骨髓炎为一种骨的感染和破坏,可由需氧或厌氧菌、分枝杆菌及真菌引起。骨髓炎好发于长骨,糖尿病患者的足部或由于外伤或手术引起的穿透性骨损伤部位。儿童最常见部位为血供良好的长骨,如胫骨或股骨的干骺端。慢性骨髓炎尚属中医学"附骨疽""骨痈""贴骨痈"等范畴。

（一）病因病机

中医古代文献中记录的有关附骨、骨疽等相关疾病的病因种类繁多,概而论之可分为风、火、寒、热、湿、瘀等多种外邪侵表入体,最后致毒邪深入骨,化脓腐骨而致。亦有因各种损伤致气滞血瘀、劳伤筋骨,或原有疔疮、肿毒治疗不当,邪毒入里。总而言之,热毒是慢性外伤性骨髓炎的致病因素,正虚是发病基础,而损伤是常见的诱因,且认识到该病病位在骨。

(二)临床表现

骨髓炎是指化脓性细菌感染骨髓、骨皮质和骨膜而引起的炎症性疾病,多数由血源性引起,也多因外伤或手术感染引起,多由疖痈或其他病灶的化脓菌毒进入血液而达骨组织。四肢骨两端最易受侵,尤以髋关节为最常见。临床上常见有反复发作,严重影响身心健康和劳动能力。急性骨髓炎起病时高热、局部疼痛,转为慢性骨髓炎时会有溃破、流脓,有死骨或空洞形成。重症患者常危及生命,有时不得不采取截肢的应急办法,致患者终生残疾。

(1)血清学检查:血白细胞计数可以正常。但 ESR 和 C-反应蛋白增高。

(2)X 线检查:X 线变化在感染后 3～4 周出现,表现为骨质不规则增厚和硬化,有残留的骨吸收区或空洞,其中可有大小不等的死骨,有时看不到骨髓腔。小骨腔和小死骨在硬化骨中有的不能显影,所以实际存在的数目往往比照片上所显示的多得多。

(3)CT 检查:若 X 线表现不明确,可行 CT 检查以确定病变骨及显示椎旁脓肿的形成,放射骨扫描在病变早期即有反映,但无法区别感染。

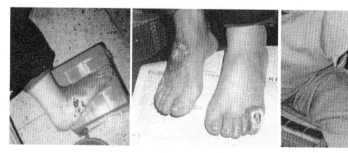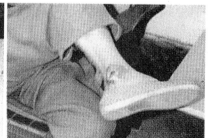

图 3-4 慢性骨髓炎

(三)临床医案

郑某,男,62 岁,1988 年 6 月初诊。

左手中指中节肿胀流脓,疼痛,3 个月。3 个月前在打猎时,雷管爆炸致使左手中指中节形成开放性贯通伤,未经及时治疗,后感染流脓,肿胀明显,左腋下淋巴结压痛,病程中寐食正常,二便自调。舌偏红,苔微黄薄腻,脉沉缓。

X 线片显示:左中指骨粉碎性骨折,内有多片小死骨,软组织肿胀。

诊断:中医诊为附骨疽(气血瘀阻,湿热浸淫);西医诊为慢性骨髓炎。

治则:活血通络,清热利湿。

治法:艾烟熏灸。

取穴:局部。

操作:艾叶搓揉成团,鸽卵大小三四个,放入瓷盆内点燃,撒上药粉,燃烧出烟雾熏在病患局部,第一周每天上、下午各1次,1周后,每天1次,每次1个小时。若灸的过程中伤口流液,灸后用消毒棉球擦拭干净,加少许红霉素软膏在清洁敷料上包扎好即可。熏灸过程中偶有小死骨排出,1个月后疮口全部愈合,X线片显示骨折修复。

(四)按语

药粉组成:络石藤15 g,忍冬藤15 g,丹参20 g,黄柏10 g,苍术10 g,作为一次量,共成粗粉末。

慢性骨髓炎感染可导致骨组织硬化、增生、坏死,造成死腔、死骨、脓肿、窦道等,具有反复发作的特点,病程较长,迁延难愈,对患者健康构成严重威胁。西医治疗方法包括手术治疗和药物治疗,手术治疗对患者身心造成的创伤较大,术后恢复较差,且对患者及家庭造成较大经济负担;药物治疗虽然治疗简便,较为经济,但疗效一般,无法促进患者康复。慢性脊髓炎为中医研究"多骨疽""骨疽"范畴,认为附骨成脓,多由于湿热内蕴,感受毒邪,跌打损伤和瘀血化热引起,患肢畸形粗大,瘘管长期未愈,脓汁质清稀,外溢,并伴有面黄肌瘦、身倦困、腰膝酸软症状。疖、疔、疮、痈,以及上呼吸道感染都是最常见的感染性疾病,且最易继发感染而致血源性骨髓炎的发生,因此预防疖、疮、痈和上呼吸道感染的发生,对预防骨髓炎的发生是十分重要的。外伤感染包括组织损伤后感染和骨骼损伤后感染,也是引起骨髓炎的常见原因,因此在日常生活中应注意积极预防。对于感染性的疾病,应及早发现、及时治疗。

(五)调护和注意事项

(1)在感冒发热期间,体温一旦超过38.3 ℃,需用清热解毒、发汗解表类中成药内服,将有可能引发骨髓炎的细菌扼杀在萌芽状态中。

(2)在外伤骨折,或跌打损伤,或手术后感染中,疮痛肿毒及褥疮等疾病发作时,一定要及时准确地对症治疗,控制住细菌进一步的入侵,此时可以使用大剂量的抗感染、抗病毒、消炎类药物静脉点滴(也可以用大剂量的清热解毒、凉血活血、排毒拔毒类中药内服外用),使患者体内感染的病毒及早地排出体外或消散。

(3)在日常生活中,也不可疲劳过度,过于劳累会造成人体抵抗力下降、免疫功能低下,此时细菌可乘虚而入,导致骨髓炎及其他疾病的发生。

(4)如有其他疾病的发生,治疗期间切不可滥用或长期使用激素类化学药物,此类药物使用不当则易加速骨质的硬化、骨髓腔的硬化及阻塞,造成骨细胞正常代谢功能障碍,甚至引起骨坏死。

十一、网球肘

网球肘(又叫肱骨外上髁炎)是指肘关节外侧前臂伸肌起点处肌腱,即肱骨外上髁附着点发生无菌性炎症导致疼痛的疾病。前臂伸肌长期反复用力,导致慢性撕拉损伤引起疼痛。患者通常在用力抓握或提举物体时感到患部疼痛无力。网球肘是过劳性综合征的典型例子。网球、羽毛球运动员较常见,因此称其为"网球肘",家庭主妇、砖瓦工、木工等长期肘关节反复用力活动者,也易患此病。

本病属于中医学的"肘劳""伤筋"等范畴,气血亏虚、血不荣筋为本病内因,而肘部外伤或劳损,或外感风寒为本病外因。

(一)病因病机

各种外来暴力或慢性劳损等原因造成筋的损伤,统称为伤筋。《金匮要略·脏腑经络先后脉证第一》中提出:"千般灾难,不越三条"。即"一者,经络受邪,入脏腑,内为所因也;二者,四肢九窍,血脉相传,壅塞不通,为外皮肤所中也;三者,房室、金刃、虫兽所伤"。说明伤筋的原因分为内因和外因。内因是人到中年,正气始衰,气血亏虚,加之劳力汗出当风或衣着冷湿,风寒湿邪客于肌表,经脉受寒气入侵,经气阻滞,经血留滞,经筋凝而为瘀,发为肘劳;湿邪重浊凝滞,由外浸淫肌表,留滞关节,清阳不升,营卫不和,而致肘关节僵滞疼痛。外因多由于外伤或持续反复劳累,伤及人体经络气血,致使气血运行不畅、留滞不通,"不通则痛",长时间用力,进一步伤及肘部筋脉,筋脉损伤日久,积而成瘀,瘀阻脉络,筋脉失养,不荣则痛。

(二)临床表现

本病多数发病缓慢,网球肘的症状初期,患者只是感到肘关节外侧酸痛,患者自觉肘关节外上方活动痛,疼痛有时可向上或向下放射,感觉酸胀不适,不愿活动。手不能用力握物,握锹、提壶、拧毛巾、打毛衣等运动可使疼痛加重。一般在肱骨外上髁处有局限性压痛点,多无红肿和温度升高,有时压痛可向下发散,甚至在伸肌腱上也有轻度压痛及活动痛。局部无红肿,肘关节伸屈不受影响,但前臂旋转活动时可疼痛。严重者伸指、伸腕或执筷动作时即可引起疼痛。有少数患者在阴雨天时自觉疼痛加重。

中医分型——

(1)风寒阻络证　肘部酸痛麻木,屈伸不利,遇寒加重,得温痛缓。舌苔薄白或白滑,脉弦紧或浮紧。

(2)气血亏虚证　起病时间较长,肘部酸痛反复发作,提物无力,肘外侧压痛,喜按喜揉,伴见少气懒言,面色苍白。舌淡苔白,脉沉细。

(三)临床医案

龚某,男,45岁,2002年6月初诊。

右肘尖痛3个月,提重物不便,有加重趋势,别无异样。右侧肱骨外上压痛,加压后明显,向前臂放射。X线片无异常。舌脉正常。

诊断:中医诊为肘劳(气血不足,瘀阻脉络);西医诊为肱骨外上髁炎。

治则:益气养血,化瘀通脉。

治法:天灸法。

取穴:右肘尖阿是穴、右手三里。

操作:在2 cm×2 cm的胶布中间剪一个豌豆大小的孔,贴在右肘尖,孔正对痛点,撒上绿豆大小的药粉在孔上,再复贴一块胶布在其上,24个小时后去除,局部出现1个黄豆大水疱,不用处理,只要不擦破,1周自行吸收。针刺同侧手三里,得气为度,留针30分钟。中间行针1次。间隔1周,仍然疼痛,继续上法,无痛则停。一般2~3次,疼痛消失,也可解决问题。

中药粉末:斑蝥去头足翅,碾细末,储瓶备用。

注意事项:斑蝥为剧毒药材,使用中特别加以注意,不能直接接触其他部位黏膜、皮肤。天灸局部小水疱无须处理。治疗期间注意休息,避免负重。

(四)按语

天灸,灸法之一,出自《针灸资生经》,是采用对皮肤有刺激性的药物敷贴于穴位或患处,使其局部皮肤自然充血、潮红或起疱的治疗方法。因其不用艾火而局部皮肤有类似艾灸的反应,并且作用也非常相似,故名为天灸,又称自灸、敷灸、药物灸、发疱灸。天灸既具有穴位刺激的作用,又可通过特定药物在特定部位的吸收,发挥明显的药理作用。近年来,这种治疗方法被广泛重视,现在兴起的经皮给药也是在此基础上发展起来的。文献所载天灸法较多,如毛茛灸、斑蝥灸、旱莲灸、蒜泥灸、白芥子灸等。

天灸疗法虽然有较好的效果,但所用中药有些为有毒之品,有些对皮肤有强烈的刺激作用,故孕妇、年老体弱、皮肤过敏等患者应慎用或禁用。另外,贴药处避免挤压,贴药后局部皮肤有轻度灼热感,这是正常现象,一般3~4个小时后可将药物自行除去,切忌贴药时间过长。如贴药后,局部灼热难受,可提前除去。贴药后局部起水疱可涂万花油。贴药当日禁食生冷、寒凉、辛辣之物,并用温水洗澡。本案选用的即是天灸中的斑蝥灸,斑蝥具有破血逐瘀、散结消腐、攻毒蚀疮的功效,主要用于癥瘕、经闭、顽癣、瘰疬、赘疣、痈疽不溃、恶疮死肌。本案证属气血不足,瘀阻脉络,斑蝥天灸可益气养血、化瘀通脉。

(五)调护和注意事项

(1)发作期注意休息,避免牵拉肌肉的运动。
(2)平时宜避风寒,保暖。
(3)平时可适当锻炼,以增强肌肉力量。

十二、痛风性关节炎

痛风是指由于持续、显著的高尿酸血症,在多种因素影响下,过饱和状态的单钠尿酸盐(MSU)微小结晶析出,沉积于关节内、关节周围、皮下、肾脏等部位,引发急、慢性炎症和组织损伤。痛风分为原发性和继发性两大类,原发性是由于遗传、环境因素导致的。继发性因素,主要是由于继发于肾脏疾病、骨髓增生性疾病,以及某些药物等多种原因所致。痛风是一种异质性疾病,各个年龄段均可能罹患本病,男性发病率高于女性。

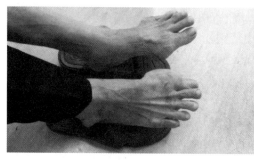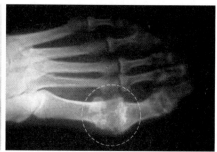

图 3-5 痛风性关节炎

(一)病因病机

痛风是一种单钠尿酸盐(MSU)沉积所致的晶体相关性关节病,与嘌呤代谢紊乱及(或)尿酸排泄减少所致的高尿酸血症直接相关,属"代谢性风湿病"范畴。痛风可伴发肥胖症、高血压病、糖尿病、脂代谢紊乱等多种代谢性疾病。肥胖是痛风的主要危险因素之一,不同体重指数(BMI)的痛风患者有着不同的临床特点,需要针对不同患者给予个体化治疗。

痛风作为症状描述最早见于南朝〔梁〕陶弘景《名医别录》,曰:"百节痛风无久新者。"之后朱丹溪在《格致余论》中曰:"四肢百节走痛是也,他方谓之白虎历节风证。"《丹溪心法》则直接将痛风称为白虎历节风证,后世医家多从朱丹溪的看法。明代虞抟《医学正传》曰:"痛风(古名痛痹)……夫古之所谓痛痹者,即今之痛风也。"最早提出将痛风称为痛痹,这个说法也沿用至今。

痛风病因多认为由于先天禀赋不足及后天饮食不节所致,长期过食肥甘厚味之品或贪饮膏粱酒浆等,损伤脾胃,脾胃运化失健,导致痰湿湿热等浊邪内生,阻滞经络,气血瘀阻,引发痛风。明代名医龚廷贤在《万病回春》中指出:"一切痛风肢体痛者,痛属火,肿属湿……所以膏粱之人,多食煎炒、炙煿、酒肉、热物蒸脏腑,所以患痛风、恶疮痈疽者最多。"故认为痛风是过食膏粱厚味、内生湿热阻痹所致。

(二)临床表现

患者通常会在夜间出现突发性的关节疼痛,发病急,关节部位出现严重的疼痛、水肿、红肿和炎症,疼痛感慢慢减轻直至消失,持续几天或几周不等。最常发病的关节是第一趾跖关节,但发病的关节不限于此,还常见于手关节、膝关节、肘关节等。关节反复发作后会出现活动受限,最后影响日常生活。

痛风患者还可出现痛风石,痛风石多见于耳郭、关节周围、肌腱、软组织等周围皮下,为淡黄色或白色大小不一的隆起或赘生物,破溃后可见豆腐渣样物体。在身体的各个部位,尤其是四肢形成的痛风石,不仅严重影响肢体外形,甚至会导致关节畸形、功能障碍、神经压迫、皮肤破溃、窦道经久不愈。

痛风还可导致痛风性肾病,主要包括以下 3 种。

①慢性高尿酸血症肾病:早期蛋白尿和镜下血尿,逐渐出现,夜尿增多,尿比重下降,最终由氮质血症发展为尿毒症。

②急性高尿酸肾病:短期内出现血尿酸浓度迅速增高,尿中有结晶、血尿、白细胞尿,最终出现少尿、无尿,急性肾功衰竭死亡。

③尿酸性肾结石:20%~25%并发尿酸性尿路结石,患者可有肾绞痛、血尿及尿路感染症状。

中医分型——

1. 急性发作期

(1)湿热蕴结证　发病急骤,局部关节红肿热痛,疼痛剧烈,病及一个或多个关节,多兼有发热、恶风、口渴、烦闷不安或头痛汗出,小便短黄,舌红苔黄或黄腻,脉弦滑数。

(2)寒湿痹阻证　关节疼痛,肿胀不甚,局部不热,得温则舒,痛有定处,屈伸不利,或见皮下结节或痛风石,肌肤麻木不仁,舌苔薄白或白腻,脉弦或濡缓。

2. 间歇期

脾虚湿阻证　无症状期,或仅有轻微的关节症状,或高尿酸血症,或见身困倦怠,头昏头晕,腰膝酸痛,纳食减少,脘腹胀闷,舌质淡胖或舌尖红,苔白或黄厚腻,脉细或弦滑等。

3. 慢性痛风石病变期

(1)痰浊瘀阻证　关节疼痛,反复发作,日久不愈,时轻时重,或呈刺痛,固定不移,关节肿大,甚至强直畸形,屈伸不利,痛风结石,或皮色紫暗,舌质淡紫或紫,苔厚腻,脉弦或沉涩。

(2)脾肾两虚证　病久屡发,神疲乏力,脘痞纳少,腰膝酸软,关节痛如被杖,局部关节变形,屈伸不利,昼轻夜重,或在指尖、跖趾、耳郭等处有痛风结石,舌质淡紫,苔薄白或白腻,脉细濡或沉或兼涩。

(三)临床医案

周某,男,54岁。2009年8月25日初诊。

双第一跖趾关节间歇肿痛近30年,左侧痛甚2个月有余。患者今年6月始见左脚第一跖趾关节红肿热痛加剧,关节周围漫肿,屈伸不利,并渐有局灶性溃烂渗液。溃烂先从肿痛处开始,后逐渐扩散至足背的前1/3处,经外科换药处理久不愈合。7月检查血尿酸为529 μmol/L。

患者先在某院予以嗜酸颗粒、秋水仙碱等药物治疗无果后,于8月25日转诊于本科室。左足第一跖趾关节剧痛、红肿破溃,局部皮肤溃烂渗液。舌胖质暗,苔白腻,脉弦滑。

诊断:中医诊为浊瘀痹(痰浊阻滞);西医诊为痛风性关节炎急性发作。

治则:健脾运湿,消肿散结。

治法:熏灸(温和灸)。

取穴:双阴临泉,患部。

操作:以灸架熏灸患侧阴陵泉及患处,以局部皮肤温热为度,每天治疗1次,每次各灸尽1根艾条,1.5～2小时,星期一至星期六施灸,星期天休息。次日复诊,患者自述痛减,但一夜间除颜面部外,全身上下均起白色水疱,小者如米粟,大者如鸽蛋。小者分散见于发根、胸腹背腰及四肢末端;大者多现于足部赤白交际处,累累如珠,均伴有瘙痒。水疱基底不红,色白晶莹,擦破流水,水色透明稠滑;水疱间皮肤如常。

遵从“灸法”从久从火之意,选准穴位,持续施灸。患处疼痛日减,创面日见收敛,但全身水疱数量日渐增多,单个体积逐日扩大。大者消毒后挑破,使液体流尽,余未做特殊处理。施灸至第8天,患处微痛,创面红润、无渗液。9月5日患者血尿酸为 502μmol/L。后因治疗期间患者有两次夜间短暂痛甚,而继续施灸至 9 月 29 日,至此患处无痛,肤色如常。10 月 12 日电话随访 1 次,患者自称患处已无恙,全身水疱稍少,仅水疱时有瘙痒难忍,其余无异常,遂嘱患者继续施灸。

(四)按语

中医把痛风归属"痹证""热痹""白虎历节""历节病"等范畴,认为痛风发病与湿热痰浊瘀毒密切相关,治宜健脾运湿,化痰活血解毒。灸后全身现水疱,当属中医学之排毒驱邪阶段,疮面收敛,渗出减少,有力地证明了艾灸能抗炎,抑制局部炎症的渗出。第一跖趾关节位于脾经所循行路线,阴陵泉为足太阴之合水穴,泉者水源也,乃本经经气所入。《神灸经纶》:"夫灸取于火,以火性热而至速,体柔而用刚,能消阴翳,走而不守,善入脏腑,取艾之辛香作炷,能通十二经入三阴理气血,以治百病,效如反掌。"张介宾说:"灸有攻坚破结之用,坚顽之积,非用火攻,难以消散,故莫妙于灸。"源于此,故灸阴陵泉能建中宫、促运化、利水湿、消水肿。《红炉点雪》曰:"火有拔山之力。"故熏灸局部可消流痰、活瘀血、解浊毒,促进创面愈合。

(五)调护与注意事项

(1)限制高嘌呤食物 禁用高嘌呤食物,如动物内脏、海鲜、火锅浓汤等,限制饮酒。

(2)应尽量少食蔗糖或甜菜糖,包括含糖饮料,因为它们分解代谢后一半成为果糖,而果糖能增加尿酸生成,蜂蜜含果糖亦较高,不宜食用。要多饮白开水或者苏打水。

(3)急性期应让患者卧床休息,抬高患肢,关节制动,尽量保护受累部位免受损伤。平时需要经常运动,平时多运动有助于血液排出多余的尿酸。

(4)保持良好的心态。还应消除应激状态,紧张、过度疲劳、焦虑、强烈的精神创伤时易诱发痛风。要劳逸结合,保证睡眠,生活要有规律,以消除各种心理压力。

(5)对于痛风合并肥胖症、高血压病、糖尿病、脂代谢紊乱等疾病时,减重和治疗基础病对于痛风的治疗至关重要。

第四章　内　科　病　证

一、感冒

感冒之名由来已久,早年见于北宋《仁斋直指方论·诸风》"伤风方论"中论述。感冒是以鼻塞、流涕、打喷嚏、头痛、恶寒、发热、全身不适为主症的一种外感病证。四季皆可发病,以冬、春季气候变化时多见,又有伤风、冒风、冒寒、小伤寒、重伤风之别名。病情较轻者多为感受当令之气,称为伤风、冒风、冒寒;病情较重者多为感受非时之邪,称为重伤风。与西医学的普通感冒、急性上呼吸道感染相当。在一个时期内广泛流行疫疠之气、病情类似者称为时行感冒,属于西医"流行性感冒"范畴。

(一)病因病机

(1)普通感冒　俗称"伤风",是由多种病毒引起的一种呼吸道常见病,其中30％～50％由鼻病毒引起。普通感冒可发生于全年的任何季节,冬、春季更易发生。普通感冒多数是散发性的,不引起流行。

(2)流行性感冒　一种由流感病毒引发的疾病,可以短时间内在大范围人群中流行。流感流行常见于冬、春季。流感病毒包括三种类型,即甲型、乙型及丙型,其中以甲型流感病毒感染最为常见。

(二)临床表现

(1)起病时间及症状不同　普通感冒通常在病毒感染后三四天起病,以打喷嚏、鼻塞、流涕、咽痛、咳嗽等鼻咽部卡他症状为主要临床症状,故又称为急性鼻炎或上呼吸道卡他黏膜炎,有时候会有低热、轻度畏寒和头痛等症状,部分患者伴有肌肉酸痛、乏力以及头痛等;而流感则起病急,可于感染病毒后几小时至半天内发作,主要症状为急性发热(超过38℃)、全身性疼痛、明显的乏力感、不同程度的呼吸道症状及体征等,随之而来的是全身症状,如全身不适感、头痛、肌肉酸痛、畏寒、眼干及眼痛等症状。

(2)病毒不同　普通感冒和流行性感冒都是由病毒引起的,普通感冒通常由鼻病毒、腺病毒、副流感病毒等引起,是包括鼻腔、咽或喉部急性炎症的总称,是一组疾病。还有其他一些病毒也可能会引发普通感冒。流感,通常由流感病毒引起的急性呼吸道传染病,根据病毒颗粒及其基因的异同,主要分为甲型、乙型、丙型三种,有时爆发的流感就以甲型和乙型为主,其亚型与往年有所差别,因此传染性强,受感染者数量也远远高于往年。

(3)传染性不同　普通感冒以散发为主,虽致病原也可人传人,但传染性不强,不会形成大流行。主要在气候突变、受凉、淋雨、过度疲劳等情况下,因身体抵抗力下降而发病。流感病毒传染性强,具有较快的传播速度,多呈现季节性流行,以冬季最为高发。流感病毒主要通过呼吸道以及接触传播,通过咳嗽、打喷嚏或高浓度气溶胶等方式,将飞沫中的流感病毒传染给他人。

(4)病愈时间不同　普通感冒病程短、症状轻,为自限性,一般病程为 7～10天,病程结束后即痊愈。流感同样为自限性疾病,如无重症并发,流感轻症、无并发症患者一般 3～4 天症状可减轻,但一般咳嗽、鼻咽症状持续较久。乙型流感患者会有胃肠道症状,如恶心、呕吐、腹泻。老人、儿童、孕产妇和有慢性基础疾病的人群易患。少数重症患者甚至会因呼吸或多脏器衰竭而死亡。

表 4-1　普通感冒与流行性感冒的鉴别

	普通感冒	流行性感冒
症状	咽干、咽痒或烧灼痛,有打喷嚏、鼻塞、流清鼻涕、声音嘶哑、咳嗽、听力减退等症状。伴有低热、轻度畏寒和头痛	起病急,全身症状较重,高热、头痛、乏力、全身酸痛症状明显,体温可达 39～40 ℃
病因	鼻病毒引起,其次还有副流感病毒、呼吸道合胞病毒等	由流感病毒引起,传染性较强,常有明显的流行性。气温过低、气候干燥和室内通风不良是冬季流感高发的主要原因
病愈时长	病程短、症状轻,为自限性,一般持续5～7 天痊愈	一般持续 2～3 天后减退。全身症状好转后,鼻咽部症状可能更显著,少数患者有食欲不振、恶心、便秘或腹泻等胃肠道症状
传染性	普通感冒以散发为主,虽致病原也可人传人,但传染性不强,不会形成大流行	流感病毒传染性强,具有较快的传播速度,多呈现季节性流行,以冬季最为高发。空气传播方式

流感发作期间,对 5 岁以下幼儿及 65 岁以上老人,或身体较为虚弱的患者,应多注意护理和治疗,以防重症并发症的发生,流感引发的重症并发致死的案例也并不鲜见。因此,反复高热超过 48 个小时,或高热引发精神萎靡、惊厥或谵妄的情况,疑似流感。在临床上有很多普通感冒也发生高热,而没发热却发现流感病毒阳性的病例也并不少见。

(三)临床医案

【案例1】 张某某,女,21岁,1995年8月初诊。鼻塞、流涕、干咳、咽痛、全身酸软2天,无发热、畏寒。无腹痛,无腹泻。

T36.5℃,咽轻微充血,扁桃体不大,双肺呼吸音略粗,心率76次/分,腹软。舌苔薄白,舌质淡红,脉浮。

诊断:中医诊为感冒(风寒束表);西医诊为急性上呼吸道感染。

治则:疏风解表。

治法:隔姜灸。

选穴:双风池,双风门,双太阳。

操作:隔姜灸,每次7壮,每天1次,连灸2天,症状明显减轻。渐渐恢复正常。

【案例2】 胡某,男,45岁,2016年5月初诊。上感发热,自测体温38.9℃,头痛、鼻塞,四肢酸楚,咽痛明显。

T38.4℃,咽充血,双肺满布干啰音,心率82次/分,腹软,无压痛。舌质淡红,苔薄微黄,脉浮数。

诊断:中医诊为感冒(风热犯肺);西医诊为急性上呼吸道感染。

治则:疏风散热,宣肺解表。

治法:温和灸。

选穴:大椎,双肺俞,双曲池,双合谷。

操作:艾条温和灸,每穴5分钟,灸至皮肤潮红。灸后T38.6℃,停2小时后再灸双风池,每穴15分钟,再灸大椎1小时左右,微微出汗,半个小时后T37.1℃,患者自觉舒适。第二天体温渐恢复正常。

【案例3】 郑某,男,40岁,2012年10月13日初诊。

恶寒、发热3天。刻下无汗,头痛,全身关节酸痛,鼻塞,鼻流清涕,咳嗽,咽痒,咯出少量白色泡沫痰,舌淡红,苔薄白,脉浮紧而数。患者3天前受凉后出现上述症状,当时未予重视,体温渐升高,在家测最高体温38.8℃,头痛欲裂,全身酸痛。

诊断:中医诊为感冒(风热犯肺);西医诊为急性上呼吸道感染。

治则:疏风散热,宣肺解表。

治法:温和灸。

选穴:大椎,双曲池,双肺俞。

操作:艾条温和灸,每穴灸10分钟,每天1次。两天缓解。

(四)按语

感冒是临床常见外感之疾,常年皆可发病,主要是外邪侵袭肺卫,导致卫表不和而出现鼻塞、流涕、咳嗽、头痛、恶寒、发热等症状。六淫之邪中,风为百病之长,可以兼夹寒、暑、湿、燥、火五淫。对于感冒,除体虚易感外,皆属表实证,当辨清风寒、风热以及暑湿之证。该患者就诊时卫阳内郁,腠理闭塞,故见恶寒发热、无汗、周身疼痛。因肺为风寒之象。辨证明确后,选方定穴。灸疗以加强疗效,风池、风府为祛风要穴,内外诸风皆可除,可祛风散邪。大椎采用艾灸以温阳散寒;内可温阳,外可疏风散邪。印堂、太阳可清利头目;迎香可宣通鼻窍;列缺、合谷为原络配穴,可祛风解表、宣肺止咳。曲池疏风退热,祛除外感之风。针灸疗法可迅速改善头痛、头胀,风寒感冒艾灸大椎穴可退寒热,风热感冒艾灸大椎穴同样可泻热,咽痛可选用少商穴点刺出血。胃肠型加中脘、天枢、足三里。发热加曲池、大椎。头痛加太阳、昆仑、合谷。咽痛加少商、太溪。腹泻、呕吐加足三里、中脘。

（五）调护和注意事项

（1）适当休息　休息可蓄养精气、恢复抗病能力,增加正气抗御病邪的力度,从而正胜邪退,缩短感冒病程。

（2）适当饮水　感冒发热患者往往伴有口渴喜饮、咽干舌燥、大便秘结等津伤液耗症状。热邪壅盛于内,可从两个途径伤耗津液:一是直接灼伤体内津液,另一是蒸迫津液外泄化为汗液。阴液损伤,限制热势上升不利,致发热短时内难退,同时,筋脉失阴液滋养濡润,易致四肢抽搐,即热极生风。所以,高热患者及时适量饮水是必要的。

（3）适量吃水果　水果大多富含维生素、糖等营养成分,是机体生成津液、营气的主要原料之一,高热患者吃适量水果可及时补充因热所丢失的津液,津液充足又能限制热势。

（4）饮食宜清淡而有营养　以清淡流质、富于营养、易消化为宜,慎食油腻、难消化食物,以免增加胃肠道负担。

（5）对于感冒发热患者,可酌选凉性饮食,如黄瓜、丝瓜、苦瓜、西瓜、冬瓜、芹菜、菠菜、油菜、黄花菜、竹笋、番茄、茄子、莲藕、香蕉、梨、甘蔗等;减少或避免热性食物,如葱、姜、蒜、辣椒、花椒、韭菜、小茴香、枣、牛奶、牛羊肉、川菜、麻辣串、烟酒等。

（6）正确排出鼻涕　鼻液里含大量病毒,应直接从鼻孔擤鼻涕排出,如吸入口腔后吐出,则易使鼻腔下部的病毒向上部或咽部扩散。

（7）感冒时的打喷嚏、流清涕,对侵袭至鼻腔黏膜上的病毒有向外驱逐、冲洗的作用,所以,感冒初期慎用减弱此作用的药物,如含马来酸氯苯那敏的胶囊。

（8）卧室空气适当流通、保持室内空气清新,但不要让患者直接吹风。

（9）汗出后及时更换内衣。

(10)新愈之体,正气未复,避免再次吹风受寒。感冒经正确的辨证用药治疗和正确的调护,大多能在数日内痊愈。

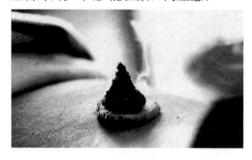

图4-1 隔姜灸图

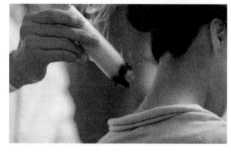

图4-2 艾条悬灸图

附:中国针灸学会《新型冠状病毒肺炎针灸干预的指导意见(第一版)(2020年1月)》

(1)疑似病例的艾灸方法。

目的:调节免疫力,改善症状。

穴位:足三里(双侧)、气海、中脘。

方法:足三里,用清艾条温和灸15分钟(每个穴位);气海、中脘,每次选择一个穴位,用清艾条温和灸10分钟。

频次:每天午后或晚餐前灸1次。

(2)轻型、普通型患者的艾灸方法。

目的:改善症状,缩短病程,舒缓情绪。

穴位:合谷,太冲(均双侧),足三里(双侧),神阙(肚脐)。

方法:合谷、太冲,用清艾条温和灸各15分钟;足三里,用清艾条温和灸10分钟(每个穴位);神阙,用温灸盒灸15分钟。

频次:上午、下午各1次。

(3)恢复期患者的艾灸方法。

目的:帮助恢复肺、脾功能,增强人体正气。

穴位:大椎,肺俞,膈俞,足三里,孔最。

方法:大椎、肺俞与膈俞(或中脘与上脘),用温灸盒灸30分钟;足三里或孔最,清艾条温和灸每穴15分钟。

频次:每日1次。

二、慢性支气管炎

慢性支气管炎是气管、支气管黏膜及周围组织的慢性非特异性炎症。临床以咳嗽、咳痰为主要症状,每年发病持续 3 个月,连续 2 年或 2 年以上。需要进一步排除具有咳嗽、咳痰、喘息症状的其他疾病(如肺结核、尘肺、肺脓肿、心脏病、心功能不全、支气管扩张、支气管哮喘、慢性鼻咽炎、食管反流综合征等疾患)。

(一)病因病机

(1)宿根学说 《内经·至真要大论》曰"饮发于中,咳喘有声",首先论述了水饮作为体内的病理产物,可以上犯于肺,引发哮喘。汉代张仲景《金匮要略·痰饮咳嗽病》曰:"膈上病痰,满喘咳吐,发则寒热,背痛腰疼,目泣自出,其人振振身剧,必有伏饮。"从病理方面将慢支归为痰饮病,认为伏痰即"宿根",得到历代医家的认可与继承,并将其病理变化概括为:"伏痰"遇感引触,痰随气升,气因痰阻,相互搏结,壅塞气道,肺管狭窄,通畅不利,肺气宣降失常,引动久积之痰,而致痰鸣如吼,气急喘促。朱丹溪《丹溪心法》曰:"若无瘀血,何致气道如此阻塞,以致咳逆依息不得卧哉?"认为瘀血是哮喘的宿根。清代唐容川《血证论》则明确指出"瘀血乘肺,咳逆喘促""盖人身气道,不可阻滞……内有瘀血,气道阻塞,不得升降而喘"。

(2)外感六淫学说 《河间六书·咳嗽论》谓:"风、寒、暑、湿、燥、火六气,皆令人咳嗽。"《素问·至真要大论》云:"太阳司天,客胜则胸中不利,出清涕,感寒则咳。"《素问·刺热》曰:"肺热病者,先淅然厥起毫毛,恶风寒,舌上黄,身热。热争则喘咳。"在临床上外感风寒、入里化热、热灼成痰而成痰热郁肺证者最为常见。杨士瀛《仁斋直指方·暑》曰:"暑气自口鼻而入。"《素问·阴阳应象大论》指出:"秋伤于湿,冬生咳嗽。"明代秦昌遇《症因脉治·咳嗽总论》云:"伤湿咳嗽之因,或时行雨湿,或坐卧湿所或湿衣所侵。肺主皮毛,皮毛受湿,则身重鼻塞之症作矣。"燥邪亦从口鼻犯肺,叶天士云"湿自上受,燥自上伤,理亦相等,均是肺气受病"。《素问·六元正纪大论》曰:"金郁之发……燥气以行……民病咳逆。"《素问·气交变大论》亦云:"岁金太过,燥气流行……肃杀而甚,则……胸痛引背……甚则喘咳逆气……咳逆甚而血溢。"火为热之极,分实火和虚火两大类,实火发于外感,风、寒、暑、湿、燥邪入里均可化火;虚火起于内伤,多由七情内郁脏腑失调引致。火邪犯肺,易动血分,可见咯血病势急。

(3)七情内伤学说 喜、怒、忧、思、悲、恐、惊均可损伤五脏气机,直接或间接影响肺气之宣发、肃降。《素问·举痛论》指出"怒则气上,喜则气缓,悲则气消,恐则气下,寒则气收,炅则气泄,惊则气乱,劳则气耗,思则气结"。其中与肝关系最为密切,肝主情志,肝脉布两胁,上注于肺,七情刺激,肝失调畅,气郁化火,气火循经上逆犯肺,可见咳喘;肺脏次之,悲为肺志,"悲则心系急,肺布叶举,而上焦不通",上焦不通则肺气郁痹。

（二）临床表现

缓慢起病,病程长,反复急性发作而病情加重。主要症状为咳嗽、咳痰,或伴有喘息。急性加重是指咳嗽、咳痰、喘息等症状突然加重。急性加重的主要原因是外邪引动宿疾,或七情之邪致气壅、痰阻,呼吸道感染,病原体可以是病毒、细菌、支原体和衣原体等。

（1）咳嗽 一般晨间咳嗽为主,睡眠时有阵咳或排痰。

（2）咳痰 一般为白色黏液和浆液泡沫性,偶可带血。清晨排痰较多,起床后或体位变动可刺激排痰。

（3）喘息或气急 喘息明显者常称为喘息性支气管炎,部分可能合并支气管哮喘。若伴肺气肿时可表现为劳动或活动后气急。

早期多无异常体征。急性发作期可在背部或双肺底听到干、湿啰音,咳嗽后可减少或消失。如合并哮喘可闻及广泛哮鸣音并伴呼气期延长。

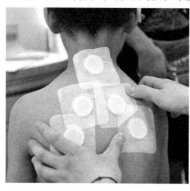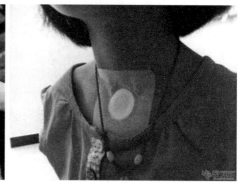

图4-3 穴位敷贴治疗慢性支气管炎

诊断:依据咳嗽、咳痰,或伴有喘息,每年发病持续3个月,并连续2年或2年以上,并排除其他慢性气道疾病。

（三）临床医案

【案例1】 姚某,男,76岁,2014年9月20日初诊。

咳嗽咳痰、呼吸喘促2个月,患者既往有慢性喘息性支气管炎10余年,平素时有咳嗽咳痰,2个月前吹空调后咳嗽咳痰加剧,咯出大量泡沫痰,胸闷气促,动则加剧,不能平卧,畏寒,口不渴,舌淡红,苔微白腻,脉弦。

诊断:中医诊为喘证(脾肾不足,风寒束肺);西医诊为慢性喘息性支气管炎。

治则:宣肺散寒,降气平喘,扶正固本。

治法:穴位敷贴。

取穴:双肺俞,双心俞,双脾俞,双肾俞。

操作:见天灸疗法。

中药处方——

蜜麻黄5 g,桂枝6 g,苦杏仁10 g,大枣10 g,葶苈子30 g,苏子10 g,炙甘草6 g。7帖,每日1帖,分2次服。

预约三伏贴,头伏、中伏、末伏,穴位敷贴,每次贴30分钟,贴后皮肤有小水疱,绿豆大小,涂碘伏。连续贴3年。几乎不咳不喘,临床缓解。

【案例2】 沈某,女,71岁,2013年7月15日初诊。

反复咳喘5年,冬重夏轻,严重时伴有喘息不定,偶用"沙丁胺醇"气雾剂,加重1个月,1个月前受凉后出现咳嗽咳痰,服止咳化痰药后咳嗽好转,1周前受凉后加重,可咳出少量白痰,遇寒加剧,口干,乏力,舌红少津,苔微腻,脉细数。

诊断:中医诊为哮喘(脾肾不足,肺气失宣);西医诊为慢性支气管炎。

治则:温肾健脾,平喘止咳。

治法:瘢痕灸。

取穴:双肺俞,双脾俞,双肾俞。

操作:麦粒大小艾炷,每穴灸9壮,灸后穴周皮肤潮红、皱缩,前期每天1次。1周后,隔天1次。第一次治疗后,家属自己在家做,1周来1次,接受指导。连续3个月,症状大为改善。

注意事项:本疗法实施前要和患者进行充分沟通,征得患者同意。必要时签知情同意书。

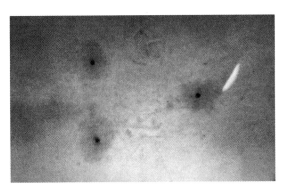

图4-4 直接灸图片

【案例3】 唐某,女,72岁,2012年8月23日初诊。

反复低热伴咳嗽咳痰半个月。有慢性咳嗽史十多年。半个月前突然出现高热,体温最高达39.1 ℃,伴有咳嗽咳痰,外院予以抗感染治疗,一直未能完全缓解,体温波动于37.6~38 ℃,咽轻度充血,阵发性剧烈咳嗽,略出少量白痰。舌淡,苔白,脉浮。

诊断:中医诊为咳嗽(风寒袭肺,肺失肃降);西医诊为急性上呼吸道感染。

治则:宣肺降逆,止咳化痰。

治法:穴位敷贴。

取穴:双心俞,双肺俞,双膈俞。

操作:见穴位敷贴疗法。

中药处方(刻下)——

桑叶10 g,桑白皮10 g,僵蚕10 g,蝉衣6 g,紫苏叶10 g,苦杏仁10 g,炙甘草6 g,炙麻黄5 g,桂枝6 g。

5剂,水煎内服,每日1剂,分2次服。

二诊:夜间咳嗽剧烈,痰量较前增多,原方加莱菔子10 g,桔梗10 g,7剂。

三诊:咳嗽咳痰明显好转,多汗、少气、乏力,原方去炙麻黄、僵蚕、蝉衣,加五味子6 g、浮小麦15 g,7剂后缓解。

预约三伏贴治疗,连续4年。以后每年发病次数明显减少,症状明显减轻。

【案例4】 产某,男,71岁,2013年11月26日初诊。

咳、痰、喘2年,加重伴胸闷10天,患者既往有慢性阻塞性肺病、间质性肺炎2年,平素时有咳嗽咳痰,活动后气喘,但10天前进食生冷水果后咳痰加剧,痰白、黏且量多,不易咳出,胸闷气促,不能平卧,夜间难以入睡,全身乏力,纳差,舌淡红,苔白腻,脉濡。

诊断:中医诊为喘证(脾肾亏虚,痰浊壅肺);西医诊为慢性阻塞性肺病。

治则:温肾健脾,宣肺化痰。

治法:穴位敷贴。

取穴:双风门,双肺俞,双心俞,天突,膻中,双脾俞,双肾俞。

操作:见天灸疗法。

中药处方(刻下)——

茯苓10 g,炒白术10 g,法半夏10 g,桑白皮10 g,桑叶10 g,炙杷叶10 g,蝉衣6 g,5剂。

水煎内服,每日1剂,分2次服。症状缓解后,预约本年三九天做穴位敷贴治疗,以后每年三伏、三九连续4年做穴位敷贴。临床症状明显减轻,每年复发次数减少。

注意事项:所选穴位分批次应用,每次4～6穴;急性加重期合并药物联合运用,迅速控制病情。

(四)按语

临床上喘证难治,主要指的是虚喘,治疗应持之以恒,方可奏效,并尽量避免引发喘证加剧的诱因,如感受风寒、进食生冷刺激食物、情绪不畅及劳累过度等。《医宗必读·喘》云:"治实者攻之即效,无所难也。治虚者补之未必即效,须悠久成功,其间转折进退,良非易也。"咳嗽、哮喘为肺气宣降失常所致,用"三拗汤"宣降肺气、止咳化痰,肺气通畅。《黄帝内经》有云:"治上焦如羽,非轻不举。"多数患者年逾七旬,年老体弱,肺病日久,脾肾皆虚,肺、脾、肾三脏互相影响。《景岳全书·咳嗽》曰:"外感之邪多有余,若实中有虚,则宜兼补以散之。内伤之病多不足,若虚中夹实,亦当兼清以润之。"故患者取效后予以三伏、三九天未病先治,以图根本。

(五)调护和注意事项

(1)要注意充足的热能供给和优质蛋白质供应,以提高机体功能。每餐荤素搭配得宜,尤其富含维生素和无机盐的绿色叶菜与水果更不可缺少。

(2)木耳、花生、萝卜、竹笋、丝瓜、藕、梨、核桃、海带、蜂蜜等食物均具有润肺功效。

(3)忌刺激性过强以及太冷、太热的食物,如酒、辣椒、葱等。绝对不能吸烟。寒冷季节应补充一些含热量高的肉类暖性食品以增强御寒能力,对极度虚寒者可适量进食羊肉、狗肉、牛奶等。

除荤食外,应经常进食新鲜蔬菜瓜果,以确保对维生素C的需要。含维生素A的食物亦是不可少的,有保护呼吸道黏膜的作用。饮食对症颇有益处。

预防保健——

现今公认吸烟为慢性支气管炎最主要的发病因素,吸烟能使支气管上皮纤毛变短,变得不规则,生长障碍,降低局部抵抗力,削弱肺泡吞噬细胞的作用,增加气道阻力。吸烟者慢性支气管炎患病率是不吸烟者的2倍以上。

呼吸道感染是慢性支气管炎发病和加剧的因素。目前认为肺炎链球菌、嗜血流感杆菌和卡他莫拉杆菌为本病急性发作的主要病原菌。病毒感染也起重要作用,有鼻病毒、乙型流感病毒、呼吸道合胞病毒等,可继发细菌感染性肺炎。

还有中医的"气功治疗",如放松功、内仰功、八段锦、五禽戏、太极拳等,是以练气、练意、练形为主,对改善慢性支气管炎患者的呼吸功能,增强肺活量及促进全身血液循环等有很好的疗效,可作为长期锻炼,以帮助慢性支气管炎患者早日恢复健康。

三、高血压

高血压是指以体循环动脉血压(收缩压和/或舒张压)增高为主要特征(收缩压≥140 mmHg,舒张压≥90 mmHg),可伴有心、脑、肾等器官的功能或器质性损害的临床综合征。高血压病是最常见的慢性病,也是心、脑血管病最主要的危险因素。正常人的血压随内外环境变化在一定范围内波动。在整体人群,血压水平随年龄逐渐升高,以收缩压更为明显,但50岁后舒张压呈现下降趋势,脉压也随之加大。

(一)病因病机

古代医学文献中并无高血压病的名称,但有关高血压病的记载,散见于"眩晕""头风肝阳""肝风""中风"等论述中。高血压病的主要表现有头重脚轻、眩晕、头痛、耳鸣、失眠、视物昏花等。如《素问·至真要大论》说:"诸风掉眩,皆属于肝。"《诸病源候论》中有"肝气胜为血有余,则病目赤善怒,逆则头晕,耳聋不聪","髓海不足,则脑转耳鸣,胫酸眩冒,目无所视"的记载,认为本病的眩是与肝、肾有关。《丹溪心法·头眩六十七》提出"无痰不眩""无火不晕"的理论,认为"痰"与"火"是引起眩晕的另一种原因。古代医家的这些观点与现代医学的高血压病有密切关系。这些论述对现代防治高血压病具有一定的指导作用。

(二)临床表现

现代中医对本病的临床研究起步较早,20世纪50年代初,就有用单方治疗本病的报道,并开始积累一些病例。以后,又出现了用针灸治疗本病的报道,然而,对病因病机的认识比较简单,仅限于"肝阳上亢"。20世纪60年代初,提倡辨证施治,突出了中医治病的特色,在理论探讨中,虽已有人提出了本病10个证分型的系统治疗方案,然而报道仍以平肝潜阳为主,辨证施治逐渐被重视,其他还有针灸、气功等大量的报道,全国各地为探求简捷、方便、疗效好、副作用少的治疗方法,又进行了各种外治法的探索,如针灸、推拿、气功、磁疗、耳压、放血、药物敷贴、药枕等。又如自我推拿保健、食疗等方法,将防治高血压病融于日常生活中。然艾灸治疗报道较少,缺乏这方面的经验。

表4-2 高血压诊断标准

分类	收缩压(mmHg)		舒张压(mmHg)
正常血压	<120	和	<80
正常高值	120~139	和(或)	80~90
高血压	≥140	和(或)	≥98
1级高血压	140~159	和(或)	90~99
2级高血压	160~179	和(或)	100~109
3级高血压	≥180	和(或)	≥110

高血压病是一种"生活方式疾病",很多日常行为习惯是高血压病发生的危险因素。

高钠低钾饮食:高钠低钾饮食是我国人群重要的高血压病发病危险因素。世界卫生组织(WHO)推荐普通人每天钠盐入量为5克,而现在我国居民平均每天钠盐的摄入量为8~15 g,世界卫生组织推荐每人每天钾的摄入量为3.51 g,而我国人群每天钾的摄入量只有1.89 g。如何改变"高钠低钾"的饮食习惯,必须从饮食宣教抓起。

超重和肥胖:超重和肥胖是高血压病的重要危险因素,尤其是中心型肥胖。超重和肥胖人群的高血压病发病风险是体重正常人群的1.16~1.28倍。

长期精神紧张:人在紧张、愤怒、惊恐、压抑、焦虑、烦躁等状态下,体内交感神经兴奋,从而血压升高,研究显示,精神紧张者发生高血压病的风险是正常人的1.5倍左右。

体力活动不足:我国城市居民(尤其是中青年)普遍缺乏体力活动,体力活动不足是高血压病的危险因素。

过量饮酒:高血压病的患病率随饮酒量的增加而增加,高血压病患者中有5%~10%是由过量饮酒引起的。过量饮酒包括危险饮酒(单次饮酒量:男性41~60 g,女性21~40 g)和有害饮酒(单次饮酒量:男性60 g以上,女性40 g以上)。

其他因素:其他因素还包括年龄、高血压病家族史、合并糖尿病、血脂异常等。近年来,大气污染也备受关注,有研究显示,大气中的一些污染物与高血压病发病可能相关。

(三)临床医案

【案例1】 张某,男,54岁,2013年11月初诊。

头晕头昏,颈项板紧感,睡眠较差,BP 160/95 mmHg,症状持续半年以上,家族有双亲高血压病、脑卒中史,余无特殊,健康体检唯有血压偏高。BMI 25.5,经生活方式干预(饮食、锻炼、起居、心情等),未见明显改变,积极锻炼,每天坚持步行万步左右,患者不愿服药治疗,要求做艾灸。舌质淡红,苔微腻,脉弦。

诊断:中医诊为眩晕(风阳上扰);西医诊为高血压病(1级,低危)。

治则:引阳下行。

治法:麦粒灸。

选穴:双足三里。

操作:麦粒灸(见直接灸)双穴同时操作,每穴9壮,停灸后半小时,测BP 150/90 mmHg,教会其操作,自行在家艾灸,每天1次,1周复诊1次,3天后隔日1次,1周后血压维持在130~140 mmHg/85~90 mmHg,患者自觉症状缓解,没有不适感觉,1个月后,改为1周1次。

【案例2】 朱某,男,68岁,2016年8月初诊。

反复头晕头昏,午后加重,大脑感觉不清爽,头重脚轻,无精打采,睡眠质量差,梦多,易疲乏,有高血压病史,伴有糖、脂代谢异常。

神志清,对答切题,神经系统无定位体征,BP 156/86 mmHg,颈椎 X 线片正常,血黏度高,高血压四项大致正常,头颅 CT,示腔隙性梗死。舌质淡,苔薄黄,脉弦涩。

诊断:中医诊为眩晕(气血不足),西医诊为高血压病、脑梗死。

治则:益气升阳,补益气血。

治法:熏灸器灸(温和灸)。

取穴:双足三里,双绝骨。

操作:温和灸(熏灸器灸)四穴同灸,每天 1 次,每次 1 个小时以上,有灸感最好根据灸感三项规律把握施灸的时间。近期疗效良好。

注意事项:直接灸,小艾炷类似麦粒(雀粪),根据患者耐受程度决定,可以燃尽,也可在患者诉痛时即按灭;治疗期间,患者应注意保证睡眠,放松情绪,适度运动,低盐饮食。

(四)按语

高血压是一个多种因素形成的综合征,涉及脏器较多,应当多靶点干预,一贯坚持。虽然高血压病在不同病程阶段或兼有不同并发症时临床表现各异,主要症候表现仍以头晕、头痛、耳鸣、气短、心悸心慌、急躁易怒、失眠、健忘、脉弦为多见。高血压病证候要素,主要以血瘀、痰、气虚、火(热)、阴虚为主,当其合并不同兼症时,证候要素有差异。高血压病的证候分类,因存在着地域、年龄阶段、不同人群的差异,其分类各有特点,其中以瘀血阻络、痰湿(浊)壅盛、肾气亏虚、肝阳上亢等证候分类比例较高,近年来关于高血压病证候分类的研究结果,与以往的认识有明显的不同,如“阳亢”“肝火”已不再是主要的证候类型。基于中医辨证论治以症状为首要及关键切入点,应积极强化对高血压病的中医证候表现的临床研究总结,为临床治疗提供更多思路。高血压病与中医体质有其特定的关系,某些体质构成其相对危险因素,易于发生高血压病。因此,将体质理念引入高血压病的治疗与管理中有积极的意义。同时,针对部分无症可辨的高血压病,体质辨识可能成为辨证论治的切入点,其前提是要加强证候与体质关系的研究。对探索一些有效的治疗方法、干预高血压早期人群、推迟抗高血压药物的应用有一定意义。

(五)调护和注意事项

(1)合理膳食,早餐不可过饱,也不可不吃,晚餐应吃易消化的食物,除米饭外,还应配些汤类。

（2）适量运动,高血压病患者不宜做剧烈运动(跑步、登山等),只宜做散步、太极拳等强度较小的运动。

（3）戒烟限酒。

（4）心理平衡:避免情绪激动及过度紧张、焦虑,遇事要冷静、沉着。

（5）自我管理:定期测量血压,1~2周应至少测量1次。

（6）按时就医:按医嘱服药;血压升高或过低,血压波动大;出现眼花、头晕、恶心呕吐、视物不清、偏瘫、失语、意识障碍、呼吸困难、肢体乏力等,应立即到医院就医。

四、低血压

低血压是指体循环动脉压力低于正常的状态。由于高血压在临床上常常引起心、脑、肾等重要脏器的损害而备受重视,世界卫生组织也对高血压的诊断标准有明确规定,但低血压的诊断尚无统一标准。一般认为成年人上肢动脉血压低于12/8 kPa(90/60 mmHg)即为低血压。根据病因可分为生理性低血压和病理性低血压,根据起病形式可分为急性低血压和慢性低血压。

（一）病因病机

中医属"虚劳"范畴,虚劳以脏腑功能减退、气血阴阳亏损所致的虚弱、不足的症候为其特征,在虚劳共有特征的基础上,由于虚损性质的不同而有气、血、阴、阳虚损之分。正气虚损者主要表现为面色萎黄、神疲体倦、懒言声低、自汗、脉细;血虚损者主要表现为面色无华、唇甲淡白、头晕眼花、脉细;阴虚损者主要表现为口干舌燥、五心烦热、盗汗、舌红苔少、脉细数;阳虚损者主要表现为面色苍白、形寒肢冷、舌质淡胖有齿痕、脉沉细。

（二）临床表现

依据低血压的起病形式将其分为急性和慢性两大类。

1. 急性低血压

急性低血压是指患者血压由正常或较高的水平突然明显下降,临床上常因脑、心、肾等重要脏器缺血出现头晕、眼黑、肢软、冷汗、心悸、少尿等症状,严重者表现为晕厥或休克。

2. 慢性低血压

慢性低血压是指血压持续低于正常范围的状态。

慢性低血压病因及病理机制特点——

(1)体质性低血压　一般认为与遗传和体质瘦弱有关,多见于20～50岁的妇女和老年人,轻者可无任何症状,重者可出现精神疲惫、头晕、头痛,甚至昏厥。夏季气温较高时更明显。

(2)体位性低血压　部分患者的低血压发生与体位变化(尤其直立位)有关,称为体位性低血压。体位性低血压定义为:在改变体位为直立位的3分钟内,收缩压下降>20 mmHg或舒张压下降>10 mmHg,同时伴有低灌注的症状,这些症状包括头昏、头晕、视力模糊、乏力、恶心、认知功能障碍、心悸、颈背部疼痛。老年单纯收缩期高血压伴有糖尿病、低血容量,应用利尿剂、扩血管药或精神类药物者容易发生体位性低血压。

(3)继发性低血压　某些疾病或药物可以引起低血压,如脊髓空洞症、高度的主动脉瓣狭窄、二尖瓣狭窄、慢性缩窄性心包炎、特发性或肥厚型心肌病和慢性营养不良症等,以及服用降压药、抗抑郁药。这些疾病引起的低血压也可以出现头昏、头晕等低灌注的症状。

在此主要讨论慢性低血压中体质性低血压和体位性低血压。以下医案讨论慢性体循环动脉压力低于正常的状态。

(三)临床医案

【案例1】　秦某,女,42岁,2012年11月初诊。

反复头晕头昏,四肢无力,稍动则气难接续,易疲惫,睡眠差,多梦,工作效率低,注意力难以集中。消瘦,体重48 kg,近期体检血压86/56 mmHg,其余项目正常,舌淡,苔薄白,脉沉、细弱。

诊断:中医诊为虚劳(气虚下陷);西医诊为低血压。

治则:益气升提。

治法:实按灸,温和灸。

取穴:百会,双足三里。

操作:百会穴实按灸。每次按压5～10分钟,每天1次。双足三里用温灸器熏灸,每次1小时左右,有灸感在体内传导,最好等灸感消失,停灸,每天1次。1周后血压94/64 mmHg,患者自觉良好,头晕疲乏,精神状况得到明显改善,回家自灸。

【案例2】　赵某,女,38岁,2014年5月初诊。

体位变动时头晕、耳鸣尤其明显,平素感觉头昏乏力,纳食少,大便溏,面色少华,少气无力,精力不支,寐时多梦,晨起倦怠,BP86/58 mmHg,别处求医,都说是亚健康状态,体检无特殊。舌质淡,苔薄白,脉细沉。

诊断:中医诊为虚劳(脾肺不足);西医诊为低血压。

治则:补益脾肺。

治法:实按灸,隔姜灸。

取穴:百会,脾俞,肺俞。

操作:百会实按灸。每次按压5～10分钟,每天1次。脾俞、肺俞隔姜灸,每天1次。每次9壮。10天为1个疗程。疗程间隔1周,再行下一个疗程。经过3个疗程的治疗,全身情况明显好转,睡眠改善,纳食增加,血压94/66 mmHg。嘱加强体育锻炼,注意劳逸结合,饮食合理。

【案例3】 李某,女,29岁,2020年1月1日初诊。

乏力1个月有余。患者近1个月常感乏力,气短,面色蜡黄没有光泽,多食后容易嗳气,吐白沫。平日腹部容易受凉,受凉后肠间多辘辘有声,并有矢气频频。近两日舌体疼痛不缓解。未经治疗。查体:舌体胖嫩,有齿痕,色淡白,舌苔薄滑,脉细弱。血压86/58 mmHg,经络诊察示太阴脾经上三阴交、阴陵泉等多处压痛、结节。

诊断:中医诊为虚劳(脾阳虚弱,精气不布);西医诊为低血压。

治则:温补脾阳,通利气机。

治法:悬灸双侧阴陵泉,双侧太白穴,神阙穴。

操作:点燃艾条一端,对准所取穴位,以微痛且舒适的距离施灸至皮肤潮红为度。连续治疗6日为1个疗程。症状缓解。

注意事项:操作时,当患者觉得灼热时应立即改变位置,以防烫伤。

(四)按语

(1)低血压属中医"眩晕""虚劳"范畴,多数属于中医气血亏虚,气血不足,清阳不升,清窍失养,脑海空虚而发诸证。《黄帝内经》中就对低血压的发病有了明确的认识,《灵枢·海论》曰:"脑为髓之海,其输上在于其盖,下在风府,髓海不足,则脑转耳鸣,胫酸眩冒,目无所见,懈怠安卧。"

(2)在取穴方面,主要是取百会、足三里等,同时配合关元、气海等补益人体正气的穴位。百会为诸阳之会,可贯通诸阳之经,是气血输注出入脑海的重要穴位,灸补之可升阳益气、助精血上承头脑;足三里为足阳明经之合穴,强壮保健要穴,灸可补之,健脾益气养血,扶正培元;关元、气海为阴中阳穴,二穴同用有培补下元、益气壮阳之效;诸穴同用,可起到补气益血、升举清阳、补髓安脑之功效。还可以配合耳穴脑、肾、心等共同作用,调整气血阴阳,使气血得补,清阳得升,诸证消失。

(3)在灸法治疗的时候,可以在施灸时,不吹艾火,待艾炷自行徐徐燃尽。故灸法时间长,火力微而温和持久、徐入缓进、透达深远、连绵不断,自能循经内达脏腑,使得气感力可透达,直趋病所,温通其经脉、补阳益气、行气活血、升举清阳、补髓充脑,使气血通畅,功能旺盛,而疾病得愈。

（4）案例3中，根据腹部易受凉后多矢气、肠鸣等病史可以判断，患者乏力气短、舌痛的症状属脾阳不足所致。脾阳不足，气化乏力，脾经连舌本而不通畅，故舌痛；清阳不升，精微不布，湿气横流故乏力、气短。"输主体重节痛"指经气不足、湿气停留导致的症状，阴经的腧穴亦是其原穴。太白穴为脾经原穴，对本经有温阳益气的功效；"合主逆气而泄"，阴陵泉为脾经合穴，能够治疗本经气机的升降出入异常。神阙穴调肠胃、补气血，治疗腹中虚冷。经初诊治疗后，经气疏通，舌痛消失。结合八段锦锻炼，一个疗程后疲乏等症状改善。

（五）低血压的危害、调护、注意事项

危害一：低血压的患者会出现一些不适的症状。患者会出现头晕、身体无力、面色无华，以及昏睡等症状，进而导致患者的工作和学习效率不高。

危害二：容易患忧郁症。低血压患者会出现脑部供血不足的情况，很多患者不了解自己是怎么回事，整天忧心忡忡，情绪比较低落，久而久之容易患上忧郁症。

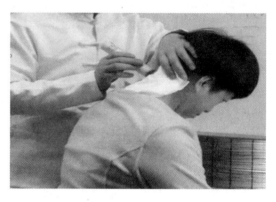

图4-5 实按灸图

危害三：发生危险的情况。当低血压比较严重时，会出现明显的脑部缺血的表现，患者会出现突然昏厥的情况，这种情况下患者的意识不清，因而容易出现骨折或是摔伤。

危害四：低血压会影响人的听力，对视力也会造成一定的影响。

危害五：低血压患者不能够清楚地表达自己的意思，也会导致患者出现呼吸不畅的情况，严重的会影响患者的日常生活和工作。

危害六：严重的低血压会导致患者健忘、失眠、反应迟钝，甚至会导致患者出现脑卒中，也会导致患者的心脏缺血，或是引起心肌梗死等症，对患者的生命安全造成一定的威胁。

危害七：低血压严重的也会诱发脑梗死、老年痴呆等疾病。

低血压带来的危害是非常多的，所以在生活中应注意自己的身体健康，若是出现不适，应及时就医。低血压的具体治疗方法最好还是听从医生的建议，不可擅自用药。低血压患者在日常接受一些有助于治疗低血压的食疗是很有必要的。

（该案例由朱婉丽整理）

五、慢性浅表性胃炎

慢性浅表性胃炎是由各种病因引起胃黏膜呈慢性浅表性炎症的疾病,为消化系统常见病,属慢性胃炎中的一种。可由嗜酒、喝浓咖啡、胆汁反流或幽门螺杆菌感染等引起。患者可有不同程度的消化不良症状,如进食后上腹部不适、隐痛,伴嗳气、恶心、泛酸,偶有呕吐。

(一)病因病机

中医并无胃炎之说,大多在胃痛和胃脘痛中加以论述。

胃痛之名最早记载于《黄帝内经》,如《灵枢·邪气脏腑病形》指出:"胃病者,腹胀,胃脘当心而痛。"《素问·举痛论》云:"寒气客于肠胃之间,膜原之下,血不能散,小络急引,故痛。"《黄帝内经》首先提出胃痛的发生与肝、脾有关,还提出寒邪、伤食致病说。

唐宋以前文献多把属于胃脘痛的心痛和属于心经本身病变的心痛混为一谈,直至金元时代李杲《兰室秘藏》首立"胃脘痛"一门,将胃脘痛明确区分于心痛,使胃痛成为独立的病证。

明清时代进一步提出了胃痛的治疗大法。《医学正传》说:"古方九种心痛,……详其所由,皆在胃脘,而实不在于心也。""气在上者涌之,清气在下者提之,寒者温之,热者寒之,虚者培之,实者泻之,结者散之,留者行之。"《医学真传·心腹痛》还指出了要辨证地去理解和运用"通则不痛"之法。

(二)临床表现

(1)上腹痛　最常见症状是上腹疼痛,大多数慢性浅表性胃炎患者有此症状。上腹部疼痛多数无规律,与饮食无关。疼痛一般为弥漫性上腹部灼痛、隐痛、胀痛等。常常因为吃了冷食、硬食、辛辣或其他刺激性食物而症状加重,少数与气候变化有关。

(2)腹胀　慢性浅表性胃炎患者多有腹胀,常常因为胃内潴留食物、排空延迟、消化不良。

(3)嗳气　患者有嗳气,表明胃内气体增多,经食管排出,使上腹饱胀暂时缓解。

(4)反复出血　为常见症状。出血原因为在慢性浅表性胃炎基础上并发的一种胃黏膜急性炎症改变。

(5)其他　食欲不振、反酸、恶心、呕吐、乏力、便秘或腹泻等。

(6)体征　检查时有上腹压痛,少数患者可有消瘦及贫血。

(三)临床医案

【案例1】　孙某,男,62岁,2017年10月初诊。

患者胃脘部疼痛1个月有余。就诊后予以电子胃镜检查显示:慢性非萎缩性胃炎。询问既往史,患者多年饮食不规律,反复胃部不适,遇寒加重,自行口服药物(具体不详)后症状稍有好转,仍偶有胃胀、胃痛、胃脘部寒凉感等症状。现症:胃脘部胀痛,纳呆,畏寒,四肢不温,形体消瘦,小便可,大便两日一次,质稍稀,舌淡,苔白滑,脉细弱。

诊断:中医诊为胃脘痛(脾胃虚寒证);西医诊为慢性浅表性胃炎。

治则:健脾和胃,温中止痛。

治法:针刺加隔姜灸。

取穴:梁门穴(双),脾俞穴(双),胃俞穴(双),足三里穴(双),中脘穴。

操作:梁门穴直刺0.5～1寸,脾俞穴及胃俞穴均平刺0.5～1寸,足三里穴直刺1.5寸,针刺手法采用平补平泻法,得气后留针30分钟,予以TDP灯照射,中间行针1次,每天1次,10天1个疗程。

隔姜灸:针刺后,选取中脘穴,将生姜片(约0.3 cm厚)的中心处用针穿刺数孔,上置艾炷,用火点燃艾炷,灸3～5壮,皮肤潮红为度,每日1次,10天1个疗程。

二诊:患者诉症状较前好转,食欲改善,继予以上述方案治疗。两个疗程后患者胃胀、疼痛明显好转。

注意事项:(1)现予以针刺背俞穴,后取仰卧位针刺及艾灸,方便操作。

(2)隔姜灸时,时刻观察患者,若患者感觉灼热不能忍受,可将姜片向上提起,稍等片刻后重新放下,或叠加姜片。

【案例2】　柯某,女,32岁,2019年12月18日初诊。

主诉胃胀、纳差3个月。患者长期饮食无节律,近3个月每于受寒、劳累后胃胀发作,不思饮食,自服达喜后胃胀稍有好转,喜温,但仍有胀满不适感,饮食减少,大便两日1次,量少,多不成形。体检未见明显阳性体征。

诊断:胃脘痛(脾胃虚寒证)。

治则:温中散寒,和胃止痛。

治法:艾盒灸。

取穴:中脘穴。

操作:准备4节长约5厘米的艾条,将其一段点燃后分散置于艾盒,可用1.5寸长针插入艾条将其固定,后盖上盖子,将艾盒置于中脘穴处。注意询问患者艾盒是否过热,避免烫伤皮肤。

12月20日二诊:患者诉胃胀较前减轻,仍有纳差。治疗上继续予以艾盒灸。

12月23日三诊:患者诉胃胀不适好转,饮食增加。治疗上继续1周3次艾盒灸,嘱其清淡饮食,避油腻、寒凉,注意休息。

注意事项:艾灸时注意询问患者温热感,避免烫伤;艾灸时注意保暖,避免受风寒。艾灸结束后如果出现小水疱,可不用处理;若水疱过大,则可用无菌针灸针将其挑破后涂上甲紫或万金油。

按语:患者胃脘胀满不适、纳差,得温后好转,结合舌脉辨病为胃脘痛,辨证属脾胃虚寒证。中脘为胃之募穴,艾灸该穴即可温中散寒,又可补益中气。慢性胃炎的病因较复杂,其病位是以足阳明胃为病之本,而肺金盗母气气自甚,木折脾胃土气为发病之标。即脾胃为本,以肝肾为标。其病机多由脾素虚,内外之邪乘而袭之,使脾之清阳不升,胃之浊阴不降所致。各种致病因素往往互相关系,病机有虚实之分,始之初起以实邪为主,外感六淫,情志郁结或因食、气、痰、湿、热所致。久病则以虚为主,或虚实相兼,寒热错杂。胃病的原因虽有种种不同,但其发病机制确有共同之处,即所谓"不通则痛",故可归纳为"肝胃不和而痛,湿热中阻而痛,脾胃虚弱而痛,脾胃虚寒而痛,胃络瘀阻而痛"。

(该案例由张凯婷整理)

【案例3】 李某,男,73岁。2018年9月初诊。

反复胃痛、胃胀10余年。患者10年前因饮食不慎后出现胃痛、胃胀,食后明显,同时伴有反酸烧心、纳食不香。就诊于某医院消化科,查胃镜示:慢性萎缩性胃炎,胃溃疡。予对症西药治疗,上述症状初有减轻,不久复发。后经多方中、西治疗均未见显效,来诊时症见:胃痛、胃胀,反酸烧心,恶心,纳食不香,口干口苦,失眠多梦。大便黏腻不爽,小便尚可。形体消瘦,精神不振,面色无华,上腹部压痛(+)。舌胖大、有齿痕,苔白腻,脉沉、弦滑。

诊断:中医诊为胃脘痛(脾胃虚弱证);西医诊为慢性萎缩性胃炎。

治则:健脾补虚。

治法:直接灸法。

选穴:中脘,足三里,三阴交。

操作——

(1)灸粒制作:选择细腻的好艾绒,用拇指和食指反复揉搓,搓成小小、细细的米粒大小,要搓紧防止松散,同时做几十个备用。

(2)暴露患者皮肤,在施灸穴位上涂抹适量凡士林。

(3)把做好的灸粒放在穴位上,用线香点燃艾粒,同时用手在患者皮肤周围轻拍,分散患者注意力,待患者不能耐受时用镊子夹走未燃尽的艾粒,换新艾粒再灸。

(4)一般灸5～9壮。

注意事项——

(1)灸前向患者做出必要的说明,取得患者配合;患者不宜在过饥过饱、情绪激动时做治疗。

(2)选择温暖适宜的环境,操作者要安神定志,心无旁骛。

(3)初灸时灸量不宜太多,要从少到多,循序渐进。

(4)灸后患者注意保暖、休息,饮食注意营养。

(5)如果患者皮肤烫伤,要注意涂抹烫伤膏,并以干净的纱布覆盖伤口。

(6)一般在没有烫伤的情况下,可以1天1次。

治疗效果:患者治疗5次后,胃痛、胃胀明显减轻,纳食好转;1个月后,睡眠改善,体重增加,精神好转。嘱其在家坚持治疗。

按语:慢性胃炎是由多种不同原因引起的以胃黏膜的炎性细胞浸润为特征的胃黏膜慢性炎症或萎缩性病变。一般病程较长,缠绵难愈。现代中医临床把慢性胃炎分为肝胃不和证、脾胃虚弱证、脾胃湿热证、胃阴不足证、胃络瘀阻证五型,其中脾胃虚弱证是最常见的一个证型。其病机多是与后天的调摄失宜有关,如过食寒凉之物、过用寒凉之药等损伤胃阳,造成脾胃虚弱。脾与胃同居中焦,为气机升降出入之要道,脾胃虚弱,则易导致中焦气机壅滞不通,不通则痛。另胃阳被耗,水谷不能正常腐熟,饮食若不消化则会有脘腹胀满、不思饮食等症状。在治疗上因患者体质较差,不宜针刺、方药,故给予直接灸法。艾灸选穴:中脘、足三里、三阴交。灸法是一种用艾草点燃后用其温热发挥其治疗作用,《本草纲目》中记载:"艾叶能灸治百病。"《本草从新》中说:"艾叶苦辛,生温,熟热,纯阳之性,能回垂绝之阳,通十二经,走三阴,理气血,逐寒湿,暖子宫……以之灸火,能透诸经而除百病。"艾叶气味芳香,辛温味苦,容易燃烧,火力温和。以之灸穴,具有温经散寒、扶阳固脱、消瘀散结、防病保健的作用。本例所选用的中脘穴是胃经的募穴,能够主治胃的各种疾病。足三里是胃经的本穴,又是胃经的下合穴,具有健脾和胃、理气止痛的功能,历来不光用来治疗脾胃病,还是各种保健要穴。三阴交乃肝经、脾经、肾经三经交会之地,能够疏肝健脾、活血止痛,选此穴的用意在于患者久病必瘀,且患者失眠日久,心情不畅,而本穴还能疏肝,调节心情。

(该案例由秦文彪整理)

(四)按语

脾胃虚弱,寒邪犯胃,导致脾胃虚寒,脾阳不足,胃失温养则胃脘部寒凉、畏寒等;脾虚不运,气滞湿阻,胃气失降则出现胃胀、纳呆、胃脘部胀痛等。其病位在胃,背俞穴是胃气输注的处所,针刺胃俞穴调中和胃,补虚扶中,疏通胃气;针刺脾俞穴,补脾阳助运化。脾为阴土,胃为阳土,脾气主升,胃气主降,脾俞及胃俞合用可相互促进,升降协调,胃和脾健。针刺梁门主"食饮不思,食欲不振",调理胃气;足三里补气血,治胃病之要穴。选取中脘穴是胃之募穴,腑之会穴,运用生姜及艾火的温阳作用散脾胃之寒,升气机,和胃气,化湿阻,理中焦。诸穴合用,行健脾和胃止痛之效。在祖国医学里没有记载此种疾病,但依其主要症状特点,归为"胃痛""痞满""呃逆"等疾病的范畴内,主要临床表现为胃脘胀满、憋痛、嗳气、呃逆、食欲不振等。痞满首见于《黄帝内经》,记载有论"饮食不节,起居不时者,阴受之……入五脏则满闭塞","寒气客于胃肠之间,膜原之下,血不得散,小络急引故痛"等。认为致病因素有饮食、外邪、情志、脾胃虚弱等,其病位在胃,但与肝、脾关系十分密切。上述诸多因素均可致胃失和降,脾亦不运,使脾胃的纳运相协、升降相因的功能异常,气机壅滞,日久则水反为湿,谷反为滞,气病及血,可见"湿阻""食积""痰结""血瘀"等病理产物,从而加重病情,使病机复杂。初病多实,日久脾胃虚弱,阳气虚损,故日久则由实转虚。传统医学在临床中并没有统一的分型标准,所以在治疗上各医家也不尽相同。《黄帝内经》记载有"土得木而达""土恶木也"等论述,说明肝气畅达,则脾胃升降和顺,中焦气机顺畅,胃乃能受纳传化物;若肝失疏泄,气机郁滞,则出现木郁土壅,而致脾胃功能失常。由于现今社会工作紧张,压力较大,情志因素对脾胃病的影响越来越突出,故在慢性胃炎的治疗中,应始终以"通"为本,以气血为要。

(五)调护和注意事项

(1)细嚼慢咽 吃饭太快会增加胃的负担,造成胃部肌肉疲劳、胃动力下降,容易导致胃受伤。因此对食物要充分咀嚼,可使食物尽可能变"细",以减轻胃的工作负担。咀嚼的次数愈多,随之分泌的唾液也愈多,对胃黏膜有保护作用。

(2)注意防寒 寒冷会使胃的活动减缓或出现胃痉挛,故要注意保护胃部,不要受寒。

(3)养成良好的饮食习惯 食物以清、软、松为主;进餐要科学,宜坐着吃饭,不宜站立或蹲着吃;宜定时定量,每餐食量适度,每日三餐定时,到了规定时间,不管肚子饿还是不饿,都应主动进食;宜少吃多餐,饭只吃七分饱,避免过饥或过饱或暴饮暴食,改掉"废寝忘食"、饥一顿饱一顿的饮食习惯,使胃保持有规律的活动。

(4)温度适宜 饮食的温度应以不烫、不凉为度,少吃生、冷、硬的食物,过烫、过冷、过硬的食物进入胃部之后,都会刺激胃黏膜而引起胃病。

(5)饮水择时 最佳的饮水时间是早晨起床空腹时及每次进餐前1个小时,餐后立即饮水会稀释胃液,汤泡饭也会影响食物的消化,汤最好饭前喝。

(6)饭后莫运动 俗话说,饭后百步走,活到九十九。但"饭后"绝非刚吃完饭,应在饭后20~30分钟开始散步,这样有利于消化。

(7)补充维生素 维生素C对胃有保护作用,胃液中保持正常的维生素C量,可有效地发挥胃的功能,保护胃部和增强胃的抗癌能力。

(8)避免刺激性食物 酒精和香烟中的尼古丁都能刺激胃黏膜,导致胃黏膜缺血、缺氧,使胃的功能失调,引发胃病。因此,要想保持或恢复胃的健康,对烟酒必须要有节制。少吃辛辣,如辣椒、胡椒等,及过酸、油炸、烧烤、烟熏等食物;少饮浓茶、咖啡等刺激强烈的饮料。不吃过咸、过甜、霉变、烟熏食物。

(9)注意饮食卫生 生吃瓜果要洗净,不要吃变质食品,因为被污染而变质的食品中含有大量的细菌和细菌毒素,对胃黏膜有直接破坏作用。

(10)快乐进餐 我们都有过这样的体验,心情不好的时候胃口也不好,这就是情绪对胃的影响。中年男人工作紧张且生活压力相对比较大,这些对大脑皮层不断重复的不良刺激,很容易促成胃的病变。

因此,要保持精神愉快和情绪稳定,避免紧张、焦虑、恼怒等不良情绪的刺激影响脾胃功能。吃饭的时候专心感受食物的味道和口感,避免边吃饭边思考问题,把商务谈判、工作问题、子女问题带到饭桌上的做法不可取。

(11)慎重服药 切记不要自己乱服药,不少药物对胃黏膜有刺激作用,可损伤胃黏膜,甚至引起溃疡。如阿司匹林、吲哚美辛、糖皮质激素等。过于寒凉的中药,如大黄、黄芩等,都不要长期服用。

(12)合理饮食 病情一般者,可采用少渣半流饮食,少食多餐。进入恢复期时,可食用少渣软饭,以一日四餐为宜。如热量摄入不足,可用干稀搭配的加餐方法补充热量,如牛奶1杯加面包1片、蒸蛋羹等。

六、慢性胃肠炎

慢性胃肠炎是临床上比较常见的一种胃肠道疾病,该种疾病在夏、秋季最为常见。患者发病后常会出现腹泻、腹痛、恶心等症状,不及时进行治疗,最终会出现脱水、电解质紊乱症状,对其生命安全造成极大威胁,主要临床表现为食欲减退、上腹部不适和隐痛、嗳气、泛酸、恶心、呕吐、泄泻等,多为胃黏膜和肠黏膜发炎。最常见的是慢性浅表性胃炎和慢性萎缩性胃炎。慢性胃肠炎以腹泻为主要表现者,中医称为"泄泻"。

(一)病因病机

泄泻是指因感受外邪,或被饮食所伤,或情志失调,或脾胃虚弱,或脾肾阳虚等原因引起的以排便次数增多,粪便稀溏,甚至泄如水样为主证的病证。一般根据病因病机运用淡渗、升提、清凉、疏利、甘缓、酸收、燥脾、温肾、固涩的方法治疗。泄泻的病位主要在脾胃和大、小肠,其中主脏在脾,其致病原因包括感受外邪,饮食所伤,情志失调,脾胃虚弱,脾肾阳虚,中气下陷,等等。其主要致病因素为湿,即《难经》所谓的"湿多成五泄"。

感受外淫:六淫外邪伤人,主要以湿为主,常夹杂寒、暑、热等病邪,导致肠胃功能失调,皆使人发生泄泻。脾脏喜燥而恶湿,外来之湿入侵则最容易困遏脾阳,从而影响脾的运化功能而导致泄泻。寒邪或者暑邪也能直接影响脾胃,使脾胃功能失调,运化失常,清浊不分,而成泄泻。

饮食所伤:脾胃为仓廪之官,脾主运化水谷和水液;胃主受纳,腐熟水谷。故饮食不当,如饮食过量导致宿食内停;或过食肥甘厚味,呆胃滞脾,湿热内蕴;或误食馊腐不洁之物,伤及肠胃;或过食生冷,导致寒湿交阻等,皆可影响脾胃的运化功能,致使脾胃的传导失司、升降失调、水谷停滞而导致泄泻。

情志失调:郁怒伤肝,肝失疏泄,木横乘土,脾胃受制,运化失常,或忧思气结,脾运阻滞,均致水谷不化,下趋肠道为泻。若素体脾虚湿盛,运化无力,复因情志刺激、精神紧张或于怒时进食,均可致肝脾失调,易形成泄泻。

脾胃虚弱:脾主运化,胃主受纳,若因长期饮食失调,劳倦内伤,久病缠绵,均可导致脾胃虚弱,中阳不健,运化无权,不能受纳水谷和运化精微,清气下陷,水谷糟粕混杂而下,遂成泄泻。

脾肾阳虚:久病之后,肾阳损伤,或年老体衰,阳气不足,命门火衰,不能助脾腐熟水谷,水谷不化,而为泄泻。

中气下陷:久病失治误治,导致中气被损伤引起中气下陷,不能提升阳气,故而不能温煦腐熟水谷,水谷不化,成为泄泻。

(二)临床症状

便秘较少见。粪便量少,排便困难,每周 1~2 次,偶有十余天一次者,因而常使用泻药。有时因肛门括约肌收缩,大便呈铅笔样细条状。

腹泻,每日 1 次或多次。有的只在早饭后暴发多次排便,其余时间可以无腹泻,也偶尔有一日腹泻 20 余次者。腹泻不发生在夜间,不会因排便感醒来,所以不干扰睡眠,也不会发生排便失禁。有些患者的粪便中带有大量的白色或透明的黏液,甚至全是黏液。在腹泻病程中,常可出现一个时期的排便正常或便秘,出现腹泻与正常便或便秘相互交替的现象。

腹痛为本病最常见的症状,多数伴有大便习惯的改变。疼痛部位多见左下腹或右上腹部。疼痛性质主诉不一:绞痛、胀痛、剧痛、刺痛、紧缩性痛等皆可有之。可持续数分钟至数小时,在排气、排便或灌肠之后缓解。某些具有高位而且过长的结肠脾曲患者,其疼痛主要位于右肋缘下腋前线附近,并放射至胸骨下、左上臂等部位。有些食物,如浓烈的调味品、酒、粗纤维蔬菜、粗质水果等,可诱发腹痛。

常伴随消化系统其他症状,如食后上腹部胀满、厌食、嗳气、恶心等;自主神经功能紊乱的一些症状,如心悸、乏力、嗜睡、多汗、潮热、头痛等;精神症状,如失眠、焦虑、忧郁等。

(三)临床医案

陈某,男,45岁,2019年1月30日初诊。

主诉:反复腹泻便秘3年有余。伴腹痛,每因情绪波动、饮食不节、天气变化等,病情反复。患者自诉3天前贪吃水果后出现腹泻,每日排便5次,大便清稀如水,伴腹痛,纳差,无发热,腹软无压痛。苔白腻,脉濡缓。

诊断:中医诊为泄泻(寒湿泄泻);西医诊为慢性胃肠炎急性发作。

治则:温中散寒,化湿止泻。

治法:隔姜灸。

取穴:天枢,上巨虚。

操作:在穴位上涂抹少量凡士林,将新鲜生姜切成厚0.3 cm、直径约3 cm的姜片,中间用针穿刺数孔,置于穴位处,将艾炷(炷高和炷底直径1 cm)置于其上施灸,待艾炷燃尽,更换艾炷,每次灸3壮,以皮肤潮红不起疱为度。艾灸期间若患者自觉灼痛,可用止血钳将姜片一端提起,片刻后放下。急性发作期,每天上、下午各1次,连续2天。缓解期隔天1次。

2月3日二诊:患者诉症状较前好转,每日排便2次,大便清稀。治疗上,继续予以隔姜灸。

2月7日三诊:患者诉症状基本消失,每日排便1次,大便成形,纳可。嘱其注意饮食,禁食生冷。

注意事项:艾灸时注意询问患者温热感,避免烫伤;艾灸时注意保暖,避免受风寒;生姜应用新鲜老姜,现切现用;艾灸结束后如果出现小水疱,可不用处理,若水疱过大,则可用无菌针灸针将其挑破后涂上甲紫或万金油。

(四)按语

患者腹泻,每日5次,大便清稀如水,辨病当属祖国医学"泄泻"范畴,四诊合参,辨证为"寒湿泄泻"。患者过食生冷,寒湿伤及脾胃,脾胃传导失司,升降失调,发为本病。天枢为大肠的募穴,可调理肠胃气机;上巨虚为大肠的下合穴,可涩肠止泻,隔姜灸可温散寒邪。两穴上下相配,共奏温中散寒、化湿止泻之功。辨证论治是中医学治疗疾病的基本原则,体现在临床实践的全过程中,我国第一部辨证论治的专著《伤寒论》提出:"少阴病,下利清谷,里寒外热,手足厥逆,脉微欲绝,身反不恶寒,其人面赤色,或腹痛,或干呕,或咽痛,或利止脉不出者,通脉四逆汤主之。"

用通脉四逆汤治疗里寒外热即真寒假热证泄泻,对实证、热证之泄泻,用"通因通用"法,充分体现了辨证论治精神。《脉经》曰:"少阴病,下利,脉微湿涩者,即呕汗出,必数更衣,反少,当温其上,灸之(一云灸厥阴可五十壮)。诸下利,皆可灸足大都五壮(一云七壮),商丘、阴陵泉皆三壮。"体现了王叔和的辨脉施治。《甲乙经》言:"寒客生漏,胃泄,如随气而下利。豆蔻散主之:治濡泄不止,寒客于脾胃,故伤湿而腹痛滑利不止。"

(五)调护和注意事项

泄泻病患者平时生活则要进行调理:

(1)合理饮食　注意饮食卫生,不暴饮暴食,不吃腐败、变质食物,不喝生水、冷水等;泄泻患者饮食要清淡易消化,不宜吃甜、冷、肥腻的食物;某些会引起泄泻的食物应忌食。

(2)增强体质　慢性泄泻患者,应加强锻炼身体,以增强体质,如体操、太极拳、气功等。

(3)平素注意天气变化,及时增减衣物,以防外感而引起泄泻。

(该案例由李健整理)

七、不寐

不寐指睡眠质量不正常以及睡眠中出现异常行为的表现,也是睡眠和觉醒正常节律性交替紊乱的表现,可由多种因素引起,常与躯体疾病有关,包括睡眠失调和异态睡眠。睡眠与人的健康息息相关。调查显示,很多人都患有睡眠方面的障碍或者和睡眠相关的疾病,成年人出现睡眠障碍的比例达30%。专家指出:睡眠是维持人体生命的极其重要的生理功能,对人体必不可少。

(一)病因病机

中医关于睡眠障碍的辨证论治颇为丰富,近年来有不少医者从临床实际出发,探求其发生的机制,提出了一些新的辨证思路。

(1)从五脏论治　有学者认为不寐的病因病机主要表现于肝、脾及五脏,统顾五脏实体病证。提倡"五脏皆有不寐"的整体观,从肝论治,兼顾他脏,辨证加减的证治体系,并由此分脏制定了不寐证治方案。

(2)从精神情志论治　精神情志与不寐关系密切,由此将不寐分成烦恼型、多疑型、紧张型、抑郁型,分别选用清热泻火、疏肝降逆法,滋阴清热、理气解郁法,清心宁神、调和肝脾法等治之,取得良好效果。

（3）从昼夜节律论治　人体的睡眠是一种具有昼夜节律性的生理活动，不寐则是这种正常睡眠-觉醒节律紊乱的结果。遵循这一规律，提出"因时制宜"治疗不寐。

（4）从心肾相交论治　所有的不寐都是"火不归根，阳不入阴"引起的，所有的治疗方案最终都需要回到"引火归根，心肾相交"的问题上来，并将不寐分为五型：肝气郁结型、肾精不足型、心火旺盛型、经脉瘀阻型、痰湿阻滞型。

（5）从肝脾论治　导致不寐症产生的诸多病因病机均与肝脾失调有关，中医治疗不寐的理法方药的选择应在辨证论治的基础上，注重调理肝脾。

《黄帝内经》有"不得卧""不得眠""卧不安""目不瞑"等记载，认为其病机在于胃气不和与阳盛不入于阴等。

《素问·逆调论篇》曰："胃不和则卧不安。"《灵枢·大惑论》曰："卫气不得入于阴，常留于阳，留于阳则阳气满，阳气满则阳蹺盛。不得入于阴，则阴气虚，故目不瞑矣。"创制半夏秫米汤治之。该方流传至今，卓有效验。

《伤寒论·辨少阴病脉证并治》云："少阴病，得之二三日以上，心中烦，不得卧，黄连阿胶汤主之。"《金匮要略·血痹虚劳病》则有"虚劳，虚烦不得眠，酸枣仁汤主之"的记载。

隋代巢元方《诸病源候论》曰："大病之后，脏腑尚虚，营卫不和，故生于冷热。阴气虚，卫气独行于阳，不入于阴，故不得眠。若心烦不得眠者，心热也。若但虚烦，而不得眠者，胆冷也。"指出脏腑功能失调和营卫不和是睡眠障碍的主要病机所在，并结合脏腑功能的变化对本病的症候做了初步分类。

唐代王焘《外台秘要伤寒不得眠方四首》中说："虽复病后仍不得眠者，阴气未复于本故也。"进一步阐明了在热病后，阴血耗损是引起睡眠障碍的常见病因。宋代许叔微《普济本事方》论述睡眠障碍的病因说："平人肝不受邪，故卧则魂归于肝，神静而得寐。今肝有邪，魂不得归，是以卧则魂扬若离体也。"阐明了肝经血虚、魂不守舍、影响心神不安而发生睡眠障碍的机制。

明代医家张介宾著《景岳全书》，对不寐的病因病机进行了概括，指出："不寐证虽病有不一，然唯知邪正二字则尽之矣。盖寐本乎阴，神其主也，神安则寐，神不安则不寐，其所以不安者，一由邪气之扰，一由营气之不足耳；有邪者多实证，无邪者皆虚证。"明确提出以邪正虚实作为本病辨证的纲要。

清代各家论述很多，对不寐的证治认识不断深化。如《冯氏锦囊》中，对壮年人及老年人睡眠状态不同的认识，提出"壮年人肾阴强盛则睡沉熟而长，老年人阴气衰弱，则睡轻微易知"。说明本病与肾阴的盛衰有关。

西医认识——

睡眠根据脑电图、眼动图变化分为两个时期，即非快眼动期（HREM）和快眼动期(REM)。非快眼动期时,肌张力降低,无明显的眼球运动,脑电图显示慢而同步,此期被唤醒则感嗜睡。快眼动期时肌张力明显降低,出现快速水平眼球运动,脑电图显示与觉醒时类似的状态,此期唤醒,意识清楚,无倦怠感,此期出现丰富多彩的梦。

研究发现脑干尾端与睡眠有非常重要的关系,被认为是睡眠中枢之所在。此部位各种刺激性病变引起过度睡眠,而破坏性病变引起睡眠减少。另外,还发现睡眠时有中枢神经介质的参与,刺激5-羟色胺能神经元或注射5-羟色胺酸,可产生非快眼动期睡眠,而给5-羟色胺拮抗药,产生睡眠减少。使用去甲肾上腺素拮抗药,则快眼动期睡眠减少;而给去甲肾上腺素激动药,则快眼动期睡眠增多。

(二)临床表现

1. 睡眠量的不正常

可包括两类:一类是睡眠量过度增多,如因各种脑病、内分泌障碍、代谢异常引起的嗜睡状态或昏睡,以及因脑病变所引起的发作性睡病,这种睡病表现为经常出现短时间(一般不到15分钟)不可抗拒性的睡眠发作,往往伴有摔倒、睡眠瘫痪和入睡前幻觉等症状。另一类是睡眠量不足的不寐,整夜睡眠时间少于5小时,表现为入睡困难、浅睡、易醒或早醒等。不寐可由外界环境因素(室内光线过强、周围过多噪音、值夜班、坐车船、刚到陌生的地方)、躯体因素(疼痛、瘙痒、剧烈咳嗽、睡前饮浓茶或咖啡、夜尿频繁或腹泻等)或心理因素(焦虑、恐惧、过度思虑或兴奋)引起。一些疾病也常伴有失眠,如神经衰弱、焦虑、抑郁症等。

2. 睡眠中的发作性异常

指在睡眠中出现一些异常行为,如梦游症、梦呓(说梦话)、夜惊(在睡眠中突然骚动、惊叫、心跳加快、呼吸急促、全身出汗、定向错乱或出现幻觉)、梦魇(做噩梦)、磨牙、不自主笑、肌肉或肢体不自主跳动等。这些发作性异常行为不是出现在整夜睡眠中,而多是发生在一定的睡眠时期。例如,梦游和夜惊,多发生在正相睡眠的后期;而梦呓则多见于正相睡眠的中期,甚至是前期;磨牙、不自主笑、肌肉或肢体跳动等多见于正相睡眠的前期;梦魇多在异相睡眠期出现。

(三)临床医案

金某,女,35岁,电台主持。2019年11月初诊。

不寐1个月。心烦难寐,入睡困难,睡后难眠,多梦易醒,且逐渐加重,晨起头昏,混混沌沌,工作效率低下,郁郁寡欢,面色清瘦,饮食欠佳,常伴嗳气,大便不畅,小便淡黄,舌淡红,苔薄白,脉细弱。

适龄结婚,配偶体健。既往体健,否认有手术、外伤、输血、传染病等病史,否认有药物及食物过敏史。一次治疗后,患者诉能入睡,失眠症状有明显改善,两周后患者自觉神清气爽,睡眠恢复正常。

诊断:中医诊为不寐(心脾两虚);西医诊为睡眠障碍。

治法:调理脾胃,宁心安神。

治法:温和灸(熏灸器灸)加针刺。

取穴:左阴郄,百会五针,双神门,双安眠,双内关,双三阴交。

操作:艾条点着插入熏灸器内,置于左阴郄穴,温热为度,温灸过程中有热感循心经上传至心前区为好。每天1次,每次时间0.5~2小时。

百会向后平刺,四神聪斜刺,其余穴位常规针法。患者取坐位,选用一次性针灸针,取双侧安眠穴、双神门、双内关,对其周围皮肤常规消毒,行针刺治疗,进针得气后留针30分钟,每天1次。选用一次性1.5寸针灸针,取双侧三阴交,对其周围皮肤进行消毒,对相应穴位进针至适当深度后,直刺提插捻转,当出现酸麻胀感后,将剪成"一"字形切口的5 mm厚防火棉垫交叉置于针刺部位的皮肤上,再将剪好的小段艾炷(约2 cm)中间用竹签戳一小孔,长度为艾炷的2/3,将其套在针柄上端,艾炷下端距皮肤2 cm左右,从下方点燃艾炷施灸,2壮/次,15分钟/壮,30分钟/针,共治疗2周。在施灸过程中需要注意防止烫伤。

注意事项——

温针灸过程中,针柄不要接触皮肤,以防烫伤。当患者疲劳、精神过度紧张、过饥、过饱时,不宜立即进行针刺;对于气虚血亏的患者,针刺的强度与频率不宜过强;治疗过程中,要仔细观察患者的反应,出现滞针、晕针、出血或皮下血肿等意外情况时,应及时处理。不寐多与情绪变化有关,易反复发作,在治疗的同时,需要给予思想上的疏导。提醒患者合理安排生活作息,多进行户外运动。

(四)按语

中医角度上针灸治疗不寐的目的在于调畅气血、疏通经络以调整脏腑阴阳,达到机体"阴平阳秘"的平衡状态,以改善睡眠。脑为元神之府,百会、四神聪调理脑神;心藏神,神门为心经原穴,内关为心包经络穴,能助心安神;安眠穴虽属经外奇穴,但能够通十二经络,从而起到通畅气血之功效;《素问·逆调论》提到"胃不和则卧不安",三阴交属于足太阴脾经,其是肝经、脾经、肾经气血的交汇处,温针灸三阴交还可加强温经、健脾、调血的效果。最终治疗达到疏经通络,疏肝健脾,和中安神,从而阴阳得到调和,改善失眠。

(五)调护和注意事项

不寐,常常由长期的思虑矛盾或精神负担过重、脑力劳动、劳逸结合长期处理不当、病后体弱等原因引起。患此病后首先要解除上述原因,重新调整工作和生活。正确认识本病的本质,起病是慢慢发生的,病程较长,常有反复,但预后是良好的。要解除自己"身患重病"的疑虑,参加适当的体力劳动和体育运动有助于不寐的恢复。

不寐还可合并梦魇,俗称"鬼压床",指在睡眠时,因梦中受惊吓而喊叫;或觉得有什么东西压在身上,不能动弹。常用来比喻经历过的可怕的事情。在突然惊醒时,在肌肉神经还未醒时,就会出现神志清晰而动弹不得的现象,这就叫梦魇。梦魇症是指睡梦中惊叫或感到有重物压身,不能举动,欲呼不出,恐惧万分,胸闷如窒息状,是一种常见临床症状。其发生与体质虚弱、疲劳过度、贫血、血压偏低,以及抑郁、生气、发怒等情志因素有关。

(该案例由王玲整理)

八、便秘

老年人便秘是指排便次数减少,同时排便困难、粪便干结。正常人每日排便1～2次或1～2日排便1次,便秘患者每周排便少于3次,并且排便费力,粪质硬结、量少。便秘是老年人常见的症状,约1/3的老年人出现便秘,严重影响老年人的生活质量。

(一)病因病机

1. 西医病因认识

(1)与年龄有关 老年人便秘的患病率较青壮年明显增高,主要是由于随着年龄增加,老年人的食量和体力活动明显减少,胃肠道分泌消化液减少,肠管的张力和蠕动减弱,腹腔及盆底肌肉乏力,肛门内外括约肌减弱,胃结肠反射减弱,直肠敏感性下降,使食物在肠内停留过久,水分过度吸收引起便秘。此外,高龄老人常因老年性痴呆或精神抑郁而失去排便反射,引起便秘。

(2)不良生活习惯 饮食因素,如老年人牙齿脱落,喜吃低渣、精细的食物,或少数患者图方便省事,饮食简单,缺粗纤维,使粪便体积缩小,黏滞度增加,在肠内运动减慢,水分被过度吸收而致便秘。此外,老年人由于进食少,食物含热量低,胃肠通过时间减慢,亦可引起便秘。有报道显示,胃结肠反射与进食的量有关,4.8千焦膳食可刺激结肠运动,1.68千焦则无此作用。脂肪是刺激反射的主要食物,蛋白质则无此作用。

排便习惯,如有些老年人没有养成定时排便的习惯,常常忽视正常的便意,致使排便反射受到抑制而引起便秘。

活动减少，老年人由于某些疾病和肥胖，致使活动减少，特别是因病卧床或坐轮椅的患者，因缺少运动性刺激推动粪便的运动，往往易患便秘。

（3）精神心理因素　患抑郁、焦虑、强迫症等心理障碍者易出现便秘。

（4）肠道病变　肠道的病变有炎症性肠病、肿瘤、疝、直肠脱垂等，此类病变导致功能性出口梗阻而引起排便障碍。

（5）全身性病变　全身性疾病有糖尿病、尿毒症、脑血管意外、帕金森病等。

（6）医源性　由于长期使用泻剂，尤其是刺激性泻剂，造成肠道黏膜神经的损害，降低肠道肌肉张力，反而导致严重便秘。此外，引起便秘的其他药物还有阿片类镇痛药、抗胆碱类药、抗抑郁药、钙离子拮抗剂、利尿剂等。

2. 中医病因病机认识

《黄帝内经》中已经认识到便秘与脾胃受寒、肠中有热有关，如《素问·厥论篇》曰："太阴之厥，则腹满䐜胀，后不利，不欲食，食则呕，不得卧。"《素问·举痛论篇》曰："热气留于小肠，肠中痛，瘅热焦渴则坚干不得出，故痛而闭不通矣。"

医圣张仲景对便秘已有了较全面的认识，提出了寒、热、虚、实不同的发病机制，设立了承气汤的苦寒泻下、麻子仁丸的养阴润下、厚朴三物汤的理气通下，以及蜜煎导诸法，为后世医家认识和治疗本病确立了基本原则，有的方药至今仍为临床治疗便秘所常用。李东垣强调饮食劳逸与便秘的关系，并指出治疗便秘不可妄用泻药，如《兰室秘藏·大便结燥门》谓："若饥饱失节，劳役过度，损伤正气及食辛热厚味之物，而助火邪，伏于血中，耗散真气，津液亏少，故大便燥结。"程钟龄的《医学心悟·大便不通》将便秘分为"实秘、虚秘、热秘、冷秘"四种类型，并分别列出各类的症状、治法及方药，对临床有一定的参考价值。西医学中的功能性便秘，即属本病范畴，如肠易激综合征、肠炎恢复期、直肠及肛门疾病所致之便秘，药物性便秘，内分泌及代谢性疾病所致的便秘，肌力减退所致的便秘，等等。

《伤寒论·辨脉法》问曰："脉有阳结阴结者，何以别之？"答曰："其脉浮而数，能食，不大便者，此为实，名曰阳结也，期十七日当剧。其脉沉而迟，不能食，身体重，大便反硬，名曰阴结。"

《金匮要略·五脏风冷积聚病脉证并治》曰："趺阳脉浮而涩，浮则胃气强，涩则小便数，浮涩相搏，大便则坚，其脾为约，麻子仁丸主之。"

《兰室秘藏·大便结燥门》云："治病必究其源，不可一概以牵牛、巴豆之类下之。损其津液燥结愈甚，复下复结，极则以至导引于下而不通，遂成不救。"

《重订严氏济生方·秘结论治》云："夫五秘者，风秘、气秘、湿秘、虚秘、热秘是也。更发汗利小便，及妇人新产亡血，陡耗津液，往往皆令人秘结。"《景岳全书·秘结》云："秘结证，凡属老人、虚人、阴脏人及产后、病后、多汗后，或小水过多，或亡血、失血、大吐、大下之后，多有病为燥结者，盖此非气血之亏，即津液之耗。凡此之类,皆须详察虚实,不可轻用芒硝、大黄、巴豆、牵牛、芫花、大戟等药,及承气神芎等剂。虽今日得痛快,而重虚其虚,以致根本日竭,则明日之结,必将更甚,无可用之药矣。"

《万病回春·大便闭》云:"身热烦泻,大便不通者,是热闭也;久病人虚,大便不通者,是虚闭也;因汗出多大便不通者,精液枯竭而闭也;风证大便不通者,是风闭也;虚人大便不通者,血气枯燥而闭也;虚弱并生,产妇及失血、大便不通者,血虚而闭也;多食辛热之物,大便不通者,实热也。"

《谢映庐医案·便闭门》云:"治大便不通,仅用大黄、巴霜之药,奚难之有? 但攻法颇多,古人有通气之法,有逐血之法,有疏风润燥之法,有流行肺气之法,气虚多汗,则有补中益气之法;阴气凝结,则有开冰解冻之法,且有导法、熨法。无往而非通也,岂仅大黄、巴豆。"

(二)临床表现

便秘的主要表现是排便次数减少和排便困难,许多患者的排便次数每周少于3次,严重者2～4周才排便一次。有的患者可突出地表现为排便困难,排便时间可超过30分钟,或每日排便多次,但排出困难,粪便硬结如羊粪状,且数量很少。此外,有腹胀、食欲缺乏以及服用泻药不当引起排便前腹痛等。体检左下腹有存粪的肠袢,肛诊有粪块。

老年人过分用力排便时,可导致冠状动脉和脑血流的改变。由于脑血流量的降低,排便时可发生昏厥。冠状动脉供血不足者可能发生心绞痛、心肌梗死。高血压者可引起脑血管意外,还可引起动脉瘤或室壁瘤的破裂、心脏附壁血栓脱落、心律失常,甚至发生猝死。由于结肠肌层张力低下,可发生巨结肠症。用力排便时,腹腔内压升高可引起或加重痔疮,强行排便时损伤肛管,可引起肛裂等其他肛周疾病。粪便嵌塞后则会产生肠梗阻、粪性溃疡、尿潴留及大便失禁等。

(三)临床医案

李某,女,62岁,2019年12月18日初诊。

大便难解数年。1周1次,艰涩难下。1个月前无明显诱因下便秘加重,艰涩难出,偶便下量少,犹如羊屎,自行纳肛开塞露后大便坚难可暂缓解,平素畏寒、乏力易劳,腹部冷胀。形瘦骨立,四肢欠温,腹软,左下腹可及串珠状燥粪数枚,无触痛,舌淡,苔薄白,脉沉细。

诊断:中医诊为便秘(阳虚);西医诊为便秘。

治则:温阳通便。

治法:艾盒灸。

取穴:双侧肾俞,双大肠俞,双天枢,神阙。

操作:准备4节长约5厘米的艾条,将其一段点燃后分散置于艾盒,可用1.5寸长针插入艾条将其固定,后盖上盖子,将艾盒置于腰部肾俞、大肠俞处。30~40分钟,温热为度,灸毕。同法再灸腹部天枢、神阙,约40分钟,如能灸至腹中温热最好,灸疗过程中,注意询问患者艾盒是否过热,以温热为度,不热则无效。

12月20日二诊:患者诉便秘好转,但仍难解。继续予以艾盒灸治疗。

12月23日三诊:患者诉大便难解好转,可停止使用开塞露。治疗上继续1周3次艾盒灸,嘱其清淡饮食,多食用富含粗纤维的食物,避油腻寒凉,注意休息。

(四)按语

患者大便难解,平素畏寒、乏力,易疲劳,腹部冷胀,结合舌脉辨病为便秘病,辨证属阳虚便秘。肾俞为肾之背俞穴,肾为先天之阴阳,艾灸肾俞可温补肾阳;老年人胃肠功能减退,大肠俞为大肠之背俞穴,天枢、神阙为治疗便秘效穴,艾灸此穴可促进肠蠕动进而促进排便。艾灸的注意事项:注意询问患者温热感,避免烫伤;艾灸时注意保暖,避免受风寒;艾灸结束后如果出现小水疱,可不用处理,若水疱过大,则可用无菌针灸针将其挑破后涂上碘伏或万金油。

(五)调护和注意事项

(1)坚持参加锻炼 对60岁以上老年人的调查表明,因年老体弱、极少行走者便秘的发生率占15.4%,而坚持锻炼者便秘的发生率为0.21%,因此鼓励患者参加力所能及的运动,如散步、走路或每日双手按摩腹部肌肉数次,按摩腹可以由右向左,顺结肠走行方向,每天两次,每次按摩50次,以增强胃肠蠕动能力。对长期卧床患者应勤翻身,并进行环形按摩腹部或热敷。

(2)培养良好的排便习惯 进行健康教育,帮助患者建立正常的排便行为。可练习每晨排便一次,即使无便意,亦可稍等,以形成条件反射。同时,要营造安静、舒适的环境及选择坐式便器。

(3)合理饮食 老年人应多吃含粗纤维的粮食和蔬菜、瓜果、豆类食物及少量脂肪,促进肠蠕动,多饮水,每日至少饮水1 500 ml,尤其是每日晨起或饭前饮一杯温开水,可有效预防便秘。此外,应食用一些具有润肠、通便作用的食物,如黑芝麻、蜂蜜、香蕉等。

(4)其他 防止或避免使用引起便秘的药品,不滥用泻药,积极治疗全身性及肛周疾病,调整心理状态,良好的心理状态有助于建立正常排便反射。

(该此案例由蔡倩云整理)

182

九、脑卒中后失语症

脑卒中后失语症是指因脑损伤所引起的听、说、读、写多方面的获得性沟通障碍。约 30% 的脑卒中患者会并发失语症,是脑卒中严重的后遗症之一。目前,针对失语症患者,临床主要采用常规的言语康复训练进行治疗。研究证明,在脑卒中后 12 个月内对患者进行言语康复训练会促进语言功能恢复。然而单纯的言语康复训练虽有一定效果,但因形式单一、显效缓慢等,易使患者产生抵触心理,而音乐疗法则是通过音乐,让患者参与到唱歌、乐器演奏或者音乐欣赏中去,因其节律性强、易合唱等优点而被应用到语言康复中。

(一)病因病机

关于语言失调的发病机制,最早以气的理论来解释,《灵枢·忧恚无言》指出外邪入侵会厌,气道不畅,会厌开关失司,气机不顺,发声器官功能失常,可以导致失音。关于脑卒中失语的病因,众多医家看法不同。《素问·宣明论方》:"内夺而厥,舌喑不能言……肾脉虚弱。"《中藏经》指出脾脉络胃挟咽喉,连络舌本,散系舌下,如果心脾都中风,则舌体强硬无以言语。《外台秘要》指出:"肝脏中风,目不能视,脾脏中风,音声不出。"《医学纲目》也有"如果风邪侵入心脾二经、则舌不转运而不能言语"这样的言论。《医学心悟·中风不语》指出了失语的脏腑分类:心经不语,表现为昏冒不知人,或伴有直视摇头,此败证也;如果胞络受邪,表现为时昏时醒,或者时自喜笑;脾经不语,表现为明白人事,但语言塞涩,口角流涎;肾经不语,表现为耳聋遗尿,腰足痿痹。《景岳全书》曰:"舌强不能言者,心肾经病。"《黄帝内经风根集注·忧无育篇》则将失语的原因与五脏的关系做了总结,指出心肝病变表现为可以发声但言语不清;脾肺病变则能言语而不发声音;肾气虚衰则不能言语亦无声音,夫忧则伤肺。由此可见,古代医家一致认为脏腑病变是导致中风失语的主要原因。

《杂病源流犀烛·中风源流》指出膏粱过甚,湿热困脾可导致风痱病;元气虚弱,痰火壅积导致风懿病;肾气亏虚则引起舌喑足废。《类证治裁》又指出心、脾、肝、肾四经均系于舌,如邪中真经,痰迷气道,则舌机不掉。风中五脏是脑卒中失语的内在因素,痰火瘀阻、上蒙清窍是风中五脏的病理结果,两者互相影响,互为因果。

现代医家从不同的角度对脑卒中后失语的发病机制进行了更加深入的研究,认为脑卒中后失语的病因病机是心、肝、脾、肾亏虚,夹痰阻络,气血运行不畅,瘀阻脑络,脑失所养,发为本病。

(二)临床表现

脑卒中后并发失语可分为——

(1)运动性(broca)失语 病灶在词语运动中枢,词的运动印象部分或完全丧失,表现为口语表达能力明显减少,言语表达能力丧失或仅能说出个别单字,复述和书写也同样困难。

(2)感觉性(wernicke)失语 病灶累及听词语中枢,致听词语印象部分或全部丧失。表现为理解、复述障碍,虽语调正常、言语流畅,但用字错误,说的话别人听不懂,也不能正确复述和书写。

(3)传导性失语 是由言语感觉中枢到言语运动中枢之间的联系中断所致。以复述不成比例受损突出为特点,患者言语流畅,用字发音不准,复述障碍与听理解障碍不成比例,患者能听懂的词和句却不能正确复述。

(4)命名性失语 是指以命名不能为唯一的或主要状态的失语,但常可接受选词提示,口语流利、言语理解基本正常,复述好。真正的命名性失语较少见,但各型失语恢复期都可以以命名障碍为主的临床失语模式。

(5)完全性失语 又称混合性失语,表现为所有语言功能均严重障碍或几乎完全丧失。完全性失语患者的治疗重点应建立在听理解和文字理解上,把手势语作为完全性失语患者的主要交流手段。

中医分型——

(1)肾经失语 言语不能或不利,腰酸软,肾阳虚伴见手足怕冷、疲乏无力,舌体胖大、薄白,脉细。肾阴虚伴见口干舌燥,咽喉肿痛;五心烦热,失眠多梦,舌无苔,脉细数。肾阳虚衰,温煦失职,气化失权,则见手足怕冷、疲乏无力,肾阴亏损,温养不足,阴虚内热,故见耳鸣头晕,五心烦热,潮热盗汗,多梦失眠。

(2)心经失语 舌强不语、言语謇涩、心惊、短气、忧郁易怒,舌暗苔薄白,脉细。心之气血阴阳亏虚,无力运血,瘀血内生,心开窍于舌,则见舌脉痹阻,舌强不语、言语謇涩等症。

(3)肝经失语 舌强语塞、情志抑郁、口苦、口干、胸胁胀痛、头晕目眩,舌红苔黄,脉弦。肝阳上亢,肝阳化风,肝风内动,筋脉拘急,则见舌强语涩、眩晕、口干、口苦,肝气不疏则见情志抑郁、胸胁胀痛。

(4)脾经失语 舌根强痛、吐涎液、腹胀气、口淡、便溏,舌淡苔白,脉细。脾虚无以运化水湿,水湿内生,湿蒙清窍,脾湿阻碍舌部经络,故见舌强不语。

(三)临床医案

齐某,男,71岁,2014年3月5日初诊。

因右侧肢体活动不利伴言语不清就诊。患者于当年 2 月在家中无明显原因下出现右侧肢体活动不利,伴言语不清和口角歪斜,于当地医院就医,头 CT 示左侧大脑额叶脑梗死,予以对症治疗后患者右侧肢体活动不利好转,但言语不清则好转不显,为康复就诊治疗。

刻下症:右侧肢体活动不利、言语不清、饮水咳,腰膝酸软、五心烦热、失眠、口干、纳可,二便尚可。体检:神清,不完全性运动性失语,伸舌右偏,右侧肢体肌力 3 级,肌张力增高,膝腱反射活跃,右病理征(+)。改良西方失语成套测验(WAB)评分为 15 分。舌红苔少,脉细数。

诊断:中医诊为脑卒中伴失语(肾经失语);西医诊为脑卒中运动性失语。

治则:滋补肝肾,解语开窍。

治法:天灸加舌针、头针。

操作:解语膏穴位贴敷太溪和涌泉。每日 1 次,晚上洗完足后贴上,次晨 8 点后揭去,两周 1 个疗程,中途休息 1 天。

舌针,舌面毫针点刺不留针,根据舌针分区主要点刺心区、肝肾区以及从舌尖平舌面刺向舌根方向。每天 1 次,两周为 1 个疗程。

头针,言语一区、针对患者肢体功能不利也给予针刺对侧运动区。快速进针至帽状腱膜下,快速捻转,频率 200 转/分以上,患者感觉明显胀重。施手法时,嘱患者此时进行语言训练和肢体尽量主动活动。两周 1 个疗程,中途休息 1 天。共治疗两个疗程。肢体功能、言语不清和饮水呛咳明显好转,再次用改良西方失语成套测验评分为 72 分。

(四)按语

本例患者年已古稀,肝肾亏虚,阴虚风动,上扰清窍,发为脑卒中。肾脏精气不能上承,经络闭阻,腰膝酸软、五心烦热、失眠、口干为肾阴虚之象。涌泉穴为肾经井穴,是肾之根本,有开窍醒神、宁心安神之功效。吴掉仙在《子午流注说难》中指出肾经的经气就像源泉之水灌溉周身。又肾经经脉属肾,直行的经脉循喉挟于舌本部,经络所过,主治所及,故涌泉有开窍醒神、疗音解语之功效。劳宫属手厥阴心包经穴,出自《灵枢·本输》,为心包经之"荥穴"。五行属火,可清心热、安心神,故由肝阳上亢、上扰心神引起的神志病证均可治疗。而心开窍于舌,心包可代心受邪,同样选用心包经穴位也可治疗心系疾病,故劳宫可清心开窍。解语膏穴位敷贴太溪和涌泉结合舌面点刺和言语一区可达补肾活血、解语开窍之功。临床使用此方法时需有以下注意事项:穴位敷贴个别案例过敏,应停止;针刺舌针时痛感明显,要鼓励患者坚持;头针进针要至帽状腱膜下,痛感轻,胀感明显,疗效提高。

(五)调护和注意事项

(1)节饮食,即不过饱过饥,不暴饮暴食,饮食有节。
(2)慎起居,即起居有常,防寒保暖,天人相应。
(3)远房帷,切勿房劳过度。
(4)防劳逸,即注意劳逸结合。
(5)调畅情志。

十、脑卒中后尿失禁

尿失禁是急性脑卒中的并发症,研究表明尿失禁是脑卒中预后差和死亡的独立危险因子。脑卒中后尿失禁占了所有因脑卒中住院患者的1/3,其中1/4的患者尿失禁的症状会持续超过1年;在美国＞65岁的尿失禁患者中,36％同脑卒中相关。虽然一些尿失禁患者随着时间的延长尿失禁会自愈,但还有相当一部分患者尿失禁症状会持续超过1年。由于女性的生理特点,脑卒中后尿失禁尤其在＞75岁的老年女性患者中发生率会更高;此外,脑卒中的位置、类型和尿失禁的严重度不相关,但是脑卒中的范围和尿失禁明显相关;皮层及皮层下大面积梗死直接损伤排尿神经通路,或者损伤认知和语言间接影响控尿;之前存在尿失禁的患者,脑卒中预后比较差。

(一)病因病机

尿失禁属中医学"小便不禁"范畴,是指在清醒状态下不能控制排尿,而尿液自行排出的病证,包括咳嗽、打喷嚏、行走、直立、心急大哭、高声、惊吓时尿液自出,以及老年体虚,或产后小便不能自禁等。《太平圣惠方·治遗尿诸方》明确提出"治遗尿恒涩"的原则。并指出"小便不禁,虽膀胱见症,实肝与督脉三焦主病也",尤其强调"治水必先治气,治肾必先治肺"。《奇效良方·遗漏失禁门》云:"盖心属火,与小肠为表里,二气所以受盛,是为传送;又肾属水,合膀胱为表里,膀胱为水之府,水注于膀胱,而泄于小肠,实相交通也。若心肾气弱,阴道衰冷,传送失度,必遗尿失禁。"《明医杂著卷三·小便不禁》总结了前人关于小便不禁的治疗经验,归纳病因病机有虚寒、火邪、血少、气虚等。纵观诸医家论述,小便不禁病位虽在膀胱,但与三焦、肺、脾、肝、肾关系密切,为肾气不足,脾气亏虚,膀胱不能约束,气化无权,开阖失常所致。而对脑卒中后尿失禁无明确描述,概亦从其理。

(二)临床表现

脑卒中后尿失禁可分为以下6类:

(1)急迫性尿失禁　直接损坏了排尿反射通路,伴随着尿急的不自主漏尿,一般不伴有协同失调;发生率为 37%～90%。

(2)充溢性尿失禁　膀胱顺应性变差或者非脑卒中原因;和膀胱排空不全或者尿潴留有关的尿滴沥或者持续漏尿;发生率为 21%～35%。

(3)感觉损害性尿失禁　感知膀胱信号的能力或者感知漏尿的能力减弱;多见于后循环梗死。

(4)功能性尿失禁　交流、认知或者是活动困难导致的尿失禁;膀胱功能正常。

(5)压力性尿失禁　不是直接由脑卒中引起;脑卒中前的尿失禁加剧。

(6)短暂原因引起的尿失禁　可逆转的原因为药物、泌尿系统感染、便秘和谵妄。

(三)临床医案

李某,男,65 岁,2016 年 5 月初诊。

右侧肢体乏力、麻木 2 个月。2 个月前晨起时突然感觉右侧肢体乏力、麻木、不能起床,家人立即将其送医院就诊。经头颅 CT 提示左侧基底节区梗死。急证处理 2 天后转入神经内科住院治疗,病情渐渐加重,右侧肢体完全性瘫痪,一周后,病情趋于稳定,病程中渐渐精神萎靡,神志恍惚,伴语言不利,尿失禁。给予保护脑细胞、清除氧自由基、预防感染、保护胃黏膜、生命支持、保留导尿等治疗。两周后病情稳定,转入我院继续康复治疗。

入院体检:BP 154/92 mmHg,神志清楚,失语状态,右侧肢体完全性瘫痪,肌力1～2 级,肌张力低下,胃管、尿管在位通畅。

既往有高血压史。舌暗偏紫,舌面少苔,光亮,脉弦。

诊断:中医诊为中风,(中经络,痰瘀阻络,经脉失养)。西医诊为脑卒中后尿失禁。

治则:祛痰通络,固肾缩尿。

治法:隔盐灸。

取穴:神阙。

操作:在神阙穴上铺 10 cm×10 cm 医用纱布 1 块,纱布上置精细食盐略高于脐,再放置 1 块 3 cm×3 cm 龟板,龟板上置艾炷灸之,每天 1 次,每次 7 壮以上,灸之腹中温热为度。在神阙灸的同时,加强膀胱训练。先夹紧导尿管,每两小时放松排尿 1 次,经过两周左右治疗,拔出导尿管,大致可以控制自行排尿。

注意事项:灸治过程中不要过急,温热即可。

(四)按语

脑卒中后尿失禁大部分是由逼尿肌反射和充盈功能失调所致,反射建立是一个渐进过程。中医认为多由于下元虚衰,肾气不足,无以固摄所致。神阙出自《外台秘要》,别称脐中、气舍、气合,属任脉。穴下为皮肤、结缔组织、腹壁膜。浅层主要有第十胸神经前支的前皮支和腹壁脐周静脉网。深层有第十一胸神经前支的分支,有培元固本、回阳救脱、开窍苏厥、和胃理肠之功效。主治泻痢,绕脐腹痛,脱肛,五淋,妇人血冷不受胎,中风脱证等。本穴除治中风脱症,厥逆之痰外,还可用于治疗腹泻、绞痛、脱肛等症。一般不针,可纳炒盐,外敷姜片灸之。《针灸甲乙经》云"肠中常鸣,时上冲心,灸脐中","绝子灸脐中,令有子"。《铜人腧穴针灸图经》:"神阙,治泻利不止,小儿奶利不绝,腹大绕脐痛,水肿鼓胀,肠中鸣状如流水声,久冷伤惫,可灸百壮。"龟板含骨胶质、水解物含多种氨基酸、蛋白质、脂肪及钙盐等成分,可滋肾潜阳、益肾健骨、养血补心。主治阴虚阳亢,阴虚内热,虚风内动。肾虚骨痿,囟门不合。阴血亏虚,惊悸,失眠,健忘。隔盐和龟板灸神阙穴有回阳、固脱之功,临床多用于急性虚寒性腹痛、吐泻、痢疾、小便不利、中风脱症等。

(五)调护和注意事项

建立规律的生活习惯,指导排尿训练对于患者至关重要。通常可针对性制定规律的饮食计划,并训练定时排尿,重建正常饮水和排尿习惯。除此之外,可指导患者排尿过程中有意识地控制排尿速度,每次排尿后做 15 分钟以上的阴部肌肉收缩运动可获得较好的效果,非排尿时间通过快速提肛运动、放松等方式抑制尿急症状。

十一、肠易激综合征

肠易激综合征(IBS)是一组持续或间歇发作,以腹痛、腹胀、排便习惯和(或)大便性状改变为临床表现,而缺乏胃肠道结构和生化异常的肠道功能紊乱性疾病。其被列为功能性肠病的一类,患者以中青年人为主,发病年龄多见于 20～50 岁,女性较男性多见,有家族聚集倾向,常与其他胃肠道功能紊乱性疾病(如功能性消化不良)并存伴发。按照大便的性状将 IBS 分为腹泻型、便秘型、混合型和不定型四种临床类型,我国以腹泻为主型,多见。

(一)病因病机

肠易激综合征的病因和发病机制尚不十分清楚,被认为是胃肠动力异常、内脏感觉异常、脑肠调控异常、炎症和精神心理等多种因素共同作用的结果。

在祖国医学中,依据临床症状的特点,将其归为"腹泄泻""便秘"等病的范畴内。《景岳全书》指出:"肾为胃关,开窍于二阴。所以二便之开闭,皆肾脏之所主,今肾中阳气不足,则命门火衰,阴气盛极之时,即令人洞泄不止也。"又如《脾胃论》云"形体劳役则脾病,病脾则怠惰嗜卧,四肢不收,大便泄泻"及"胆者,少阳春升之气,胆气不升,则飧泄、肠游"。再如《血证论》中所谓:"脾阳不足,水谷不化,脾阴不足,水谷仍不化也。如釜中煮饭,釜底无火固不熟,釜中无水亦不熟也。"本病病位在大肠,与肝、脾、肾三脏关系密切,本病初期,多为肝气郁结,肝失疏泄,肝气横逆乘脾;继则脾失健运,湿从中生;脾虚日久而致脾阳不足,继则肾阳受累。本病以脾虚湿盛为关键,以肝气郁结贯穿始终,气机失调为疾病之标,而脾肾阳虚为此病之本。肝郁、脾虚、肾阳不足为肠易激综合征的主要病机。中医认为此病的诱因主要为4个方面,如外邪入侵、情志失调、饮食失宜及体质虚弱。

(二)临床表现

IBS 无特异性症状,但相对于器质性胃肠疾病,具有一些特点:起病缓慢,间歇性发作;病程长但全身健康状况不受影响;症状的出现或加重常与精神因素或应激状态有关;白天明显,夜间睡眠后减轻。

(1)腹痛或腹部不适:IBS 的主要症状,伴有大便次数或形状的异常,腹痛多于排便后缓解,部分患者易在进食后出现,腹痛可发生于腹部任何部位,局限性或弥漫性,疼痛性质多样。腹痛不会进行性加重,夜间睡眠后极少有痛醒者。

(2)腹泻:持续性或间歇性腹泻,粪量少,呈糊状,含大量黏液;禁食 72 个小时后症状消失;夜间不出现,有别于器质性疾患;部分患者可因进食诱发;患者可有腹泻与便秘交替现象。

(3)便秘:排便困难,大便干结,量少,可带较多黏液,便秘可间断或与腹泻相交替,常伴排便不尽感。

(4)腹胀:白天较重,尤其在午后,夜间睡眠后减轻。

(5)上胃肠道症状:近半数患者有胃烧灼感、恶心、呕吐等上胃肠道症状。

(6)肠外症状:背痛、头痛、心悸、尿频、尿急、性功能障碍等胃肠外表现较器质性肠病显著多见,部分患者尚有不同程度的心理精神异常表现,如焦虑、抑郁、紧张等。

中医分型——

(1)肝郁脾虚型　症见轻度抑郁、腹痛、肠鸣、腹泻、泻后痛减、胸闷脘痞、心烦易怒、嗳气纳呆,舌淡红、苔薄白腻,脉细弦。

(2)寒热错杂型　症见腹痛、肠鸣、腹泻、大便不爽或腹泻与便秘交替出现、烦闷纳呆、脘腹喜暖,舌淡红、苔黄或白腻,脉弦。

(3)脾胃虚弱型　症见大便稀溏、水谷不化、脘腹闷痛、肠鸣腹泻、纳呆脘痞、面色萎黄、神疲乏力,舌淡苔白,脉象细弱。

(4)脾肾阳虚型　症见久泻不愈、腹痛隐隐、肠鸣腹胀、大便稀溏、形寒肢冷、神疲倦怠、食少纳呆、腰膝酸软,舌淡、苔白,脉弱。

(5)阴虚肠燥型　症见大便数日一行,硬结难以排解,左少腹可扪及触痛明显的条索状包块,伴五心烦热、口苦咽干、心烦失眠,舌红、少苔,脉细数。

(6)肠道瘀滞型　症见大便溏薄或便秘,左少腹疼痛难解,并可扪及触痛明显的条索状包块,伴腹胀嗳气、食少纳呆、舌暗红或暗淡或有瘀点瘀斑,苔黄或白腻,脉弦涩或细涩。

(三)临床医案

瞿某,男,34 岁,1996 年 6 月初诊。

反复腹痛 2 年有余。腹泻和便秘交替出现,肠鸣,特别是在工作紧张、压力大时表现更为突出,偶有腹痛较为剧烈,急需临厕,便后痛缓,腹胀纳呆。腹软,满腹无压痛,未触及包块。多次院外就诊大便常规未见异常,血尿便正常,生化正常,中西药物效不显。舌质淡红、苔薄白,脉弦细。

诊断:中医诊为腹泻(肝脾不调);西医诊为肠易激综合征。

治则:调和肝脾,固肠止泻。

治法:点灸法。

取穴:双期门,双天枢,水分,双支沟,双阴临泉,双足三里,双太冲,双脾俞,双肝俞,双胃俞,双腹泻特效穴(外踝尖直下)。

操作:点灸笔点灸,点燃点灸笔,在没有明火的情况下,隔灸纸每穴点 3～5 次,一触即离。每天 1 次,10 次 1 个疗程,第一疗程,每天 1 次。第二疗程,隔日 1 次。以后每周 2 次。经 4 个疗程治疗,明显缓解。

注意事项:以上穴位,每次用 3～5 个,不必全选,轮流使用。点灸手法熟练,一触即去,不可久留,以免烫伤。

(四)按语

目前,本病治疗的目的主要是消除患者顾虑,改善症状,提高生活质量。治疗原则是建立在良好医患关系的基础上,根据主要症状类型进行症状治疗和根据症状严重程度进行分级治疗。临床注意治疗措施的个体化和综合运用。

本患者选用的穴组对肝脾不调具有较强针对性,其中腹泻特效穴位于足外踝尖直下赤白肉际处,灸治可改善急性腹泻症状。兼有脾肾阳虚加关元、命门、肾俞;兼脾胃虚寒加中脘、梁门;兼阴虚肠燥加大横、大肠俞、三阴交;兼肠道瘀滞加间使、大肠俞。情志影响明显加合谷、太冲;失眠加四神聪、神庭;便秘、干结如球加清冷渊、支沟。

周氏万应点灸笔是在古代内府雷火针、观音救苦针、阴症败毒针以及阳燧锭等法的基础上，选用舒筋通络、活血行瘀、祛风解毒、镇痛消炎等20余味名贵中药与浸膏等压缩成笔状外形，再点燃使用。为了增加药效，保护皮肤，配有专用药纸，与药笔配套使用。使点灸处皮肤不变色、不起疱。临床使用简便、收效快速、安全稳妥、基本无痛、作用积累。绝大多数病例经过点灸治疗均是在1~2分钟可以立即使症状缓解与消失，有效时间可以维护6~8个小时或更长，也有一次而愈不再复发者，但多数症状可以回升，故必须连续按时施治，不能间隔。随着治疗次数的增加，回升的情况亦逐步减轻，疗效亦趋于巩固。病情愈急，则效果愈佳，疗程愈短。

（五）调护和注意事项

（1）保持乐观豁达及稳定的情绪，松弛身心，调整生活节奏，缓解紧张情绪。

（2）注意食物、餐具的卫生。避免敏感食物，避免过量的脂肪及刺激性食物，如咖啡、浓茶、酒精等，并减少产气食物（奶制品、大豆、扁豆等）的摄取。高纤维素食物（如麸糠）可刺激结肠运动，对改善便秘有明显效果。

十二、肺结节

肺结节为小的局灶性、类圆形、影像学表现密度增高的阴影，可单发或多发，不伴肺不张、肺门肿大和胸腔积液。孤立性肺结节无典型症状，常为单个、边界清楚、密度增高、直径≤3 cm且周围被含气肺组织包绕的软组织影。局部病灶直径＞3 cm者称为肺肿块，肺癌的可能性相对较大。一般认为＞10个弥漫性结节，很可能伴有症状，可由胸外恶性肿瘤转移或活动性感染导致，原发性肺癌的可能性相对很小。通常情况下，肺部发现小结节是指通过肺部CT检查时，发现的直径在10 mm左右的结节病变。在临床中，一般把＜7 mm的结节叫作微小结节，而3 mm以下的结节叫作微结节。

肺部小结节并不等于早期肺癌，肺内很多疾病都会形成结节，良性的如炎症、结核、霉菌、亚段肺不张、出血等。因此肺内的小结节性病灶，可能的诊断多种多样，良性的包括炎性假瘤、错构瘤、结核球、真菌感染、硬化性肺细胞瘤等。恶性的则可能是原发性肺癌或肺内转移癌。当然部分良性病变，长时间之后也可能转化为恶性。

（一）病因病机

肺部结节的产生与《黄帝内经》脏象学说中肺的生理病理密切相关。《医宗金鉴》说："肺之空窍只受得脏腑中固有之气，受不得一分邪气耳。"肺叶娇嫩不耐寒热,故为娇脏。肺主呼吸,开窍于鼻,咽喉为肺之门户,主皮毛,职司卫外,外来邪气如风寒暑湿燥火或烟尘秽浊等皆易先从口鼻气道或皮毛犯肺。肺主气,朝百脉,主治节,与大肠相表里,全身血液都要通过经脉而聚于肺,通过肺的呼吸进行气体交换,再输布全身,而血的运行又依赖气的推动,随着气的升降运行全身。气、血、津、精、水的运行及脏腑的通畅均需依赖肺的治理调节功能,故肺的病理特点中除邪易侵袭、气易上逆、痰易留伏、虚实易成、寒热易见外,痰瘀易结也极为多见。

因此,肺局部之结节既可因外邪或肺部宿疾而成,也可因饮食、情志、劳倦伤肺而致。肺气亏虚,气不化津成痰,气无力帅血运行成瘀;肺阴不足,虚火亢旺,灼津成痰,灼血成瘀。

五脏密切相关,也可先伤他脏及肺,导致结节。如脾失健运,酿液为痰,上储于肺,脾不生血,血虚血瘀;如肝郁气滞,郁久化火,炼液为痰,上犯肺窍、热灼血泣成瘀;如肝肾阴亏,虚火灼津成痰,灼血成瘀上犯于肺;如肾失温煦,水泛为痰,上渍于肺,血寒而凝成瘀等。

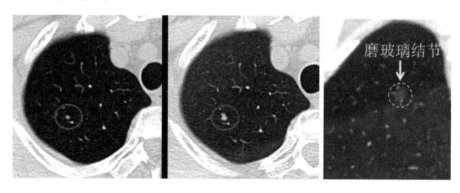

图 4-6 肺结节

(二)临床表现

肺结节临床通常无明显症状,多数于体检或住院检查时发现。随着现代医学的发展,螺旋 CT 等影像技术的逐步普及,肺部小结节的发现概率也越来越高,难以确定其良、恶性质的情况也随之增多。对那些一时难以辨别性质的肺部小结节,应观其变化,每隔 3 个月、半年至 1 年复查 1 次是至关重要的。

临床资料显示:患肺部小结节者,以中老年居多,年龄在 40 岁以上。长期吸烟或被动吸烟的人,若有呼吸系统反复发作的炎症,其结节多为炎症的残余;常年在建筑工地或水泥厂上班者,其结节多已钙化,无大的隐患。以往有肺结核病史或肿瘤家族史者,特别是有肺癌家族史者,如果发现的结节大小在 25 mm 以上,并伴有磨玻璃样,应高度重视,它的恶性程度可达 60%。

(三)临床医案

徐某,女,56 岁,2018 年 10 月初诊。

发现右上肺结节 3 个月,6 mm×3 mm,穷于无法。因为自己前两年陆续发现左右两肺上叶结节,手术切除,病理证实都是"肺腺癌",属癌症高发家族。这第 3 个结节,虽未行病理证实,但心中担忧。实验室提示女性肿瘤标记物 CEA 增高,患者不愿再次手术,主要是认为手术后仍会复发,要求中医治疗。病程中自觉疲乏明显,背痛。饮食量尚可,睡眠梦多。舌质淡红,舌边有齿印,苔薄白,脉细弱。

诊断:中医诊为右肺上叶小结节(痰瘀互结);西医诊为右肺上叶小结节。

治则:培土生金,化痰散瘀。

治法:直接灸加中药内服。

取穴:双足三里,背部压痛穴(肺俞穴附近)。

中药:生黄芪 30 g,绞股蓝 20 g,茯苓 20 g,猪苓 20 g,苇茎 20 g,当归 10 g,炒白芍 10 g,熟地 15 g,丹参 20 g,水蛭 6 g,陈皮 10 g,夏枯草 10 g,浙贝母 10 g,甘草 6 g。以此为基本方,长期加减服用,每周 3 次服。

操作:先用麦粒大小艾炷灸上述四穴,每穴 7～9 壮,灸后穴位处皮肤皱缩,穴上有灸瘢。前 10 天,每天 1 次,灸瘢形成后,每周 2～3 次,根据灸瘢情况决定,如果灸瘢形成,每次灸时瘢下有脓,则每周灸两次即可。如灸时瘢下无脓,则可以增加灸的频次。长期在家坚持自灸,定期复诊接受指导。每次灸后,患者自觉轻松、舒适。几天不灸,觉得背痛不舒。坚持 1 年多,每半年肺 CT 复查。2020 年 4 月 16 日复诊,病情稳定,结节未变,CEA 每 3 个月复查 1 次,数值恢复正常。

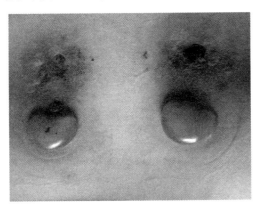

图 4-7 施灸处

注意事项——

(1)长期坚持,如痂皮脱落。再次灸时,像初期一样,以麦粒大小艾炷灸之。

(2)灸疮灸时出脓水正是调整免疫最佳时期,必须注意休息。少吃辛辣刺激性食物。

(3)如灸疮周围红肿,疼痛加重。灸疮感染,做相应处理。

(四)按语

直接灸是艾炷灸的一种,又称明灸、着肤灸,是将艾炷直接放在穴位皮肤上施灸的一种方法。根据灸后对皮肤刺激程度的不同,分有瘢痕灸和无瘢痕灸。若施灸时需将皮肤烧伤化脓,愈后留有瘢痕者,称为瘢痕灸。若不使皮肤烧伤化脓,不留瘢痕者,称为无瘢痕灸。直接灸适应顽固性疾病、大病、重病。事先需和患者仔细沟通,消除他们的恐惧心理。足三里为足阳明胃经之合穴,"合治内腑",凡是六腑之病皆可取之,同时有强壮作用,为常用保健要穴,常灸之可增加免疫力。背部压痛穴施灸的意义:一是肺部疾病在背部的反应点,灸之可治疗肺部疾病;二是《灸绳》中把心俞与至阳这一区域称为"阳光普照"区,在背部"阳光普照"区着灸,提升机体阳气,增强免疫力,稳定和缩小结节。

在做直接灸时有以下情况不宜使用:

(1)凡暴露在外的部位,如颜面,不要直接灸,以防形成瘢痕,影响美观。

(2)皮薄、肌少、筋肉结聚处、妊娠期妇女的腰骶部、下腹部、男女的乳头、阴部、睾丸等不要直接灸。另外,关节部位不要直接灸。此外、大血管处、心脏部位不要直接灸,眼球属颜面部,也不要直接灸。

(3)极度疲劳,过饥、过饱、酒醉、大汗淋漓、情绪不稳或妇女经期忌灸。

(4)某些传染病、高热、昏迷、抽风期间,或身体极度衰竭、形销骨立等忌灸。

(5)无自制能力的人(如精神病患者)等忌灸。

(五)调护与注意事项

(1)戒烟 肺部小结节的产生原因非常多,吸烟也是其中的一个重要原因,在发现肺部小结节之后可以通过戒烟让肺部小结节消失。戒烟后肺部功能往往可以逐渐恢复,肺部的抵抗力随之提高,小结节通过自身免疫力的调节,是会逐渐消失的。

(2)多吃清肺食物 多吃清肺食物可以清除肺部的毒素,比如山药、梨子、枸杞、胡萝卜、葡萄、百合、慈姑、炒杏仁、白果、核桃仁、芦笋、罗汉果、枇杷、木耳、豆浆、蜂蜜等。

(3)保持心情愉快 很多结节,甚至肿瘤的发生和情绪有密切关系,多数发生于长期心情不畅、抑郁焦虑、情绪急躁易怒者。自始至终尽量保持心情平和愉快。忧和悲是与肺有密切牵连的情志,人在悲哀时,可伤及肺,出现干咳、气短、咯血、声音嘶哑及呼吸频率改变、消化功能严重减退等症状,而郁闷、忧伤等负面情绪最容易让人体长结节,因此不管是什么情况,保持心情愉快是很重要的。

(4)锻炼和饮食控制　锻炼加饮食的控制,是增强身体功能最有效的手段。身体功能提高,免疫能力随之增加。

(5)长期随访　注意定期随访,动态观察。

十三、乙型肝炎五项指标问题

乙型肝炎五项也称为"乙肝两对半",包括乙肝表面抗原(HBsAg)、乙肝表面抗体(HBsAb/抗 HBs)、e 抗原(HBeAg)、e 抗体(HBeAb/抗 HBe)、核心抗体(HBcAb/抗 HBc)。

(一)病因病机

乙肝都是通过各种途径传染获得的,主要途径:母婴传播;医源性传染;血液传播;密切生活接触传播;性传播。乙肝患者需要早发现、早治疗,如果不能及时积极治疗,病情进展,乙肝会发展为肝硬化,甚至是肝癌。

表面抗原是乙肝病毒的外壳蛋白质,自身不具有传染性,但它的出现常伴随着乙肝病毒的存在,因此它的阳性为已经感染乙肝病毒的标志。通常在感染病毒后2~6 个月,血清转氨酶还未上升时,便可在血清中测到阳性。急性乙肝患者绝大多数可以在病程初期转阴性,但慢性乙肝患者会持续阳性。表面抗体是体内对乙肝病毒免疫和保护性抗体,多在恢复期出现阳性。与此同时,接受乙肝注射疫苗者,绝大多数也呈阳性。e 抗原通常在乙肝病毒感染后,表面抗原阳性同时,或其后数天便可测得阳性。e 抗体阳性在抗原转阴性后数月出现。核心抗体一般在表面抗原出现后 3~5 周,乙肝症状出现前便会在血清中检查出来。

分析乙肝的传染性不仅要看是否为"大三阳",还要看 HBV-DNA 是否是阳性、复制水平的高低,才能确切判断乙肝传染性的强弱。乙肝五项指标不同组合的意义,参见表 4-3。

表 4-3　"二对半"检测及临床意义

HBsAg 表面抗原	HBsAb 表面抗体	HBeAg e 抗原	HBeAb e 抗体	HBcAb 核心抗体	意义
+	-	+	-	+	携带者,HBV 复制活跃,传染性强,或慢性肝炎
+	-	-	+	+/-	携带者,或进入恢复期,或病毒变异的慢性肝炎
+	-	-	-	+/-	携带者,传染性弱或急性期

HBsAg 表面抗原	HBsAb 表面抗体	HBeAg e抗原	HBeAb e抗体	HBcAb 核心抗体	意义
－	－	－	－	＋	既往感染已康复或急性肝炎恢复窗口期
－	－	－	＋	＋	近期感染;急性恢复期,少数有传染性
－	＋	－	－	＋	感染已恢复,有免疫力,或特异体质乙肝疫苗接种后
－	＋	－	＋	＋	感染已恢复,或急性肝炎恢复期
－	＋	－	－	－	乙肝疫苗免疫成功
＋	－	＋	＋	＋	携带者恢复期,或前C区变异,传染性强;或急性恢复期

(二)临床表现及阳性意义

(1)乙肝五项指标第1项阳性　表示是乙肝病毒感染者,伴有第3、第5项阳性就是"大三阳",伴有第4、第5项阳性就是"小三阳"。但不论上述何种情况,只要伴有第2项阳性就表示乙肝在恢复期,趋于痊愈。

(2)乙肝五项指标第2项阳性　表示乙肝已痊愈或有效接种乙肝疫苗后。如同时伴第5项阳性意义相似。

(3)乙肝五项指标第3、第4项阳性　极少见,建议重新复查。伴有第1项和第5项表示"大三阳"或"小三阳"。

(4)乙肝五项指标第5项阳性　有两种情况:一种是乙肝核心抗体阳性,但IgM抗体水平较低,表示以前感染过乙肝病毒,现在已经康复,不需治疗。另外一种是乙肝核心抗体阳性,IgM抗体的水平也比较高,表明体内有乙肝病毒存在,且乙肝病毒正在复制,有传染性,这种情况需要进行抗病毒治疗。一般不单独分析乙肝核心抗体,通常和其他几项结合分析。

中医认识——

HBV是乙型肝炎的特异性病原体,具有传染性、特异性及潜伏性等特征,与中医"疫毒"相似。中医认为本病为湿热疫毒之邪伏于人体,正气亏虚不能驱邪外出,正邪相争,迁延不愈,导致气血失调,阴阳失和,脏腑受损。引起乙肝的内因是"正气不足",外因是"邪毒"入侵。人体感染HBV后,虽正气不足,若毒邪未盛,可暂不发病成为慢性乙肝病毒携带者,属正虚邪恋。本病由湿热疫毒隐伏、正气不能抗邪所致,病变不仅涉及肝,且多累及胃、脾。以病毒入侵,耗气伤阴,损肝伐脾、脾虚肝郁为基本病机,肝郁脾虚为本,湿热邪毒为标。病理本质为本虚标实。

"治病必求于本",中医以提高机体免疫力,治本扶正祛邪为HBV携带者治疗原则。在治疗上注重以下 3 个方面：

（1）健脾宜早　慢性迁延性乙型肝炎应注重调理中州，自始至终注意顾护脾胃。这是因为，脾胃为后天之本、气血生化之源。有胃气则生，无胃气则死。"见肝之病，知肝传脾，当先实脾"，故肝病治疗应将顾护脾胃放在首位。一般选用党参、砂仁、山药、扁豆等益气升阳，醒脾健中。

（2）注重解毒　治疗乙型肝炎一般以解毒为重点，解毒既要解热毒，同时又要注意解湿毒，解热毒常用白花蛇舌草、蒲公英、板蓝根、野菊花、虎杖、苦参、半枝莲、败酱草、鱼腥草、连翘等，解湿毒用土茯苓、粳米、半边莲、蚕砂、萆薢等。但对于慢性病来说，"邪之所凑、其气必虚"，即使患病不久，仍有虚证，所以祛邪药物只能暂用而不可长用，防止虚虚之戒，尤其在解毒的同时仍要注意避免伤阴，一不可过于辛燥，二不可过于苦寒。

（3）疏肝宜柔　肝为刚脏，肝体宜柔，肝用宜疏。慢性肝病多兼有气郁之证，治疗用药宜柔中兼疏，疏中兼柔，使气血调和。一要防止疏泄太过，以免有损肝体，一要避免养阴碍胃。同时在一张处方中不宜用多味疏肝药，取药应轻疏柔和而不伤阴，常用者有郁金、合欢花、绿萼梅、生麦芽等。其中，生麦芽甘咸微寒，既可疏肝又可健胃，药性平和，为常用之品。疏肝汤剂若久服，药方不宜过大，药量不宜过多，更须注意柴胡升散之性。另外，要疏肝与柔肝并用，如与枸杞、白芍配伍，既可协同提高疗效，又可制约药物之散性。

（三）临床医案

张某，45 岁，男，2018 年 10 月初诊。

体检：乙肝五项指标第 1、第 3、第 5 项阳性，肝功能正常，自觉肝区不适，大便溏稀。其余各项指标正常，寝食正常，自诉想借助艾灸干预；舌质淡红，苔薄白，脉微弦细。

诊断：中医诊为乙肝带毒（肝脾失调，湿毒蕴结）；西医诊为乙肝五项指标异常。

治则：调和肝脾，化湿排毒。

治法：直接灸。

取穴：双足三里，关元，中脘。

操作：见直接灸法。

注意事项：取穴时以卧位为主（卧取则卧灸），因为直接灸后会遗留瘢痕，取穴要求准确，第一次治疗后就没有改正机会。

（四）按语

"正气存内，邪不可干"，正虚邪实是本病的基本病机。中医对于肝病的治疗，见于《难经·七十七难》："上工治未病……所谓治未病者,见肝之病,则知肝当传之于脾,故先实其脾气,无令得受肝之邪。"可知肝病容易传脾,在治疗肝病时应补益脾气,固护正气,不受邪侵,这是最早关于"治未病"的记载。"治未病"是中医理论的核心观点,体现了防重于治的思想。现代医学认为,HBV 携带状态是由患者机体免疫力过低,不能识别并清除乙肝病毒而引起的,因此从中医"治未病""养生"理念出发,通过艾灸调摄,调整体内脏腑阴阳平衡,增强机体免疫力,自身正气强壮则可将病邪祛除于体外而达到治病目的。足三里为足阳明胃经之合穴,凡是六腑之病皆可取之,同时有强壮作用,为常用保健要穴,常灸之可增强免疫力。《医经理解》中提到关元穴是男子藏精、女子蓄血之处,为人生之关要、真元之所存。关元穴是先天气海,为任脉与肾经的交会穴,为元气所藏之处,脏腑功能活动之动力,可培元固本,强壮体质。中脘为胃之募穴,八会穴之腑会,有和胃健脾之功,此三穴共灸可调理脏腑,增强机体免疫力。乙肝带毒治疗是一个漫长的过程,重点是维护化脓灸灸疮处于化脓状态,有时虽然指标转正常,还要坚持治疗,避免反复。

(五)调护与注意事项

对于感染了乙肝病毒患者,日常须注意以下 5 个方面,避免发展为肝硬化,甚至是肝癌。

(1)避免饮酒　长期饮酒对乙肝表面抗原阳性者可促进肝硬化或肝癌的发生。

(2)避免食用腐油　陈腐的动植物油类具有毒性,可能导致肝癌的发生。

(3)避免食用发霉食物　当发现粮、油、奶类食品被霉菌污染时,禁止食用。

(4)定期复查　乙肝患者应积极采取治疗措施,定期到医院进行常规检查,定期复查肝功能,半年检查 1 次乙肝五项,每年做 1 次 B 超检查。

(5)避免乱服药物　乙肝药物种类繁多,大多都是西药,西药毒副作用巨大,导致肝脏负担加重,容易使肝纤维化,患者治疗应谨慎,特别是出现症状的肝病患者,在选用药物时更要慎重,谨防药物的毒副作用,特别是对肝脏有损害的药物绝对不能用,避免进一步加重对肝脏的损害。

(6)调节情绪　心情要开朗,不暴怒,少生气。

十四、产后风湿

产妇在产褥期内,出现肢体或关节酸楚、疼痛、麻木,称为"产后身痛",俗称"产后风湿",又称为"产后遍身疼痛""产后关节痛""产后痹证"。相当于西医的风湿、类风湿引起的关节痛、产后坐骨神经痛、多发性肌炎等出现的类似症状。

产后,构成骨盆的关节及身体的所有部分处于松散状态。因为各种身体变化及分娩引起的体力损失、出血等症状,产妇需要 6 周时间才能恢复正常的身体状态。高龄分娩、难产、剖腹产、多次流产的产妇更易患产后风湿。一般在产后 8 周后出现症状,如果不予重视,有可能持续数月,甚至数年,因此要注意预防和及时治疗。

(一)病因病机

中医认为本病的主要发病机制是产后营血亏虚、经脉失养或风寒湿邪乘虚而入,稽留关节、经络所致。

(1)血虚 产时产后失血过多,或产后虚损未复,阴血亏虚,四肢百骸空虚,经脉关节失于濡养,致使肢体酸楚、麻木、疼痛。

(2)风寒 产后百脉空虚,营卫失调,腠理不密,若起居不慎,风寒湿邪乘虚而入,稽留关节、肢体,使气血运行不畅,瘀阻经络而痛。

(3)血瘀 产后余血未净,流滞经脉,或因难产手术、伤气动血,或因感受寒热,寒凝或热灼致瘀,瘀阻经脉、关节,发为疼痛。

(4)肾虚 素体肾虚,复因生产伤动肾气,耗伤精血,腰为肾之府,膝属肾,足跟为肾经所过,肾之精气血亏虚,失于濡养,故腰膝疼痛、腿脚乏力或足跟痛。

(二)临床表现

产褥期间出现肢体关节酸楚、疼痛、麻木、重着、畏寒恶风、活动不利,甚者关节肿胀。本病多突发,常见于冬春严寒季节分娩者。

产后中风表现为产后眩晕、头沉或疼痛,腰部、膝盖、脚腕、手腕等发麻、发痛,冒冷汗,身体发冷等。

(三)临床医案

王某,女,26 岁,2016 年 4 月初诊。

分娩后 2 年,一直存在关节僵硬、酸胀、不适感,汗较多。月经规律,量偏少,寐纳正常,二便自调。在外院间断治疗,未彻底治愈,每因天气变化,遇风后明显,夏日也不敢正面吹空调。实验室西医风湿系列指标正常,仅血沉偶有增高。舌质淡红,苔薄白,脉缓细。

诊断:中医诊为产后风湿(阳虚寒凝,经络痹阻);西医诊为关节痛待查。

治则:温阳散寒,通络开痹。

治法:通脉温阳灸。

取穴:大椎至腰俞段督脉,双侧华佗夹脊,双侧膀胱经第一线所有穴位。

操作:见"通脉温阳灸",每周 1 次,灸后 2 个小时内避免沐浴、吹空调,适量饮温水或热汤。

注意事项：灸后注意休息，避免受寒受风，特别在三伏天更要防止受风寒。

(四)按语

本病多为产时、产后失血过多，或产褥期起居不慎，当风感寒、居住环境潮湿阴冷等引起，若能及时治疗，调摄得当，大多可以治愈，预后较好。若失治、误治，日久不愈，正气愈虚，经脉气血瘀阻愈甚，虚实夹杂，可致关节肿胀不消、屈伸不利、僵硬变形，甚则肌肉萎缩，筋脉拘紧，可致痿痹残疾。通脉温阳灸具有通脉温阳、疏通经络、调理脏腑功能的作用。通脉温阳灸适应病证广泛，如强直性脊柱炎、慢性乙型肝炎、慢性支气管炎、类风湿关节炎、头颈上肢疾患、心肺背胸疾患、肝胆胁肋、脾胃肠道疾患、泌尿生殖疾患、腰骶下肢疾患等，可用于各种虚实寒热病证的治疗，李梴在《医学入门》中说："虚者灸之，使火气以助元阳也；实者灸之，使实邪随火气而散也；寒者灸之，使其气之复也；热者灸之，引郁热之气外发，火就燥之义也。"对于产后关节疼痛明显的患者，可选用局部治疗，如泡澡、熏蒸、贴敷等。四肢不温、关节症状遇凉发作或加重的患者，可以加用按摩以促进气血循环。

(五)调护与注意事项

(1)避风寒　产妇在产褥期，甚至产后百天内都要避免受寒吹风，饮食方面避免食用寒凉或刺激性的食物。平时要特别注意避免身体劳累或精神刺激。不仅是正常分娩的产妇，剖腹产、自然流产后的产妇，也有患产后风湿的可能性，因此一定要注意预防。

(2)适寒温　气血虚弱，体质下降，对外界环境的适应能力变差，尤其在季节更替、环境变化的时候，更应注意适时增减衣物，防止寒、热邪气乘虚而入，使病情复杂化。日常生活中避免用凉水，勿使寒湿邪气有机会侵入关节。

(3)保持心情开朗　尽量调节情绪，避免产后抑郁，心情不好容易肝气郁结，导致气血不畅，气血不通，不通则痛，易致关节酸痛等症状。

(4)药食同源　预防产后风湿的食品有鲤鱼、猪蹄、南瓜等。平时饮食要规律、营养要充足，过饱或过饥都会影响脾胃功能。脾胃虚弱者可适当地进食莲子肉、山药、薏苡仁、扁豆；血虚明显者可食用猪肝、菠菜、枸杞、大枣、当归等补血膳食；热象明显者可适当食用绿豆、赤小豆、苦瓜、芹菜；湿热患者可以用冬瓜皮、西瓜皮、玉米须等煮水喝；虚寒症状明显者，可在冬季服用当归羊肉汤，或加入杜仲、桑寄生、怀牛膝、熟地黄、芍药等煲汤以温补阳气，滋补肝肾。

服用产后补药，中药中的产后补药对补充产妇气血、帮助产后快速恢复、预防产后病效果显著，但必须在恶露排净的产后 3 周后服用。恶露全部排出之前服用补药反而会诱发产后风湿。要治疗产后中风,可以煎服具有补充体力之功效的人参、黄芪、当归、熟地黄之类的药材。

(5)宜锻炼,忌劳累　适当的锻炼可以帮助推动气血运行、增强体质,如快走、慢跑、八段锦、太极拳、广播体操等;但平日锻炼切忌过度,因为产后体质变差,抵抗能力差,劳累会加重气血损伤,使病情反复,甚至加重。锻炼前后也要注意适当加减衣物。

十五、内伤发热

内伤发热是指以内伤为病因,脏腑功能失调,气、血、阴、阳失衡为基本病机,以发热为主要临床表现的病证。一般起病较缓,病程较长,热势轻重不一,但以低热为多,或自觉发热而体温并不升高。中医指凡由情志不舒、饮食失调、劳倦过度、久病伤正等导致脏腑功能失调、阴阳失衡所引起的发热称为内伤发热。

(一)病因病机

1)病因

(1)久病体虚　由于久病或原本体虚,失于调理,以致机体的气血阴阳亏虚、阴阳失衡而引起发热。

(2)饮食劳倦　由于饮食失调,劳倦过度,使脾胃受损,水谷精微不充,以致中气不足,阴火内生,或脾虚不能化生阴血,而引起发热,若脾胃受损,运化失职,以致痰湿内生,郁而化热,进而引起湿郁发热。

(3)情志失调　情志抑郁,肝气不能条达,气郁化火,或恼怒过度,肝火内盛,导致气郁发热。情志失调亦是导致瘀血发热的原因之一,每在气机郁滞的基础上,日久不愈,则使血行瘀滞而导致血瘀发热。

(4)外伤发热　外伤以及出血等原因导致发热主要有两个方面。一是外伤以及出血使血行不畅,瘀血阻滞经络,气血壅遏不通,因而引起瘀血发热。二是外伤以及血证时出血过多,或长期慢性失血,以致阴血不足、无以敛阳而引起血虚发热。

2)病机

内伤发热的病机,大体可归纳为虚、实两类。由气郁化火、瘀血阻滞及痰湿停聚所致者属实,其基本病机为气血痰湿郁结、壅遏化热而引起发热。由中气不足、血虚失养、阴精亏虚及阳气虚衰所致者属虚,其基本病机是气血阴阳亏虚,或因阴血不足、水不济火、阳气亢盛而发热,或因阳气虚衰、阴火内生、阳气外浮而发热。总属脏腑功能失调,阴阳失衡所致。

(二)临床表现

(1)内伤发热起病缓慢,病程较长,多为低热,或自觉发热,而体温并不升高,表现为高热者较少。不恶寒,或虽有怯冷,但得衣被则温。常兼见头晕、神疲、自汗、盗汗、脉弱等症状。

(2)一般有气郁、血瘀、湿阻或气血阴阳亏虚的病史,或有反复发热的病史。

(3)无感受外邪所致的头身疼痛、鼻塞、流涕、脉浮等症状。

(三)临床医案

白某,男,2009 年 11 月初诊。

反复低热 2 个月。偶有正常,偶升高至 38.1 ℃,大部分时间体温在 37.5～37.8 ℃,疲乏无力,食少乏味,精神不佳,二便正常。住院两周未见明显改善,实验室检查血常规和肝肾功能正常,风湿免疫系列指标正常,ESR 32 mm/hr,CRP 25 mg/L,胸部 CT 未见异常,腹部 B 超未见异常,心电图正常,院外检查骨髓象无异常发现。舌质淡红,苔白腻,脉缓濡。

诊断:中医诊为内伤发热(气虚发热);西医诊为发热待查。

治则:温阳益气。

治法:通脉温阳灸。

取穴:大椎至腰俞段督脉、双华佗夹脊、双督脉第一线所有穴位。

操作:见"通脉温阳灸",一周治疗两次,经两次治疗,明显缓解,体温降至正常,巩固治疗两次后出院。

注意事项:同"产后风湿"。

(四)按语

内伤发热在治疗上,实热宜泻,虚热宜补。属实者,宜以解郁、活血、除湿为主,适当配伍清热。属虚者,则应益气、养血、滋阴、温阳,除阴虚发热可适当配伍清退虚热的药物外,其余均应以补为主。对虚实夹杂者,则宜兼顾之。《医学入门·发热》曰:"内伤劳役发热,脉虚而弱,倦怠无力,不恶寒,乃胃中真阳下陷,内生虚热,宜补中益气汤。"临床众多医家选用补中益气汤加减治疗气虚发热即是以此为依据。而通脉温阳灸也是在此理论指导下产生的,督脉为阳脉之海,对全身阳气具有统帅、督领作用,通脉温阳灸可以疏通调节背腰骶部督脉、膀胱经及其相关督脉穴、五脏六腑背俞穴、华佗夹脊穴,能扶正益气,可以治疗元气不足的内伤发热(气虚发热)证。

(五)调护和注意事项

恰当的调摄护理对促进内伤发热的好转、治愈具有积极意义。内伤发热患者应注意休息,发热体温高者应卧床。部分长期低热的患者,在体力许可的情况下,可做适当户外活动。要保持乐观情绪,饮食宜进清淡、富于营养而又易于消化之品。由于内伤发热的患者常卫表不固而有自汗、盗汗,故应注意保暖、避风,防止感受外邪。

(1)发热患者应卧床休息,保持室内空气新鲜,凉爽通风,温度适宜,床铺被褥干燥、整洁。

(2)饮食调理　内伤发热患者因长期发热,体内的营养物质和水分大量消耗,在辨清病情的前提下,宜给高热量、高维生素、易于消化等有利于康复的食物。

(3)精神调护　七情是内伤疾病的主要因素,可致气机升降失常,气血运行紊乱而发病。内伤发热的患者多病程长,通常存在消极心理,可适当做好心理疏导,引导患者树立正确的人生观,乐观地对待疾病与生活。

十六、脑卒中先兆

脑卒中先兆是指脑卒中之前出现的先兆。脑卒中是严重危害人类健康的三大主要杀手之一,高血压、糖尿病、心脏病等都是脑卒中的危险因素,其中最重要的是对血压的控制。但由于对危险因素的认识和重视程度不够,我国每年仍有将近250万脑卒中的新发病例。因此对于中老年人,特别是老年人,要预防因衰老引起的血管退行性变窄、变脆、迂曲和高血脂、脑动脉硬化、血液流变异常引起的突发脑卒中。

(一)病因病机

中医学对脑卒中先兆症的认识源远流长,最早可追溯到《黄帝内经》,《素问·调经论》曰:"气血未并,五脏安定,肌肉蠕动,命曰微风。"至金元时期,刘河间《素问·病机气宜保命集》指出:"脑卒中者,具有先兆之证。凡人如觉大拇指及次指麻木不仁,或手足不用,或肌肉蠕动者,三年内必有大风之至……宜先服八风散、愈风汤、天麻丸。"可以看出,古代医家对脑卒中先兆症的主要症状及治疗已经有了一定的认识。

《杂病源流犀烛·中风源流》曰:"人到五六十岁,气血就衰,乃有脑卒中之病。"指出了随着年龄的增长,年老体弱,或久病难愈、气血虚衰、正气亏损是脑卒中发病的主要因素。《医论·三十篇》曰"血不独生,赖气以生",气虚则生血不足,加之人过半百精血本虚,则血行不畅,易发瘀阻。本病的基本病机为元气渐亏,气少则无力推动,则致气机阻滞,即虚气留滞。

(二)临床表现

脑卒中发病突然,病情凶险。大多数患者出现脑卒中之前,没有明显的症状,但是也有一小部分的患者可以出现以下症状:头痛,头晕恶心,视物模糊;肢体麻木,拿东西拿不稳或者东西经常掉落在地上;说话含糊不清,不能够正确地表达自己的意思;步态不稳,天旋地转,甚至摔跤等。

(三)临床医案

赵某,男,65岁,2012年10月初诊。

头晕,视物模糊,胫上酸胀反复发作3个月有余。伴有寐差多梦,时有耳鸣,有高血压、高甘油三酯血症史,服药不规范。家族有脑卒中史。查体:血压165/95 mmHg,舌质暗,苔薄滑腻,脉弦细。

诊断:中医诊为脑卒中先兆(肝肾不足,痰湿内阻);西医诊为脑卒中先兆。

治则:补益肝肾,健脾化痰。

治法:温灸法。

取穴:双足三里,双绝骨。

操作:用清艾条点燃插入艾灸器内,在上述四穴处扎上橡皮筋,把熏灸器固定在穴位之上,对准上述四穴,调节温度以患者感温热、可耐受为度,持续艾灸每次30～60分钟,灸后穴区潮红,每天1次,10次1个疗程。以后每周灸2次。继续服用平素控制血压、血脂药物,自觉良好,眩晕等症状明显改善。

(四)按语

《针灸大成·卷九·治症总要》提出:"一论中风,但未中风时,一二月前,或三四个月前,不时足胫上发酸重麻,良久方解,此乃中风之候也。便宜急灸三里、绝骨四处各三壮,后用生葱、薄荷、桃、柳叶四味煎汤淋洗,灸令祛逐风气自疮口出。如春交夏、夏交秋时,俱宜矣,常令二足有灸疮为妙。"指出了"足胫酸重顽痹"是脑卒中先兆证的表现之一,同时也明确指出艾灸足三里和绝骨可用于脑卒中先兆。脑卒中先兆艾灸取足三里原因有二。其一,宗气、卫气都由水谷精微和自然界中的清气所组成,尤当峻补其胸中宗气、脉外卫气以助血上行。其二,足三里为多气多血胃经之合穴,"合主逆气",《乾坤生气论》云:"夫气虚风入,而为偏上,不得出下。不得泄真气为风邪,所陷故宜灸。"明代医家王纶《明医杂著》载:"治风症者……灸火须自上灸下。"故灸足三里,可引火下行,调气机,降逆气,行气血,和阴阳,使"阳气复其位"。取绝骨原因亦有二。其一,"髓会绝骨",清代王清任《医林改错》载:"灵

204

机记忆在脑者,因饮食生气血,长肌肉,精到三清者,化而为髓,由脊髓上行入脑,名曰脑髓。"脑居颅内,由髓汇集而成,故名髓海,故可灸绝骨以补髓充脑。其二,绝骨乃"足三阳之大络",能够起到联络足三阳经脉的作用,而振奋足三阳之阳气。《扁鹊心书》云"保命之法,灼灸第一",脑卒中先兆多为气虚而血瘀、阳虚而阴成形之本虚标实证。故灸三里、绝骨可使气得以补、阳得以养。

《神灸经纶》也云:"夫灸取于火,以火性热而速至,体柔而用刚,能消阴翳,走而不守,善入脏腑,取艾之辛香作为烟,能通十二经入三阴理气血,效如反掌。"张介宾云:"灸有攻坚破结之用,坚顽之积,非用火攻,难以消散,故莫妙于灸。"因此,灸足三里、绝骨主要对缺血性脑血管病的预防上有其独特的优势。

(五)调护与注意事项

(1)调摄精神情志,切忌过分激动如愤怒、焦虑、兴奋、大恐等;谨防跌仆摔倒;平素用力不可过猛(如大便、剧咳)及劳累过度。

(2)注意饮食调理,清淡饮食,少食肥甘;若有高血压、高血脂、糖尿病等病,应积极治疗。

(3)凡患者有高血压、动脉粥样硬化者,应坚持开展气功锻炼,具有预防脑卒中的良好效果。

(4)中医预防脑卒中,如关元百日灸:每年从立冬日起,将艾点燃,对准关元穴灸 15 分钟,灸至局部皮肤红润为度。连灸 100 天,可预防脑卒中发生。

十七、流行性乙型脑炎后遗症

流行性乙型脑炎(简称乙脑)的病原体于 1934 年在日本被发现,故又名日本乙型脑炎。1939 年,我国科学家分离出乙脑病毒,新中国成立后进行了大量调查研究工作,改名为流行性乙型脑炎,它是乙脑病毒通过蚊虫媒介叮咬传播而引起的中枢神经系统感染的急性传染病。乙脑病死率高,部分患者留有严重后遗症,给社会造成沉重的负担。

(一)中医认识

乙脑发病季节正是暑热之际,属中医"暑湿""湿温""暑厥""温病""瘟疫""暑温""暑痉"等范畴。

温病一名,首见于《黄帝内经》。《素问·生气通天论》中说:"冬伤于寒,春必病温。"《难经》《伤寒论》中也有对温病明确的记载和论述,成为后世温病发展的萌芽。吴鞠通《温病条辨》里说"温病者:有风温,有温热,有温疫,有温毒,有暑温,有湿温,有秋燥,有冬温,有温疟"。具体来说,温病是多种急性热病的总称,是由温邪引起的以发热为主证,具有热象偏重、易化燥伤阴等特点的一类急性外感热病。它的特点是有特异的致病因素,有传染性、流行性、季节性和地域性的特点,并且病理演变有着一定的规律性,临床表现也有其特殊性。伤寒、温病、瘟疫之间是紧密联系着的。

本病多由外感暑温邪毒所致。由于暑邪为阳热之邪,热极生风,风盛动火,传变迅速,故受邪之后,一旦发热后不循卫、气、营、血传变规律,迅即出现神昏、抽搐、高热等症。同时风、火、痰相互转化,互为因果,病至后期,气阴耗伤,余邪未尽,出现邪盛正衰的症候;或经隧余邪未清或疫毒闭窍日久,风痰留阻络道,产生震颤、痴呆、失语、四肢痉挛性瘫痪等症状。

(二)临床表现

本病主要分布在亚洲远东和东南亚地区,经蚊传播,多见于夏、秋季。临床上急起发病,有高热、意识障碍、惊厥、强直性痉挛和脑膜刺激症等,重型患者病后往往留有后遗症。

极期过后,体温逐渐下降,精神、神经系统症状逐日好转。重症患者仍神志迟钝、痴呆、失语、吞咽困难、颜面瘫痪、四肢强直性痉挛或扭转痉挛等,少数患者也可有软瘫。经过积极治疗,大多数轻型与普通型患者能较好恢复,而部分重型和极重型患者在发病半年后仍留有神经、精神症状,即称为后遗症。

(1)意识障碍。表现为患者对周围的环境的感知发生障碍,症状严重的还会丧失完全的醒觉,这主要是由于高级神经受到严重抑制所导致的。

(2)失语、语言迟钝、瘫痪、吞咽困难、视神经萎缩、耳聋、癫痫等神经系统损害。

(3)痴呆、记忆力及理解力减退、智力低下、表情淡漠、眼神呆滞、哭笑无常、攻击性行为、易激惹、兴奋。

(4)多汗、流涎等自主神经功能失调。部分乙脑后遗症可好转或有不同程度的恢复,而部分患者病愈后数年还可能出现癫痫、视网膜萎缩等远期后遗症。

(5)还可出现病毒感染的后遗症,这种后遗症主要表现为患者出现高热、头痛以及肌肉疼痛等症状,严重的患者还会有呕吐和腹泻的症状出现。

(三)临床医案

马某,男,5岁,1993年10月就诊。

四肢软瘫,颈项倾斜,目向左上方凝视,对声光刺激无反应,对疼痛刺激有痛苦表情,言语不能,哭声低微,低热消瘦,大肉瘦削,如皮裹骨,偶有低热,患儿在4岁时由高热痉挛诊断为流行性乙型脑炎,热退后遗留以上诸症。舌质嫩红,苔少无津,指纹在风气关之间,红色。

诊断：中医诊为暑温（余邪未清，肝肾亏损）；西医诊为流行性乙型脑炎后遗症。

治则：补益肝肾，清解余热。

治法：温和灸。

取穴：百会。

操作：将艾条点燃插入灸架，灸百会，连续坚持不停火灸1周，1周后低热消退。改用每天上、下午各熏灸1次，每次1.5小时，1个月后双目凝视好转，对声光有反应，颈项可勉强伸直，四肢肌肉略见饱满，坚持治疗至1.5个月，对呼唤有反应，但不能说话，可以发声，对外界的呼唤可转头回顾，有喜怒表情。连续用上法治疗至两个月时，四肢可自主运动，在别人扶持下可行走，会说"妈妈""叔叔"等单词，但不清楚，治疗产生了明显的效果，患儿父母决心更大，配合更好，又坚持治疗1个月，患儿言语听力、上下肢均功能良好，可独立行走，做精细动作时唯感左手灵活性较差，回家自行熏灸巩固疗效。

注意事项：本病例后遗症状明显，非重灸不可以力挽狂澜。所以连续熏灸6天，不停灸火。使用过程特别注意防止燃火。

（四）按语

乙脑后遗症的病变部位主要在脑部，病机及临床表现与督脉密切相关，治当醒脑开窍、调和阴阳。督脉主干循行于脑脊正中，至项后风府穴入脑内，联络脑。百会为督脉经穴，位居颠顶部，其深处即为脑之所在，督脉又归属于脑。此外，根据"气街"理论，"头气有街""气在头者，止之于脑"（《灵枢·卫气》），即经气到头部的（手、足三阳）都联系于脑。根据"四海"理论，"脑为髓海"。因此取督脉百会穴艾灸，可调节阴阳平衡、醒脑开窍，使机体阴平阳秘，恢复正常的生理功能。该病后期调理和功能锻炼非常重要。必须在恢复期积极主动介入。《广温热论》曰："每见温热证屡复后，兼此虚损症候者，总不可正治其邪，必以养正为要……养正以达邪驱邪以安正，相互增减。"可见温病后期需养正以驱邪，如何养正呢？《理虚元鉴》中："血症生逝世之辨，以大肉不消者其病轻，大肉消者其病重，若大肉脱尽者，万无生理。倘虚热已退，诸症已止，痰嗽皆除，而大肉未消或既消而脾胃尤强，兼食滋补，大肉匆匆长起，则犹可治。"章虚谷也说："余热留藏于经络血气中而未净，因食助气，则两热相合后复炽，故食肉病必复发，多食谷则邪遗留，必淹缠难愈，故当戒口油腻，稀粥渐为调养。"

（五）调护与注意事项

（1）隔离患儿至体温正常为止。

（2）预防接种乙脑疫苗。

（3）注意环境卫生，灭蚊防蚊。

（4）常给患儿翻身，变换体位，清洁皮肤，防止压疮。

（5）适当营养，饮食清淡，吞咽困难者用鼻饲管。脑炎后遗症强调饮食调理，加强瘥后调复，当阴气受损、肢体羸瘦之际，只有增强养分，才能使疾病痊愈。

十八、流行性出血热

流行性出血热又称肾综合征出血热，是危害人类健康的重要传染病，是由流行性出血热病毒(汉坦病毒)引起的，以鼠类为主要传染源的自然疫源性疾病。以发热、出血、充血、低血压休克及肾脏损害为主要临床表现。

（一）病因病机

关于瘟疫的病证及瘟疫与疫等病，《素问补遗·刺法论》及《本病论》中早有记载，如"五疫之至，皆相染易，无问大小，症状相似"。并指出疫病为病的主要条件是天气非时与正气虚弱。而在《诸病源候论》中所列举的温病与疫疠诸候，也是时气为病的进一步说明。时气，也就是非时之气，是天地间的一种异气，或称病气、戾气。吴又可《温疫论》首先在序言中说："夫温疫之为病，非风非寒，非暑非湿，乃天气间别有一种异气所感……"其后，由于瘟疫的范围不断扩大，症候日见复杂，在发病过程中，多见有皮疹出现，故瘟疫这一热性传染病又有瘟痧、痧疫与疫疹诸名。中医所谓之痧与疹，均是指在许多热性传染病中，出现有隐约于皮内或高出于皮外的小红点或出血斑块。石碎谓之沙，有形可见，据以得诊者谓之疹，《释名·释疾病》："疹，诊也，有结气可得诊见也。"《玉篇》曰"瘾疹皮外小起也"。疹又通痰(仍读疹)；疢，热病也，即热病而又出现小红点也。流行性出血热，中医当然无此名称，就其症状而言，可见中医早已有了类似的专著和记载，瘟疫不仅是中医传统的病名，而且早已形成一套完整的理论体系与治疗方法。流行性出血热这种发疹性热性传染病也正是属于瘟疫当中的瘟痧或疫疹。在病因上来说，中医认为是一种异常的乖戾之气，也正是今天病毒为害的生动描绘。发热、面目及全身虚浮(渗出体征)、胃肠功能紊乱，正是流行性出血热的典型症状之一。这和"酝酿湿热，发于阳明"、瘟疫的发病机制又是不谋而合的，因此，认为流行性出血热是中医的瘟疫与瘟痧中的一个特有类型，这从流行性出血热与瘟疫及瘟痧的症状对照上，更能有所说明。

（二）临床表现

出血热潜伏期一般为2～3周。典型临床经过分为5期：发热期、低血压休克期、少尿期、多尿期及恢复期。

（1）发热期　主要表现为感染性病毒血症和全身毛细血管损害引起的症状。起病急,有发热(38~40℃)、"三痛"(头痛、腰痛、眼眶痛),以及恶心、呕吐、胸闷、腹痛、腹泻、全身关节痛等症状,皮肤黏膜"三红"(脸、颈和上胸部发红),眼结膜充血,重者似酒醉貌。口腔黏膜、胸背、腋下出现大小不等的出血点或瘀斑,或呈条索状、抓痕样的出血点。

（2）低血压休克期　多在发热第4~6天,体温开始下降时或退热后不久,主要为失血浆性低血容量休克的表现。患者出现低血压,重者发生休克。

（3）少尿期　24个小时尿量少于400 ml,少尿期与低血压期常无明显界限。

（4）多尿期　肾脏组织损害逐渐修复,但由于肾小管回吸收功能尚未完全恢复,以致尿量显著增多。第8~12天多见,持续7~14天,尿量每天在4 000~6 000 ml,极易造成脱水及电解质紊乱。

（5）恢复期　随着肾功能的逐渐恢复,尿量减至3 000 ml以下时,即进入恢复期。尿量、症状逐渐恢复正常,复原需数月。

（三）临床医案

【案例1】　祝某,男,30岁,1985年12月就诊。

1985年12月16日,患者发病3天入院,呈急性痛苦病容,颜面潮红,双目充血,视力模糊,腋下前胸有出血点,腰痛剧烈,端坐低头,双手抱膝呻吟,血压逐渐下降30/10 mmHg,体温37.9℃,呕吐,上腹饱胀,尿量每天约为500 ml。血清免疫诊断阳性。已下发病危通知。舌苔腻秽,脉沉细微弱。

诊断:中医诊为瘟疫(湿浊内阻,心阳不振);西医诊为流行性出血热,低血压期。

治则:温阳化湿。

治法:熏灸、火针代灸。

取穴:阴交,命门,中脘,支沟,照海,第3、第4胸椎及第2腰椎和两侧肾俞有明显压痛反应点。

操作:首先熏灸阴交,以护肾止腰痛,免使下焦水道不通,以解除内脏之湿浊,同时也有交通心肾、水火相济的作用。30分钟后热感可以透入腹腔,2个小时后腰痛减,可以平卧。夜间嘱其仍熏灸阴交,次晨腰痛续减,尿量增至800 ml,血压回升,热全退,舌苔秽浊未退,有吐意,厌食,改熏灸中脘。18日,因灸后思食,暴食过量,腰痛腹胀又增剧,转侧不安,体温又升至39.8℃,为了验证流行性出血热在背部是否也有压痛反应出现,沿督脉及足太阳第一行自上而下细心检视,果然于第3、第4胸椎及第2腰椎及两侧肾俞有明显压痛反应,即用火针点刺第3、第4胸椎及阴交、命门、左右肾俞(以下简称阴交四针),痛立减而平静安卧。次晨症状大部分解除,可以进食及下床活动,尿量增至1 000 ml左右,但大便未解,火针点刺支沟、照海。

12月20日,昨日针后2个小时,大便已解,舌苔出现斑驳,基底红润,食欲续增,右踝外侧出现大片红肿,中心青紫,难行走,病势又表现为湿蓄热蒸,经脉阻滞型,续灸阴交以养阴行湿,熏灸局部以散结行瘀。次日局部肿痛大减,续用原法。22日,诸症悉除。停灸观察,25日出院。

【案例2】 郭某,男,1985年12月就诊。

1985年12月17日,患者发病5天入院,发热期已过,酒醉减轻,双目浑浊,鼻腔有血痂,腰痛难忍,以夜间为重,痛剧时哭泣号叫,尿量减至日、夜400 ml左右,呈暗红色,血压几乎难测出,脉细数难测,低血压及少尿期,心阳不振,热毒入营交错型。湿热化燥、口苦咽干,以病程之中后期为多见,也常与心阳不振并存。舌质红,苔晦浊,脉细数。

诊断:中医诊为瘟疫(心阳不振,热毒入营);西医诊为流行性出血热(低血压及少尿期)。

治则:温通心阳,透热出营。

治法:熏灸、火针代灸。

取穴:巨阙,阴交,命门,双肾俞,双清冷渊,双阳陵泉,反应点。

操作:先熏灸巨阙以回阳,再用阴交四针,火针代灸。腰痛即减,可忍受。嘱其家属夜间熏灸巨阙与阴交。次日腰仍有痛,血压回升,脉搏清晰,感下腹胀满,尿量略有增多,第5椎及第15椎均有压痛,再取阴交四针及第5椎第15椎,并续熏灸阴交。

12月19日,诸症大减,腰痛全止,尿量增至1 000 ml以上,精神好转,思食,但感口苦作渴,灸取双清冷渊、双阳陵泉,口苦当即轻减。次日,病情稳定,停灸观察。

12月21日,诸症基本解除,唯左足跟出现疼痛,局部未见红肿,对痛点中心火针点刺,次日足痛止,行走无碍。停灸观察,24日出院。

注意事项:熏灸要用固定式熏灸器置于穴位上持续灸之,位置固定不移,热力均衡,使热度向内渗透为佳。火针代灸一点即去,造成局部微小灸疮,既有针的即时作用,又有灸的后遗效应。点灸后保护皮肤,保持干燥,避免感染。

(四)按语

流行性出血热属于中医"疫毒"范畴,由于病毒侵入机体,损伤脏腑、阻塞肾络,出现肾功能不全。流行性出血热临床一般划分5个阶段与时期,就是中医的"传变",在应用灸法后可以打断这种传变关系。灸法用于出血热的治疗,能防治疾病的传变与打断该病的恶性循环,缩短疗程,特别对于高热、低血压、急性肾衰少尿比较有效。实验研究提示灸法具有退热、升压、改善肾循环的作用。单灸阴交对于护肾止腰痛固然有效,但仍不及阴交四针为优异。流行性出血热还可以在背部出现阳性反应点,通过反应点治疗是有效的。

(五)调护与注意事项

多数患者于病后3~4周肾的浓缩功能开始恢复,尿量逐渐降至3 000 ml/天以下,一般尚需1~3个月,体力及精神才能全面恢复。少数患者可遗留高血压、肾功能障碍、心肌劳损及垂体功能减退等症状。休克、心衰、肺水肿、大出血、高血容量综合征和严重感染等是导致患者死亡的主要原因。

患者治疗要"三早一就",可显著降低病死率。

(1)早发现 发现疑似病例,应尽早就医并及时向疾病控制机构报告。

(2)早休息 发病后立即卧床休息,减少活动。

(3)早治疗 早期治疗和预防性治疗对本病预后是决定性因素。

(4)就近到规范的医疗机构治疗 就近治疗,避免长途转送加重病情。

十九、糖调节异常

糖调节异常(IGR)包括糖耐量低减(IGT)和空腹血糖异常(IFG),是介于正常血糖与糖尿病之间的中间代谢状态。

IGT和IFG是将来发生2型糖尿病和心血管疾病的危险因素。IGT的定义为空腹状态下静脉血浆葡萄糖正常,口服葡萄糖糖耐量试验(OGTT)餐后2个小时静脉血浆葡萄糖水平≥7.8 mmol/L并且<11.1 mmol/L。IFG的定义为空腹状态下静脉血浆葡萄糖水平≥6.1 mmol/L并且<7.0 mmol/L,OGTT餐后2个小时静脉血浆葡萄糖水平正常。也有患者可以合并存在IGT和IFG,它们都是糖尿病自然病程中从正常糖代谢发展至糖尿病的一个必经阶段,可以历时数年或更久。

(一)中医认识

糖调节异常的发病因素与2型糖尿病相似,和遗传易感性、环境因素有关。遗传因素包括胰岛素抵抗和胰岛素分泌缺陷的有关基因的存在,环境因素包括摄入热量过多、体力活动过少等,导致超重和肥胖。

糖调节异常在中医中归属于"消渴"范畴,它的发生与先天禀赋不足、饮食不节、胃火炽盛及情志不舒有很大关系。其中,先天禀赋不足为先决条件,《灵枢·五变》云:"五脏皆柔弱者,善病消瘅。"先天禀赋不足,一方面阳气不足,水湿运化无力,易聚湿生痰;另一方面先天肾气虚衰,不能为脾阳蒸化水谷,运化失职,水液代谢失常,致痰湿膏脂瘀结于肢体肌肤,发为本病。

饮食不节、胃火炽盛及情志不舒等后天因素导致的体质偏颇亦是糖调节异常发生的重要条件。《素问·奇病论》曰:"此肥美之所发也……肥者令人内热,甘者令人中满,故其气上溢,转为消渴。"此类人群多属于痰湿体质及湿热体质。李东垣《脾胃论》谓:"油腻厚味,滋生痰涎。"饮食不节,过食甜腻、辛辣、肥腻之品,影响胃的腐熟与脾的运化功能,脾胃运化失职,湿热内生,痰湿内蕴,伤津耗气,导致阴虚燥热,从而发为消渴。胃火炽盛日久,损伤脾土,脾不能为胃行其津液,水液不运,导致肥胖等症,还可发为痈疽。而人的精神意识活动,气血运化,饮食消化、吸收,糟粕排泄,津液宣发与输布,都需要肝的疏泄来调理,长期郁郁不舒、情志抑郁、五志过极皆可化火,《灵枢·五变》篇曰:"五脏皆柔弱者,善病消瘅……夫柔弱者,必有刚强,刚强多怒,柔者易伤也……此人薄皮肤,面目坚固以深者,长冲直扬,其心刚,刚则多怒,怒则气上逆,胸中蓄积,血气逆流,腕皮充肌,血脉不行,转而为热,热则消肌肤,故为消瘅。"

(二)临床表现

糖调节异常一般没有症状,不易被发现,多数患者在健康体检或因其他疾病检查时发现。如果有合并疾病,会出现合并疾病的临床表现。

(三)临床医案

孙某,男,45岁,2014年6月就诊。

发现血糖波动2年,对身体影响不大,但家族中有糖尿病史。进食量大、劳动强度减小,则血糖临近糖尿病诊断阈值,控制后则近乎正常,否认有多食、多饮、多尿史。血压正常,血脂高,MBI27.2 kg/m²,食欲旺盛,应酬较频繁。空腹血糖6.3～6.9 mmol/L,舌质淡胖,苔薄白滑,脉濡缓。

诊断:中医诊为消渴(脾肾不足,中焦失运);西医诊为空腹血糖受损。

治则:健脾补肾,助运中焦。

治法:隔药饼灸。

取穴:双脾俞,双胃俞,双肾俞。

操作:用"四君子汤方"按比例碾粉,加清水调制成药饼,直径1.5 cm、厚0.3 cm,中刺有孔,置于上述6穴上,中等艾炷灸5～7壮,温热不烫为度,灸后穴区潮红,每日1次,连灸6天,后每周灸2次,干预3个月,查空腹血糖5.9 mmol/L,有时间每周灸治1次。

注意事项:本症状干预是个长期过程,不要操之过急,治疗过程温热即可,灸后潮红即可,不要过烫,以免起水疱,影响日后治疗。

（四）按语

中医学历来重视预防，《素问·四气调神大论》云："圣人不治已病治未病，不治已乱治未乱。"因此，通过各种方法调节体质，对于预防糖调节异常的发生，降低糖尿病的发生率有重要价值。本案例正是在中医"治未病"理论的指导下，从脾虚失运的发病理论着手，采用隔药饼灸脾俞穴为主的治疗方法干预糖调节受损。

我们临床认为"脾虚"是导致糖调节异常发病的基本病机，可以从以下两个方面得到印证。

（1）解剖及生理基础　西医学认为糖尿病与胰脏密切相关，而中医学中的"脾"包括了西医学的脾脏和胰脏。《难经·四十二难》指出"脾重二斤三两，扁广三寸，长五寸，有散膏半斤"，从西医解剖学来看，"散膏"即胰腺组织。在人体正常生理下，胰腺组织可以分泌胰岛素、胰高血糖素等激素，从而调节血糖，这与中医学"脾主运化""游溢精气"的生理功能相吻合。

（2）古代文献依据　从《黄帝内经》及相关古代医籍对脾瘅及消渴病病因病机的论述中可知，脾瘅的病位主要在脾胃，过食肥甘厚味，导致饮食停滞，聚湿生痰，脾胃受损，脾转输水谷精微的能力下降，津液膏浊滞留于体内，从而引发此病，若不予治疗，日久则蕴而化生内热，发展为消渴病。饮食不节、多坐少动损伤脾胃是糖调节异常的重要发病诱因。这与西医学认为糖调节异常是生活方式疾病的观点一致。

对于糖调节异常患者采用隔药饼灸联合生活方式改变，能够有效地降低空腹血糖及糖耐量试验后2个小时血糖水平，其作用机制可能与其能够降低空腹胰岛素水平，改善胰岛素抵抗有关。同时，隔药饼灸联合生活方式干预组也可明显改善糖调节异常患者的血脂水平，降低患者身体质量指数及腰围等心脑血管危险因素。隔药饼灸是一个多靶点作用的治疗方法，糖调节异常的干预是个长期的过程，效果在坚持中产生，且安全性良好，未发现严重不良事件。本方法具有疗效确切、操作简单、安全性佳等优点，适宜临床推广。

（五）调护与注意事项

糖尿病前期重在预防，常见的预防方法有很多，如进行适当的体育锻炼，或根据不同的体质给予适当的饮食或药物调理，适应四时的变化或养成良好的生活习惯，保持良好的精神情趣等，从而真正达到"正气存内，邪不可干"的目的。具体有以下4个方面。

（1）含糖量高的食物一定要避免食用，如点心、饮料、蜜饯类食物，包括蜂蜜等。

（2）适当减少主食量，主要指馒头、米饭、包子、饺子，尽量避免食用面条、面汤，也尽量不喝或少喝稀饭,可以喝豆浆、牛奶。

(3)多食用蔬菜,所有绿色蔬菜均可食用,每日主食均应保证一定量的蔬菜。蔬菜可以增加患者饱腹感且延缓胃排空,达到降低血糖的目的。

(4)除了饮食控制以外,糖尿病患者还应该多运动。常见的有氧运动项目有步行、慢跑、游泳、自行车、传统运动、有氧操和球类运动等,还可以选择中国传统运动,如太极拳、八段锦、易筋经等。

二十、脑血管性痴呆

脑血管性痴呆是脑血管损害引起痴呆的总称,是指由缺血性脑卒中、出血性脑卒中和造成记忆、认知、行为等脑区低灌注的脑血管疾病所致的严重认知功能障碍综合征。据统计,我国本病的患病率为 1.1%～3.0%,年发病率为 5‰～9‰。脑血管病包括脑梗死、脑出血、蛛网膜下腔出血等。脑血管病最常见的病因是动脉硬化,较少见的有血液病、胶原病、血管畸形等。

(一)中医认识

中医历代文献中并无血管性痴呆这一病名,而多散见于"癫疾""狂证""郁证""文痴""善忘""神呆""呆病"等病证中。中医学认为,肾精亏虚是主要发病机制,病因病机涉及虚、瘀、痰、火、风多种因素。历代医家均认为该病虚实相杂、本虚标实,即以肾虚为本,瘀、浊、毒为标,标本交互影响,互为因果,最终使本病病机较为复杂。

痴呆病位在脑,与心、肝、脾、肾四脏功能失调相关,其基本病机为髓减脑消、肝肾亏损为本,血瘀痰浊风火阻塞清窍、脑失清灵为标。病性不外乎虚、痰、瘀、火。虚指肾精亏虚,阳失温煦,髓减脑消。脑为元神之府,神机之源,一身之主;肾主骨生髓而通于脑,年老体衰,肾精日亏。肾阳推动乏力,源泉枯竭,脑髓失养而消减,脑髓空虚则心无所虑,神明失聪,神无所依而使理智活动、记性减退,而出现迷惑愚钝、动作笨拙、反应迟钝,发为痴呆。痰指痰浊中阻,蒙蔽清窍。脾虚水湿内停,肥胖痰湿内盛,久食肥甘厚味,痰浊内生,或七情所伤,肝气久郁,克伐脾土;或因久病积劳,脾失健运,聚湿生痰,上扰清窍,脑髓失聪,而形成痴呆。肾阳不足,温煦推动乏力,则血失温煦则寒,寒则血瘀,瘀血阻痹,脑脉不通。七情久伤,肝气郁滞,气滞血瘀,或脑卒中、脑部外伤后,瘀血内阻,痹阻脑络,脑髓失养,神机失用,而发痴呆。火指心肝火旺,扰乱神明。年老精衰,髓海渐空,复因烦劳过度,情志相激,水不涵木,肝郁化火,肝火上炎,或水不济火,心肾不交,心火独亢,扰乱神明,发为痴呆。互为影响,因虚致实,或邪实进而耗伤正气,形成虚实夹杂。

214

(二)临床表现

脑血管病性痴呆的一般症状有失眠、夜间谵妄、焦虑、抑郁及情绪改变、强哭或强笑,或伴有幻觉、妄想、行为人格改变、不洁行为、语言不利或失误,以及记忆力障碍、智力低下等。

该病常有高血压、动脉硬化病史,病情呈阶梯式进展,即早期呈部分脑功能缺失,而其他脑功能尚存在,如记忆力明显障碍,但判断力、理解力尚正常。少数患者起病隐袭,缓慢进展,无反复脑卒中史。痴呆患者有脑血管病史,如脑卒中发作或短暂脑缺血发作史,有局限性神经系统的症状或体征,证实有神经系统损害,加上目前已比较普及的 CT 或 MRI 检查的阳性结果,符合早期为局限性痴呆、晚期进展为全面性痴呆的智能障碍,以及波动性病程的特点等,诊断血管性痴呆并不困难,困难的是早期发现。

临床常见的血管性痴呆类如下:

(1)多梗死性痴呆　为最常见的类型。是由多发的梗死灶所致的痴呆,病变可累及大脑皮质、皮质下及基底节区。临床常有高血压、动脉硬化、反复发作的脑血管病,以及每次发作后留下的或多或少的神经与精神症状,积少成多,最终成为全面的、严重的智力衰退。

(2)大面积脑梗死性痴呆　患者大面积脑梗死,常死于急性期,少数存活的患者遗留不同程度的神经精神异常,包括痴呆、丧失工作与生活能力。

(3)皮层下动脉硬化性脑病　因动脉硬化,大脑白质发生弥漫性病变,而出现痴呆。临床特点为能力减退、步态障碍、尿失禁、吞咽困难、饮水呛咳、口齿不清等。

(4)特殊部位梗死所致痴呆　是指梗死灶虽不大,但位于与认知功能有重要关系的部位,而引起失语、记忆缺损、视觉障碍等。

(5)出血性痴呆　慢性硬膜下血肿、蛛网膜下腔出血、脑出血都可以产生血管性痴呆。

(三)临床医案

王某,男,62岁,2018年5月就诊。

神情呆板,语无伦次,不知温饱,近记忆缺失,嗜睡,四肢不温,曾走失3年。记不起自己家住什么地方,有高血压、高脂血症、糖代谢异常、脑卒中史,家族中有类似发病史。多次院外就诊,服用药物改善不明显。对答不能切题,计算力低下,回忆不出自己年龄、家庭住址等。舌质淡胖,苔白腻,脉沉缓。

诊断:中医诊为呆病(脾肾阳虚,痰瘀阻络);西医诊为血管性痴呆。

治则:温阳补肾,通脉化瘀。

治法:隔龟板灸。

取穴:命门,大椎,关元。

操作:隔龟板灸关元穴。悬灸命门、大椎。平卧将 4 cm×4 cm 龟板置于关元穴,在上面放置直径 1 cm、高 1 cm 的艾炷施灸,连灸 5 炷后将龟板和艾炷取下。再让患者侧卧,持艾条悬灸大椎穴和命门穴 30 分钟,每日 1 次,每周休息 1 天,共治疗 4 周。并把该方法教会患者家属,让其在家自灸,隔日 1 次,连灸半年,症状有改善。对事物的认知度和感知力有好转。

注意事项:痴呆治疗是一个缓慢的过程,所以要长期坚持,基础治疗也不可或缺。

(四)按语

中医辨证论治并发挥中医多种靶点作用对于治疗血管性痴呆具有独特的优势。目前,中医治疗血管性痴呆,治法治则以"补"为主,注重补益肾精,并常辅以活血化瘀、祛痰逐瘀的治法。

艾灸可以温经散寒、扶阳固脱、消瘀散结等。隔物灸除了可发挥经络、腧穴、艾绒、温热的作用外,还能发挥药物的药理作用。通过光谱测试研究发现,隔物灸的光谱与单纯艾灸相比出现明显的特异性改变,同时测试不同的间隔物质,其产生的光谱也不一样,具有相对特异性。可见隔物灸比单纯按灸或悬灸更具优势。龟板归肝、肾、心经,为血肉有情之品,得天地之阴气最厚。龟板善通任脉,具有滋阴、潜阳、补肾、健骨、补心、安神等功用。《本草蒙筌》指出龟板"专补阴衰,善滋肾损"。肾阳得龟板之阴相助方能生化无穷。隔龟板灸关元穴可温补肾阳、益精填髓,使痰瘀得化、脑髓得充、神机得用。在周楣声教授"阳光普照法"艾灸理论基础上,提出"灸法自然,阳生阴长"的观点。"灸法自然,阳生阴长"就是以"阳"为自然界的主宰,从有形万物需依赖于"阳"的温煦才能滋生成长这一自然规律出发,利用艾灸增强脏腑功能,化生气血津液而化气生神,将阳气类比为天上的太阳,突出阳气在机体防病抗病中的重要作用。《素问·生气通天论》谓:"阳气者,若天与日,失其所,则折寿而不彰。故天运当以日光明,是故阳因而上,卫外者也。"温阳补肾灸具有温阳补肾、生髓健脑、化痰通瘀、开窍调神功效。温阳补肾灸采用隔龟板灸关元,悬灸命门、大椎,将艾灸与"阳脉之海"的督脉和"阴脉之海"的任脉相结合,阴中求阳,最大限度地振奋一身阳气,令元气周流、内存,使阳生阴长、肾阳充足,则可痰浊化、瘀血消、清阳升、肾精充、脑髓养,诸症自除。

(五)调护与注意事项

脑血管性痴呆重在早期预防。脑血管病是随年龄增长而发病率增高的疾病,造成脑血管病的因素是多方面的,高血压、高脂血症、高黏度血症、糖尿病、吸烟、酗酒等都是引起脑血管病的危险因素。所以,为了预防脑血管性痴呆,必须积极地防治上述疾病,注意合理饮食,生活有规律,劳逸结合,注意心理健康。

(1)食物多品种、多变化,饮食应做到低脂、低盐、低糖,限制进食动物性脂肪和含胆固醇较高的食品,如肥肉、动物内脏、鱼子、蛋黄等,食盐每天应限制在 5 克之内。宜适当多吃蔬菜、水果,并适当多吃有降脂作用和含碘、含维生素丰富的食品,如黑木耳、香菇、蘑菇、大蒜、洋葱、冬瓜、芹菜、海带、紫菜、山楂、苹果、猕猴桃、荞麦、玉米、胡桃仁等。适当节食,每餐七八成饱,晚餐尤不宜过饱。一年四季要重视补充水分,以增强与保持机体的正常排泻功能。

(2)中老年人均应戒烟、少酒,以改善体质,提高全身的抗病能力及免疫功能,避免过度劳累。

(3)坚持持久而恒定的体育锻炼、文化娱乐活动和户外活动,运动应因人、因地、因时制宜,运动量以既锻炼了体魄又不感觉疲乏为度,要量力而行,掌握分寸,从而达到延缓衰老进程的目的。

(4)生活规律,保持充足的睡眠,少熬夜。建立恒定的日常生活程序。

(5)保持平和乐观的情绪。多与人交往,保持良好的人际和家庭关系。

(6)平时多学习、多动脑,有广泛的兴趣爱好,增加大脑的信息量,或进行记忆、脑力锻炼,如加强听觉、视觉记忆,进行下棋、猜谜语等活动。平时多进行手部活动,如玩健身球、搞编织、搞雕刻、做手工艺品等,均有健脑益智作用。

(7)积极防治高血压病、糖尿病、高脂血症和动脉粥样硬化等疾病。

二十一、髂静脉压迫综合征

髂静脉压迫综合征是指髂静脉受压和(或)存在腔内异常粘连结构所引起的下肢和盆腔静脉回流障碍性疾病。髂静脉压迫不仅造成静脉回流障碍和下肢静脉高压,而且是下肢静脉瓣膜功能不全和浅静脉曲张的原因之一,同时是继发髂-股静脉血栓的重要潜在因素。

(一)病因病机

主要是由解剖因素导致的。左侧髂总静脉后面是腰骶椎,前面为右侧髂总动脉,当髂静脉受到上述解剖结构的前后压迫,静脉壁反复受到压迫刺激,导致左髂总静脉慢性损伤、粘连,管腔变窄。继此,血液回流障碍,久之导致左下肢静脉瓣膜功能不全、浅静脉曲张,甚至深静脉血栓形成。

（二）临床表现

病变早期主要为下肢肿胀和乏力。患肢仅有轻度的水肿，尤其长期站立和久坐时出现。女性腰骶生理性前突明显，更易发生，女性患者可有月经期延长和月经量增多，以及因月经期盆腔内脏充血、静脉内压升高而使下肢肿胀等症状加重。一旦波及小腿和交通支静脉瓣膜就会出现与原发性深静脉瓣膜关闭不全的相似的症状，表现为下肢静脉曲张、下肢水肿、色素沉着等。病变加重出现严重深静脉瓣膜关闭不全的症状，如小腿溃疡等，或髂-股静脉继发血栓形成。男性可出现精索静脉曲张和不育。

（三）临床医案

赵某，女，72 岁，2018 年 5 月就诊。

左下肢肿胀明显，按之凹陷，没指，20 余天。曾在外院住院诊断为左侧髂静脉血栓形成。准备行支架术，都已上手术台，医师担心支架在该段血管内固定不了，而停止手术。患者儿子带其母来就诊。左下肢肿胀明显，发亮。右下肢正常，寐食、二便正常。舌质偏暗、淡胖，苔薄白，脉沉细。

诊断：中医诊为深静脉血栓形成（气虚血瘀）；西医诊为左侧髂静脉血栓形成。

治则：益气破瘀。

治法：刺血疗法。

取穴：委中，阴陵泉。

操作：碘伏消毒委中、阴陵泉，75％酒精棉球脱碘，在上述穴位找到暴露之络脉，用 13 号一次性注射针头，刺入络脉或穴位，随即拔出针头，让其自然流血，并拔火罐，每个穴位出血量 20～30 ml，每周 2 次，经过两周治疗，下肢肿胀明显缓解，超声显示栓塞部分再通。一共治疗 7 次，下肢肿胀完全恢复，停止治疗。

注意事项：刺血治疗过程中，出血会自己停止，停止后再拔罐处理。对于有出凝血功能障碍的患者不可行刺血治疗。血小板减少症也不可行刺血治疗。

（四）按语

下肢静脉血栓形成属中医"股肿"范畴，病因病机主要为阴寒客于脉络，寒凝血瘀，脉络阻塞不通，营血回流受阻，水津外溢而发。因此，治疗方法主要以益气行血、活血化瘀为主。针刺放血疗法的产生可追溯至远古的石器时代。当时，人们在劳动实践中发现用砭石在患部砭刺放血，可以治疗某些疾病。砭刺的工具随着时代的发展发生了变化，后来出现用金属针放血，以后又出现了专门用来做放血治疗的"锋针"。中医对于放血疗法最早的文字记载则见于《黄帝内经》，如"刺络者，刺小络之血脉也""菀陈则除之,出恶血也"。同时明确地提出刺络放血可以治疗癫狂、头痛、暴暗、热喘、衄血等病证。至唐宋时期,针刺放血疗法已成为中医大法之一。放血疗法具有消肿止痛、祛风止痒、开窍泻热、镇吐止泻、通经活络之功效。拔罐法古称角法,又名火罐、吸筒疗法,早在马王堆汉墓出土的帛书《五十二病方》中就有记载,是以罐为工具,利用燃烧排除罐内空气,造成负压,使之吸附于腧穴或应拔部位的体表,产生刺激,使被拔部位的皮肤充血、瘀血,以达到防治疾病的目的。拔罐法具有通经活络、行气活血、消肿止痛、祛风散寒等作用。本案例使用放血结合拔罐治疗不仅有吸出血液的作用,同时也可止血;另一个机制是改变了局部侧支循环的建立;刺出瘀滞的血液,使得新鲜含氧量高的血液进入,改变局部组织营养达到血栓再通的作用。

(五)调护与注意事项

(1)治疗基础疾病 例如控制血压、血糖和血脂,尤其是对于长期从事站立工作、长途旅行、久病卧床、患有下肢静脉曲张等人群更应严格控制基础疾病。

(2)饮食预防 改善日常饮食对下肢静脉血栓形成有一定的预防作用,采用高蛋白、高维生素、低糖、低盐、低脂饮食,可防止因不良饮食习惯造成的血液黏稠度改变。新鲜蔬菜、水果可减少胆固醇的吸收及避免便秘,促进血液回流。高油脂、高胆固醇食物可使血脂增高导致血液黏稠,在血液回流较慢的部位容易形成血栓;过多的糖类可转化为血脂而增高血液黏稠度,故需要控制糖类的摄入;维生素K有促进凝血的作用,故应少吃甘蓝、西蓝花、圆白菜、动物肝脏、花生等富含维生素K的食物;鼓励患者适当多饮水以稀释血液,防止血液黏稠。

(3)禁烟 预防下肢深静脉血栓,禁烟的要求如何强调都不为过。香烟中尼古丁可以刺激血管引起静脉收缩,影响血液循环。

(4)主动运动和被动运动 注意经常检查下肢是否有肿胀,感觉、颜色、温度变化以及搏动强度,以尽早发现下肢静脉病变。鼓励患者主动活动,尽早下床。应鼓励并督促患者在床上主动屈伸下肢做趾屈和背屈运动,内、外翻运动,足踝的"环转"运动,通过肌肉的收缩对下肢静脉血管进行物理挤压促进血液与淋巴液的回流,防止血液瘀积和血小板凝集而形成血栓。对于下肢瘫痪无法进行自主运动的患者,可加强肢体的按摩和被动活动护理,促进下肢血液回流,防止血栓形成。常用的人工替代方法如使用压力抗栓泵或医用弹力袜配合抗栓泵来预防下肢静脉血栓形成。

(5)中医经络按摩 通过按摩十二经络和穴位,促进脏腑和全身的血液循环。按摩足阳明胃经可以较好地预防下肢静脉血栓形成。

(6)情志方面 保持良好的心态和舒畅的心情,避免情绪过于激动或整日郁郁寡欢,否则会影响气机,导致气机不畅,形成静脉血栓。

二十二、癫痫

癫痫是一种表现为反复发作的慢性脑部疾病,是由大脑神经元高度同步化异常放电,而导致短暂的大脑功能障碍的一种慢性疾病。由于异常放电的起始部位、波及范围和传递方式的不同,癫痫发作的临床表现复杂多样,可表现为发作性运动、感觉、自主神经、意识及精神障碍或兼有之。临床表现具有发作性、短暂性、重复性和刻板性的特点。临床上出现痫性发作的人并非一定患有癫痫。

(一)病因病机

癫痫的病因非常复杂,继发性癫痫的病因大多明确,但特发性癫痫的病因并不清楚,研究发现可能与遗传相关。继发性癫痫的病因包括皮质发育障碍、肿瘤、头外伤、脑血管疾病等。常见的诱因有睡眠缺乏和内环境改变。研究发现睡眠-觉醒周期与癫痫发作有密切关系,患者在睡眠缺乏时可诱发癫痫发生;内环境改变(如电解质紊乱、代谢异常、内分泌失调等)可影响神经元放电;当患者疲劳、饥饿、饮酒、便秘、感情冲动时可诱发癫痫发生。

中医认为癫痫病是脏腑受损、元神失控所致,以突然意识丧失、发则仆倒、不省人事、两目上视、口吐涎沫、四肢抽搐、口中怪叫、移时苏醒和一如常人为主要临床表现的一种发作性疾病,又有"痫证""羊痫风"之称。一般认为,癫痫的发生大多由于七情失调、先天因素、脑部外伤、饮食不节、劳累过度或患他病之后,使脏腑失调、痰浊阻滞、气机逆乱、风阳内动所致,而尤以痰邪作祟最为重要。本病以头颅神机受损为本,脏腑功能失调为标。神机受累,元神失控是病机的关键所在。肝、脾、肾的损伤是痫证的主要病理基础。

(二)临床表现

癫痫的临床表现多种多样,大多数患者在发作间期可完全正常,只在发作期表现为癫痫发作的相关症状,以抽搐、痉挛、昏厥等为主要症状,部分患者可表现为肢体麻木、针刺感、眩晕、面部及全身潮红、多汗、呕吐、腹痛、反复搓手、脱衣、失神等。不同类型的癫痫具有不同的症状特点。

1. 自限性全面性发作

此种类型的癫痫患者,往往在发作初期就会失去意识,意识不到自己发生了什么。如全身强直-阵挛性发作。患者在发作早期,不仅失去意识,而且还会跌倒。此时患者全身抽搐,持续 10～20 秒后,发生阵挛。每一次的阵挛都会有一个间歇期,发作频率逐渐变慢,间歇期也越来越长。在一次剧烈阵挛后,发作停止。此时会观察到患者的瞳孔散大,唾液分泌物等增多,以及呼吸停止。之后患者会逐渐恢复,上述体征逐渐恢复正常,整个过程持续 5～15 分钟,有些患者在发作期还会发生牙关紧闭和大小便失禁。

2. 自限性局灶性发作

这一类的患者在癫痫发作时神志清楚,发作后能描述刚刚自己发生了什么。如局灶性运动性发作,患者癫痫发作时,主要是某一个身体部位的不自主抽动,大多是一侧眼睑、口角、手或足趾,也可能是一侧面部或肢体。严重的患者在发作过后可能发生短暂性的肢体瘫痪。有些患者还会出现与人体的运动系统相关的异常动作,诸如不自主地重复发作前的单词或者单个音节,伴有身体或眼睛的旋转等。

3. 其他自限性发作

有些癫痫发作症状与笑声有关,患者发生没有诱因的、刻板的、反复性的痴笑,也有些患者以哭为主要表现,这一类归为"痴笑性发作"范畴。

此外,还有一类偏侧阵挛发作,指局限于身体一侧的肌肉,有节律地反复收缩,发作频率每秒 2～3 次,发作时间可能较长。

(三)临床医案

高某,男,26 岁,1989 年 5 月就诊。

反复痉挛、抽搐伴呼吸暂停两年,每年发作 10 余次,持续时间约 5 分钟,牙关紧闭,偶有咬破颊黏膜。自幼有脑炎高热史,外院头颅 CT、MRI 未见器质性病变,脑电图有明显痫性放电。诊断为癫痫,给予抗癫痫治疗,发作症状减轻,但经过多次调整药物,发作频率没有减少,为此寻求中医治疗。舌质偏红,苔薄黄,脉弦滑。

诊断:中医诊为痫证(痰热内蕴,蒙蔽心神);西医诊为癫痫。

治则:清肝健脾,开窍醒神。

治法:鬃针埋线法。

取穴:大椎,双心俞,双肝俞,双脾俞,双丰隆,鸠尾,中脘。

操作:用鬃线约 1 cm,横向埋在背俞穴,余穴垂直埋入,针孔用创可贴贴好即可。半年埋藏 1 次,埋入后 2 个月,发作次数较前减少,程度也减轻。继续协同药物治疗,控制良好。

注意事项:鬃线埋藏期间不可停药。如果治疗后 2 个月,效果没有体现,可以再加穴位。

(四)按语

中医认为癫痫发病,主要是"风""痰"为患,风主动摇,故抽搐、痰迷心窍而神昏。癫痫的产生是由于机体气血不和,血不和则肝失养,容易内动生风,气不和则上逆化火、炼液成痰,容易形成痰火相搏、迷闭孔窍、痰可化热、热盛化火、火极生风,因此定痫熄风成为治疗癫痫的常法。国家中医药管理局脑病急证协作组《关于癫痫诊断与疗效评定的试行标准(1992年版)》则进一步将癫痫分为阴痫与阳痫。"阴平阳秘,精神乃治",阴阳失衡是本病发生的主要因素,这一点与西医关于癫痫发病是因为中枢神经系统兴奋与抑制不平衡所致一致。鬃针埋线法是灸法前辈周楣声教授创新而来,最初用于治疗哮喘,后临床拓展应用于癫痫。鬃为血肉有情之品,其性刚柔相济,可通经络、调阴阳。本案例采取鬃针埋线相关穴位可强壮脏腑、调和阴阳,进而肝旺脾健,肝旺则风熄,脾健则痰消,癫痫自愈。

（五）调护与注意事项

(1)由于癫痫可能与遗传有关,因此对于有家族史者,患者有癫痫或近亲有癫痫的要注意,婚姻生育有可能造成后代的癫痫,应注意优生优育。

(2)围产期必须做好保健,避免因分娩导致的新生儿癫痫。

(3)对于婴幼儿发热,应及时就诊,防止高热惊厥等伤害脑组织;儿童中枢神经系统各种疾病也要积极预防,及时治疗,减少后遗症。

(4)对于成人则要积极预防脑部疾病,如脑血管病、脑炎、肿瘤、寄生虫等。

(5)控制发作:癫痫患者必须早诊断,早治疗。治疗越及时,脑损伤越小,复发越小,预后越好。要做到合理用药,坚持规律服药,及时调整剂量,停药要减量渐停。

(6)减少癫痫后遗症:鼓励患者保持乐观情绪,消除紧张、恐惧等不良因素,认识到癫痫是可以预防、治疗的,树立疾病痊愈的信心,养成良好的生活习惯。

二十三、慢性阑尾炎

慢性阑尾炎是指阑尾急性炎症消退后遗留的阑尾慢性炎症病变,如管壁纤维结缔组织增生、管腔狭窄或闭塞、阑尾扭曲,与周围组织粘连等。慢性阑尾炎分为原发性和继发性两种。原发性慢性阑尾炎起病隐匿,症状发展缓慢,间断发作,病程持续较长,几个月到几年;病初无典型的急性发作史,病程中也无反复急性发作的现象。继发性慢性阑尾炎是首次急性阑尾炎发病后,经非手术治疗而愈或自行缓解,其后遗留有临床症状,久治不愈,病程中可再次或多次急性发作。

（一）病因病机

本病属于中医"腹痛"范畴。中医学认为,本病多因气血瘀滞,不通则痛;气血亏虚,不荣则痛。或腹部经脉受凉,寒性收引,引起腹部经脉拘急疼痛。应首辨寒热虚实。拘急冷痛,疼痛暴作,痛无间断,腹部胀满,肠鸣切痛,遇冷痛剧,得热则痛减者,为寒痛;腹痛灼热,时轻时重,腹胀便秘,得凉痛减者,为热痛;痛势绵绵,喜揉喜按,时缓时急,痛而无形,饥则痛增,得食痛减者,为虚痛;痛势急剧,痛时拒按,痛而有形,疼痛持续不减,得食则甚者,为实痛。其次辨在气、在血腹痛胀满,时轻时重,痛处不定,攻撑作痛,得嗳气、矢气则胀痛减轻者,为气滞痛;腹部刺痛,痛无休止,痛处不移,痛处拒按,入夜尤甚者,为血瘀痛。再辨急缓。突然发病,腹痛较剧,伴随症状明显,因外邪入侵、饮食所伤而致者,属急性腹痛;发病缓慢,病程迁延,腹痛绵绵,痛势不甚,多由内伤情志、脏腑虚弱、气血不足所致者,属慢性腹痛。最后辨部位诊断腹痛,辨其发生在哪一位置往往不难,辨证时主要应明确与脏腑的关系。大腹疼痛,多为脾胃、大小肠受病;胁肋、少腹疼痛,多为厥阴肝经及大肠受病;小腹疼痛,多为肾、膀胱病变;绕脐疼痛,多属虫病。临床常见有寒湿内阻、湿热壅滞、饮食积滞、肝郁气滞、瘀血内停、中脏内寒。治疗以调气和血、温中补虚等为法。

(二)临床表现

(1)患者既往有急性阑尾炎等病史,经保守治疗后好转。

(2)患者有间歇性右下腹疼痛的病史,疼痛程度时轻时重,给予局部热敷或者消炎药物治疗后可缓解。

(3)相关的辅助检查,如腹部 CT 以排除结肠占位性病变、小肠占位或者附件占位性病变。

(4)结肠钡剂造影,可发现阑尾腔内有充盈缺损或者阑尾不显影。

(三)临床医案

陈某,男,工人,初诊于 2002 年 3 月。

主诉:反复出现右下腹疼痛,每因劳累、受寒、进不洁食物而诱发。2 年前有急性阑尾炎病史,经过抗感染治疗好转。2 天前又上腹疼痛,渐次出现右下腹疼痛,咳嗽时疼痛更剧,体温不高,自服抗生素(氨苄西林),疼痛无明显改善。体温36.9 ℃。右下腹疼痛、压痛,反跳痛不明显,腹肌紧张不明显,阑尾穴压痛,口干喜冷饮,无恶心、呕吐,大便 3 日未解,小便黄,舌质红,苔黄腻,脉滑数。

诊断:中医诊为腹痛(湿热壅滞);西医诊为慢性阑尾炎急性发作。

治则:泻热通腑,行气导滞。

治法:温和灸加针刺。

取穴:右天枢,双上巨虚。

操作:采用艾灸器温灸右天枢穴温热舒适即可,针刺双侧上巨虚,隔天 1 次,每次 30 分钟。得气后施以补气手法,灸时患者感热流直下入腹至深部痛区,且痛区热感明显强于施灸的天枢穴皮肤表面。直至热感消失,疼痛立解,耗时约 2 个小时。同法治疗 3 日,每日施灸两次,症状消失,嘱继续自行艾灸 2 天,以巩固疗效,3 年未见复发。

注意事项——

(1)施灸时以局部温热即可,主要观察有无热感向下腹传导或患者觉察到下腹发热即可。热感不消退,温灸不停止,时间可以是 1～2 个小时。

(2)第二次施灸时可能耗时会短一些。结束也要等到热感完全消失。

(四)按语

《素问·六元正纪大论》认为"火郁发之",而灸法正可以使血脉扩张、血流加速、腠理宣通,从而达到"火郁发之"、散热退热与驱邪外出的目的;因此,艾灸疗法并非"以火济火",而恰恰是"热能行热"。

艾灸对慢性阑尾炎有以下作用:可以散寒清热,能以热引热,使热外泻,还能散寒,对人体原本的功能状态,起到双向调节作用。可行气通络,因风、寒、暑、湿、燥、火等因素的侵袭导致的人体或局部气血凝滞、经络堵塞,使用艾灸可起到调和气血、疏通经络、平衡功能的作用。可温经散寒,艾灸可温通经脉、活血化瘀,可用于治疗寒凝血滞、经络痹阻所引起的各种病证。

(五)调护和注意事项

慢性阑尾炎的预防措施:

(1)平时应该要养成良好的饮食习惯和卫生习惯,食物要洗干净再烹调,并且要注意饮食调节,不能暴饮暴食,也不能饥一顿、饱一顿,最好是少吃多餐,并且在饭后不要立即进行剧烈的运动等。

(2)要缓解自己的情绪,保持愉快的心情,避免焦虑、生气、忧愁、恼怒、哭泣、悲伤等不良情绪刺激,可以有效地保持自己的神经系统平衡,防止自主神经紊乱。就可以减少胃肠道发生痉挛、消化不良、便秘和腹泻,间接预防慢性阑尾炎的发生。

(3)在身体生病之后要做到慎用药物,尤其是一些感冒类常用的解热镇痛药和消炎药,要在医生的指导下用药治疗,减少胃肠道受到药物的刺激。可以避免消化道出血、穿孔等症状,也可以很好地避免发生阑尾炎。

(4)在平时生活当中,要提高自己的抵抗力,多多进行体育锻炼,并且还要注意气候变化,注意防寒保暖,尤其是要做好腹部保暖措施,避免腹部受寒和凉性食物的刺激,以维护胃肠道的正常状态。同时感冒发热也会让身体免疫力降低,从而让细菌乘虚而入引发阑尾炎症,因此要注意预防感冒等疾病。

需要注意的是,慢性阑尾炎发作之后采用药物治疗只能缓解,病情无法彻底治愈,且因为在临床当中复发的可能性很大,因此除了在平时生活当中做好预防措施,一些出现严重症状的患者及时采用手术切除,是临床当中唯一能够治好这个病的方法。

(该案例由刘世奇整理)

二十四、尿失禁

尿失禁,是指患者排尿不受其意志控制,尿液不自主地流出。尿失禁可发生于各年龄组的患者,但老年患者更为常见。据统计,在 60 岁以上的老年人中,有 50%以上的人患有尿失禁。由于老年人尿失禁较多见,致使人们误以为尿失禁是衰老过程中不可避免的自然后果。

(一)病因病机

(1)中枢神经系统疾患　如脑血管意外、脑萎缩、脑脊髓肿瘤、侧索硬化等引起的神经源性膀胱。

(2)手术　如前列腺切除术、膀胱颈部手术、直肠癌根治术、子宫颈癌根治术、腹主动脉瘤手术等,可能损伤膀胱及括约肌的运动或感觉神经。

(3)尿潴留　前列腺增生、膀胱颈挛缩、尿道狭窄等可能引起尿潴留。

(4)不稳定性膀胱　膀胱肿瘤、结石、炎症、异物等引起不稳定性膀胱。

(5)妇女绝经期后　雌激素缺乏引起尿道壁和盆底肌肉张力减退。

(6)分娩损伤　子宫脱垂、膀胱膨出等引起的括约肌功能减弱。

中医病因病机——

(1)膀胱气化失司　《素问·脉要精微论》曰:"水泉不止者,是膀胱不藏也。"《素问·咳论》曰:"膀胱咳状,咳而遗溺。"《良方》曰:"此乃心肾之气失其常度,故有便道涩而遗者。有失禁而不知自遗者,亦有伤产伤膀胱不时而遗者。有胞寒脏冷而不自知者。"宋代《太平圣惠方·治遗尿诸方》亦曰:"夫遗尿者,此由膀胱虚冷,不能制约于水故也。"朱震亨在《丹溪心法》中提出小便不禁的病机除了膀胱虚寒外,还有膀胱有热,见"小便不禁,属热属虚……有虚热、虚寒之分……"李梴《医学入门》云:"下虚内损,则膀胱不约,便溺自遗,或尿后遗余沥,皆火盛水不得宁。"王纶在《明医杂著》提及"膀胱火邪妄动"亦可致"水不得宁,故不能禁而频数来也"。这些论述均阐明了膀胱气化功能失调是遗溺、小便不禁的基本病因。

(2)肾气、肾阳不足　《素问·痹论》云:"淫气遗溺,痹聚在肾。"《奇效良方·遗溺失禁》亦云:"又肾属水,合膀胱表里,膀胱为水之府,水注于膀胱,而泻于小肠,实相交通也,若心肾气弱、阴道衰冷、传送失度,必遗尿失禁。"《诸病源候论·小便不禁候》进一步指出"小便不禁者,肾气虚,下焦受冷也……不能温制其水液,故小便不禁也。"《仁斋直指附遗方论》指出下焦蓄血、心肾不交亦可引起小便不禁,并提出了小便不禁和尿床的不同概念。《赤水玄珠》亦云:"生生子曰不禁,谓无禁约,小便多而频,不计遍数……盖阳气衰微不能约束。"张景岳首载中风后尿失禁,见《景岳全书》曰:"水泉不止,膀胱不藏者,必以气虚而然。盖气为水母,水不能蓄,以气始能固也。此失守之兆,大非所宜。甚至气脱而遗无所知觉,则尤其甚者。此唯非风证及年衰气弱之人,或大病之后多有之。仲景曰下焦竭,则遗溺失禁。此之谓也。"此论不仅指出尿失禁是由肾气衰竭、无力固摄、水液外泄所致,而且第一次提出中风为尿失禁的病因之一。《世医得效方·风科》云:"中风恶证,口开者,心气闭绝也遗尿者,肾气闭绝……"提出本病病机为肾气闭绝。中风患者常见于中老年人,年老体弱或久病体虚,可致肾阳不足,命门火衰,不能温阳利水,致膀胱气化无权,而溺不得生,加之患者常伴发偏瘫等症,长期卧床,"久卧伤气",继则耗气伤津,肾气不固,气不摄津,而致小便频数。临床也见有肾阴不足致相火妄动、逼尿外出者。

(3)脾虚失于运化 《灵枢·口问》云:"中气不足,溲便为之变。"《金匮翼·小便失禁》亦云:"脾肺气虚,不能约束水道而病为不禁者,《金匮要略》所谓上虚不能制下者也。"《景岳全书》云:"唯水泉不止,膀胱不藏者,必以气虚而然。气盖为水母,水不能蓄,以气始能固也。"《医学心悟》曰:"中气虚则不能统摄以致遗溺。"薛己在《薛己医案》中云:"膀胱不约为遗溺,小便不禁,常常出而不觉也……若小便频数,或劳而益甚,属脾气虚。"脾居中焦,为水液升降之枢纽,脾气不足,升降失调,水液无制则生遗溺。

(4)肝失疏泻 《灵枢·经脉》云"肝足厥阴之脉……是主肝所生病者……遗溺闭癃"。《灵枢·邪气脏腑病形篇》亦云"肝脉微滑为遗溺"。《黄帝内经灵枢集注》曰:"肝主疏泻。肝气盛而热,故遗溺也。"薛己在《薛己医案》中提及"肝火不能约制,而小便自遗或不利证"。《类证治裁·闭癃遗溺》中也指出"小便不禁,虽膀胱见症,实肝与督脉三焦主病也"。肝气郁结,疏泻失司,从而影响三焦水液的运送及气化功能,形成遗溺。

(5)肺气虚弱,宣降失司 李杲在《内外伤辨惑论》中提到"小便遗失,肺金虚也"。赵献可在《医贯》中亦云:"肺主气,以下降生水,则下输膀胱者,津液藏焉,气化则能出。水泉不止者,膀胱不藏也,此两经者,实为总司……"张介宾在《景岳全书》中提出"唯是水泉不止,膀胱不藏者,必以气虚而然……盖小水虽利于肾,而肾上连肺。若肺气无权,则肾水终不能摄,脾肺气虚,不能约束水道,而病为不禁者,此其咎在中上二焦"。沈金鳌《杂病源流犀烛》云"肺虚则不能为气化之主,故溺不禁也"。肺为水之上源,有主一身之气、主治节、通调水道、下输膀胱的作用,肺气虚弱,气不布津,通调失职,水液无以下注膀胱则生遗溺。

(6)三焦运化失司 《灵枢·本输》云:"三焦者,足少阳太阴之所将,太阳之别也,……并太阳之正,入络膀胱,约下焦,实则闭癃,虚则遗溺。"《类经·藏象类》亦云"上焦不治则水泛高原,中焦不治则水留中脘,下焦不治则水乱二便。三焦气治,则脉络通而水道利,故曰决渎之官"。人体水液正常代谢有赖于三焦的气化功能正常,三焦的气化功能又依靠肺、脾、肾三脏维持,三焦决渎无力,膀胱疏泄失司,故小便失禁。

总之,中医认为水液代谢关乎肺、肾、脾、三焦、膀胱之脏器。

(二)临床表现

(1)充溢性尿失禁(又称假性尿失禁) 如前列腺增生患者,由残余尿较多而引起的尿液溢出。

(2)真性尿失禁 膀胱的神经功能障碍或受损,使膀胱尿道括约肌失去功能所致,膀胱中无尿液存留。见于大脑发育不全、脑溢血、脑瘤等中枢神经疾患所致的神经源性膀胱,前列腺增生摘除术后。

(3)压力性尿失禁 由于盆底肌肉以及尿道括约肌的松弛,使得排尿的压力大于控尿的压力。主要表现在运动、咳嗽、打喷嚏或者搬重物的时候出现不自主的排尿。多见于中年经产妇。

(4)急迫性尿失禁 是指有急迫的排尿感后,尿液快速溢出。其主要是由膀胱炎、尿道炎、膀胱结石、肿瘤等刺激作用引起的。

(三)临床医案

张某兰,71岁,女性,已婚,退休,2019年2月23日初诊。

尿失禁1年有余。患者1年前无明显诱因下出现尿频,憋尿困难症状,当时未予以重视,后逐渐加重,需要使用尿不湿。现患者大笑、咳嗽、打喷嚏、行走时长小便随即而出,量不多,无明显尿痛症状,夜晚尿床,影响睡眠,腰膝酸软,饮食一般,大便正常,舌淡红,苔薄白,脉细,尺脉沉。

辅助检查:泌尿系统彩超、尿常规未见明显异常。

诊断:中医诊为小便失禁(肾气虚);西医诊为压力性尿失禁。

治则:温肾补气固尿。

治法:艾盒灸。

取穴:气海,关元,中极,双肾俞,双膀胱俞。

操作:患者俯卧位选用两孔艾灸盒,放置艾条分别对应双肾俞、双膀胱俞,四穴同时施灸 20 分钟,或以局部皮肤潮红为度,之后嘱患者平卧位选用三孔艾灸盒,放置艾条分别对应气海、关元、中极穴,三穴同时施灸 30 分钟左右,或以局部皮肤潮红、患者微微汗出为度;每天 1 次,连续施灸 10 天为 1 个疗程。

2019 年 3 月 10 日二诊:病况同上,尿失禁 1 年有余,经治疗后憋尿时间延长,夜尿减少,腰酸缓解。

治疗:继续原方案治疗 1 个疗程。

2019 年 3 月 25 日三诊:病况同上,经治疗,尿频、尿失禁症状明显好转,腹压增加时小便溢出较前减少,行走距离增加,偶有腰酸。舌淡红,苔薄白,脉细。

治疗:上方更改为第一天俯卧位灸肾俞、膀胱俞,第二天仰卧位灸气海、关元、中极,交替进行,共治疗 10 天。

1 个月后随访,患者小便已基本能自控,偶尔使用尿不湿,夜尿明显减少,生活较前满意。

注意事项:施灸时注意防止烫伤,施灸后注意局部皮肤保护,俯卧位施灸以患者耐受为度。

(四)按语

中医认为尿失禁属于"小便不禁"范畴,好发于老年人,多由肾气渐虚、肾气不固、膀胱失约所致。现代医学研究发现随着年龄的增长,膀胱容量逐渐减少,逼尿肌功能下降,致无抑制的膀胱收缩增加,夜尿增多。老年女性通常因盆底肌松弛、膀胱颈和尿道近端过度下移,尿道内括约肌功能障碍等造成压力性尿失禁。西医治疗多以手术为主,患者接受度较低。中医治疗有较好疗效。其中,气海为诸气之海,有大补元气和总调下焦气机的作用,可培补元气、补益回阳,能促进膀胱气化,使水液布散;关元为先天之气海,是任脉与足三阴经交会之处,具有培元固本、补益下焦之功;中极穴是足太阳膀胱经的募穴,膀胱俞是膀胱的背俞穴,两穴相配,属于"俞募配穴",以调节膀胱的气机,增强膀胱对尿液的约束力;肾俞穴作为肾的背俞穴,有益肾助阳、强腰利水的功效。艾火温和,热力能够穿透皮肤,渗达人体组织深部。长时间艾灸上述诸穴,以补肾助阳、益气固尿。

(五)调护和注意事项

(1)尽量不要憋尿,憋尿后会引起膀胱张力过大,引发膀胱肌肉的缺血灌注损伤。

(2)建议先观察,养成良好排尿习惯。

(3)刺激性食品,如浓茶、咖啡、酒精会影响睡眠及肠胃功能,亦对尿失禁患者不利。

尿失禁护理——

(1)评估尿失禁的原因。

(2)促进排尿　确保排尿时舒适而不受干扰。

(3)保持会阴部皮肤清洁、干燥。

(4)评估患者参加膀胱功能再训练计划的潜力(认识、参加的意愿、改变行为的意愿)。

(5)必要时,遵医嘱给予导尿。

(6)心理护理　向患者解释尿失禁是可以治愈的或是可以控制的,增强患者战胜疾病信心。

(该案例由钱见见整理)

二十五、眩晕

眩晕是目眩与头晕的总称。目眩即眼花或眼前发黑,视物模糊;头晕即感觉自身或者外物旋转,站立不稳。二者常同时并见,故统称为"眩晕"。发作时常常伴有恶心、呕吐、冒冷汗等自律神经失调的症状。要注意的一点是,眩晕症通常反映出前庭部位的病变,它是一种症状,并不是一个疾病。主要分为两种:真性眩晕和假性眩晕。

(一)病因病机

1)现代医学病因认识

(1)贫血　老人如有头晕、乏力、面色苍白的表现,应去医院检查一下,看是否为贫血。老年人如果不注意营养保健,很容易患贫血。此外,消化不良、消化性溃疡、消化道出血,以及慢性炎症疾病的老年患者均可继发贫血。

(2)高血脂　高血脂、血小板增多症等均可使血黏度增高,血流缓慢,造成脑部供血不足,发生容易疲倦、头晕、乏力等症状。其中造成高血脂的原因有很多,最主要的是平时饮食结构的不合理。

(3)动脉硬化　患者自觉头晕,且经常失眠、耳鸣、情绪不稳、健忘、四肢发麻。脑动脉硬化使血管内径变小,脑内血流下降,产生脑供血、供氧不足,引起头晕。

(4)颈椎病　患者常出现颈部发紧、灵活度受限、偶有疼痛、手指发麻、发凉,有沉重感。颈椎增生挤压颈部椎动脉,造成脑供血不足,是该病引起头晕的主要原因。

(5)高血压　患者除头晕之外,还常伴随头涨、心慌、烦躁、耳鸣、失眠等不适。

（6）心脏病冠心病早期　患者可能感觉头痛、头晕、四肢无力、精神不易集中等。主要是因心脏冠状动脉发生粥样硬化，造成供血不足而引起头晕。

（7）梅尼埃综合征　梅尼埃综合征是一种内耳疾病，眩晕是梅尼埃综合征最主要的表现。

（8）血液疾病　白血病、恶性贫血、血液高凝疾病等均可引起眩晕，通过血液系统检查可以确诊。

（9）运动不足　有些人平时缺乏锻炼、心肺功能较弱，如果突然剧烈运动，可出现头晕。运动时间过长，体内营养物质耗损过多，血糖浓度降低，或者剧烈运动时，呼吸加快、体内氧气供应不足也易产生眩晕。

（10）内耳疾病　耳源性眩晕常见者有梅尼埃综合征、迷路炎、前庭神经炎等。

（11）某些药物服药期的不良反应。

（12）用眼过度　眼睛长时间使用并精神高度集中，导致用眼过度，比如在昏暗中连续织绣，盯住看很小的字体导致眼疲劳。

2）中医病因病机

眩晕病证，历代医籍记载颇多。《黄帝内经》对其涉及脏腑、病性归属方面均有记述，如《素问·至真要大论》认为"诸风掉眩，皆属于肝"，指出眩晕与肝关系密切。《灵枢·卫气》认为"上虚则眩"，《灵枢·口问》说："上气不足，脑为之不满，耳为之苦鸣，头为之苦倾，目为之眩。"《灵枢·海论》认为"脑为髓海"，而"髓海不足，则脑转耳鸣"，认为眩晕病以虚为主。汉代张仲景认为痰饮是眩晕发病的原因之一，为后世"无痰不作眩"的论述提供了理论基础，并且用泽泻汤及小半夏加茯苓汤治疗眩晕。宋代以后，进一步丰富了对眩晕的认识。严用和《重订严氏济生方眩晕门》中指出"所谓眩晕者，眼花屋转，起则眩倒是也，由此观之，六淫外感，七情内伤，皆能导致"，第一次提出外感六淫和七情内伤致眩说，补前人之未备，但外感风、寒、暑、湿致眩晕，实为外感病的个别症状，而非主要症候。元代朱丹溪倡导痰火致眩学说，《丹溪心法头眩》说："头眩，痰挟气虚并火，治痰为主，挟补气药及降火药。无不作眩，痰因火动，又有湿痰者，有火者。"明代张景岳在《黄帝内经》"上虚则眩"的理论基础上对下虚致眩做了详尽论述，他在《景岳全书·眩晕》中说："头眩晕属上虚，然不能无涉于下。盖上虚者，阳中之阳虚也；下虚者，阴中之阳虚也。阳中之阳虚者，宜治其气，如四君子汤、归脾汤、补中益气汤……阴中之阳虚者，宜补其精，如……左归饮、右归饮、四物汤之类是也。然伐下者必枯其上，滋苗者必灌其根。所以凡治上虚者，尤当以兼补气血为最，如大补元煎、十全大补汤诸补阴补阳等剂，俱当酌宜用之。"张氏从阴阳互根及人体是一有机整体的观点，认识与治疗眩晕，实在是难能可贵，并认为眩晕的病因病机"虚者居其八九，而兼火兼痰者，不过十中之一二"。详细论述了若过度失汗、呕吐伤上、泻伤下、大汗亡阳、焦思不释、被殴被辱

230

气夺等皆伤阳中之阳,吐血、衄血、便血、纵欲、崩淋等皆伤阴中之阳而致眩晕。秦景明在《症因脉治·眩晕总论》中认为阳气虚是本病发病的主要病理环节。徐春甫《古今医统大全·眩晕宜审三虚》认为:"肥人眩晕,气虚有痰;瘦人眩晕,血虚有火;伤寒吐下后,必是阳虚。"龚廷贤《寿世保元·眩晕》集前贤之大成,对眩晕的病因、脉象都有详细论述,并分证论眩晕,如半夏白术汤证(痰涎致眩)、补中益气汤证(劳役致眩)、清离滋饮汤证(虚火致眩)、十全大补汤证(气血两虚致眩)等,至今仍值得临床借鉴。至清代对本病的认识更加全面,直到形成了一套完整的理论体系。

(二)临床表现

患者发作时的特征是常常会感到天旋地转的晕,伴有耳聋、耳鸣、耳闷,甚至恶心、呕吐、冒冷汗、面色苍白、四肢冰凉等自主神经失调的症状。

伴眩晕的全身性疾病——

(1)脑血管性眩晕 突然发生剧烈旋转性眩晕,可伴有恶心、呕吐,10~20天后逐渐减轻,多伴有耳鸣、耳聋,而神志清晰。

(2)脑肿瘤性眩晕 早期常出现轻度眩晕,可呈摇摆感、不稳感,而旋转性眩晕少见,常有单侧耳鸣、耳聋等症状,随着病变发展可出现邻近脑神经受损的体征,如病侧面部麻木及感觉减退、周围性面瘫等。

(3)颈源性眩晕 表现为多种形式的眩晕,伴头昏、晃动、站立不稳、沉浮感等多种感觉。眩晕反复发作,其发生与头部突然转动有明显关系,即多在颈部运动时发生,有时呈现坐起或躺卧时的变位性眩晕。一般发作时间短暂,数秒至数分钟不等,亦有持续时间较长者。晨起时可发生颈项或后枕部疼痛。部分患者可出现颈神经根压迫症状,即手臂发麻、无力,持物不自主坠落。半数以上可伴有耳鸣,62%~84%患者有头痛,多局限在顶枕部,常呈发作性跳痛。

(4)眼源性眩晕 非运动错觉性眩晕,主要表现为不稳感,用眼过度时加重,闭眼休息后减轻。眩晕持续时间较短,睁眼看外界运动的物体时加重,闭眼后缓解或消失。常伴有视力模糊、视力减退或复视。视力、眼底、眼肌功能检查常有异常,神经系统无异常表现。

(5)心血管性眩晕 高血压病引起的眩晕通过血压测定可以明确诊断。颈动脉窦综合征可以导致发作性眩晕或晕厥。发病诱因大多是突然引起颈动脉受压的因素,如急剧转颈、低头、衣领过紧等。

(6)内分泌性眩晕 低血糖性眩晕常在饥饿或进食前发作,持续数十分钟至1个小时,进食后症状缓解或消失,常伴有疲劳感,发作时检查血糖可发现有低血糖存在。甲状腺功能紊乱也可以导致眩晕,临床以平衡障碍为主,对甲状腺功能的相关检查可以确诊。

（7）血液病导致的眩晕　白血病、恶性贫血、血液高凝疾病等均可引起眩晕，通过血液系统检查可以确诊。

（8）神经官能性眩晕　患者症状表现为多样性，头晕多是假性眩晕，常伴有头痛、头涨、沉重感，或有失眠、心悸、耳鸣、焦虑、多梦、注意力不集中、记忆力减退等多种神经官能症表现，无外物旋转或自身旋转、晃动感。对于45岁以上的妇女，还应注意与更年期综合征鉴别。

（三）临床医案

【案例1】　赵某，女，42岁，自由职业，2017年4月就诊。

反复发作性眩晕，视物旋转，伴恶心、呕吐、耳鸣、听力减退，2年。每次发作，休息后1～2个小时渐渐减轻，趋于缓解。但每因劳累、紧张、疲劳、失眠等原因而诱发。严重影响工作，干扰心理，因而不敢外出旅行等。

多次就诊诊断为"耳源性眩晕症"，但始终不能长久缓解。

体质偏胖，皮肤白皙。舌质淡微胖，苔滑腻，脉弦。

诊断：中医诊为眩晕（痰浊上涌，清阳被阻）；西医诊为耳源性眩晕症。

治则：升清降浊，醒神定眩。

治法：熨灸，按摩灸。

取穴：百会，四神聪，双风池，风府，神庭，颈夹脊。

操作：具体操作见"熨灸法""按摩灸法"。每天1次，每次治疗20～30分钟。6天1个疗程，连续两个疗程。自觉良好，比以前好一些。

注意事项：操作过程中手法熟练，熨灸时药包在酒精灯上既不烧坏药包的纱布，也要使药包熨在皮肤上有热感、渗透感。每个穴位熨灸3～5分钟，灸后皮肤潮红，患者即刻觉头目清爽。

【案例2】　侯某，女，78岁，2014年7月就诊。

诉头目昏沉，迷迷糊糊，大脑不清爽，混混沌沌，嗜睡，但睡后不好转。有高血压、糖尿病十多年，平时服用药物管理血压、血糖，大致稳定，多次院外就诊，诊断都是"后循环缺血"，给予静脉点滴和口服药物不能根本解决头脑昏沉。消瘦，口干，目涩昏花，夜寐不实，四肢难温，舌微紫暗干红，苔少，脉细弦。

诊断：中医诊为眩晕（肝肾不足，虚风内动）；西医诊为后循环缺血。

治则：滋补肝肾，祛风定眩。

治法：熨灸加针刺。

取穴：百会，四神聪，神庭，风府，双风池，颈夹脊，双太溪，双三阴交，双足三里。

操作：见熨灸法，在百会、四神聪、神庭、风府、风池、颈夹脊熨灸。针刺双太溪、双三阴交、双足三里，进针到患者有针感深度，留针，每隔15分钟行针1次，30分钟取针。10次1个疗程。1个疗程后患者觉得明显改善,持续两个疗程后,可完全缓解。

(四)按语

前病为内耳病变,系内耳淋巴积水,亦称梅尼埃综合征,其表现为发作性眩晕、耳鸣及波动性听力减退,确切的病因尚不明确,一般认为可能是由自主神经功能失调引起迷路动脉痉挛,局部缺氧,导致内耳淋巴产生过多或吸收障碍,引起内耳膜迷路积水。我们则认为本病属"眩晕"之范畴。《素问·至真要大论》有"诸风掉眩,皆属于肝"等病因论述。《丹溪心法·头眩》则偏主于痰,有"无痰不作眩"的主张,提出"治痰为先"的方法。患者由于劳倦伤脾,健运失司,以致水谷不能化为精微,聚湿生痰,痰湿中阻,则清阳不升、浊阴不降,加之气郁化火,使阴阴暗耗,风阳升动,扰动清空,则发眩晕,故我们采用平肝潜阳、燥湿祛痰之法,恰合机宜,其证咸安。

案例2属于年老阴亏,肝肾不足,虚阳上扰,则发为头昏头沉。年老肾亏,或久病伤肾,或房劳过度,导致肾津亏损,不能生髓,而脑为之海,脑海不足,上下俱虚,而发生眩晕。或肾阴素亏,肝失所养,以致肝阴不足,阴不制阳,肝阳上亢,发为眩晕。大病、久病或失血之后,虚而不复,或劳损过度,气血衰少,气血两虚,气虚则清阳不展,血虚则脑失所养,皆能发生眩晕。

(五)调护和注意事项

由于眩晕的原因有很多,故护理的方法也不尽相同,下面将主要的情况列举出来,供参考。

(1)眩晕者应保持安静,心情愉快,保证充足的睡眠和休息,避免用脑过度,精神紧张等。饮食宜清淡,适当参加体育锻炼。

(2)眩晕由颈椎病引起者,睡眠时要选用合适枕头,避免长期低头工作,要注意保暖。

(3)眩晕由高血压、动脉硬化引起者,要经常测量血压,保持血压稳定,控制饮食及血脂,饮食宜清淡,情绪要稳定。

(4)眩晕由贫血引起者,应适当增加营养,可应用食物疗法及辅助药物治疗。

(5)临床统计显示,失眠引起的眩晕患者比率约为65%,对于该类型的患者群体,在医学上,采用中药治疗可取得较为理想的疗效。

眩晕时的护理措施——

(1)给患者创造安静、舒适的休养环境,避免刺激。

(2)卧床休息,加强基础护理,协助患者满足其生活需要。

(3)心理护理:护理人员应保持良好的心态,了解患者的生活习惯、爱好、心理特点,采用不同的方式与患者进行沟通,解除各种心理顾虑。

(4)患者主诉头晕时应立即给予反应,关心安慰患者。

(5)密切观察患者头晕发作持续的时间及次数。

第五章 皮外伤科病证

一、压疮

压疮又称压力性溃疡、褥疮,是由于局部组织长期受压,发生持续缺血、缺氧、营养不良而致组织溃烂坏死。皮肤压疮在康复治疗、护理中是一个普遍性的问题。据有关文献报道,每年约有 6 万人死于压疮并发症。一般来说,创面周围伴有红、肿、热、痛局部炎症,如果还有化脓、恶臭症状者即可认定为局部感染征兆,伴发热则说明具有全身反应。

(一)病因病机

压疮多由气血虚弱、气滞血瘀引起。久病卧床,受压部位气血瘀滞,血脉不通,经络阻隔,气血亏损,毒邪内侵,肌肉筋骨失养则溃腐成疮,缠绵难愈。治以疏通经络、活血化瘀为原则。

(二)临床表现

1)易发部位

多发生于无肌肉包裹或肌肉层较薄、缺乏脂肪组织保护又经常受压的骨隆突处。

(1)仰卧位好发于枕骨粗隆、肩胛部、肘部、脊椎体隆突处、骶尾部、足跟。

(2)侧卧位好发于耳部、肩峰、肘部、肋骨、髋部,膝关节的内、外侧及内、外踝。

(3)俯卧位好发于耳部、颊部、肩部、女性乳房、男性生殖器、髂嵴、膝部、脚趾。

2)临床分期

2007 年最新分类——

(1)可疑的深部组织损伤,皮下软组织受到压力或剪切力的损害,局部皮肤完整但可出现颜色改变,如紫色或红褐色,或导致充血的水疱。与周围组织比较,这些受损区域的软组织可能有疼痛、硬块,有黏糊状的液体渗出,潮湿,发热或冰冷。

(2)第一期压疮瘀血红润期——"红、肿、热、痛或麻木,持续 30 分钟不褪",在骨隆突处的皮肤完整,伴有压之不褪色的局限性红斑。深色皮肤可能无明显的苍白改变,但其颜色可能与周围组织不同。

(3)第二期压疮炎性浸润期——"紫红、硬结、疼痛、水疱",真皮部分缺失,表现为一个浅的开放性溃疡,伴有粉红色的伤口床(创面),无腐肉,也可能表现为一个完整的或破裂的血清性水疱。

(4)第三期压疮浅度溃疡期——表皮破损、溃疡形成。典型特征:全层皮肤组织缺失,可见皮下脂肪暴露,但骨头、肌腱、肌肉未外露,有腐肉存在,但组织缺失的深度不明确,可能包含有潜行和隧道。

(5)第四期压疮坏死溃疡期——侵入真皮下层、肌肉层、骨面、感染扩展,典型特征:全层组织缺失,伴有骨、肌腱或肌肉外露,伤口床的某些部位有腐肉或焦痂,常常有潜行或隧道。

(6)无法分期的压疮典型特征:全层组织缺失,溃疡底部有腐肉覆盖(黄色、黄褐色、灰色、绿色或褐色),或者伤口床有焦痂附着(炭色、褐色或黑色)。

压疮的一般特点——

(1)多见于截瘫、慢性消耗性疾患、大面积烧伤及深度昏迷等长期卧床患者。

(2)多发于骶骨、坐骨结节等骨隆突处。

(3)在持续受压部位出现红斑、水疱、溃疡三部曲病理改变。

(三)临床医案

白某,女,83岁,2019年3月初诊。

患者压疮疼痛半月余。患者家属代诉患者因脑梗死后遗症卧床1年,长期穿成人纸尿裤,半个月前发现患者骶尾部偏左侧处出现皮肤表皮破损,触碰破损周围处时,患者疼痛呻吟。患者家属自行购买"莫匹罗星"予以涂抹,未见明显改善,皮肤破损范围较前扩大。患者既往有高血压病、糖尿病病史。现症:根据患者家属提供的照片可见,患者皮肤破损处位于骶尾部偏左侧,距骶尾部正中线1 cm,大小约2 cm×2 cm,表皮破损,皮下脂肪暴露,正中凹陷处呈白色湿润状,未见骨头、肌腱等外露,舌淡,苔薄白,脉未查。

诊断:中医诊为褥疮(气血虚弱);西医诊为压疮(浅度溃疡期)。

治则:补益气血,通经活络。

治法:温和灸。

取穴:压疮局部。

操作:有烟艾条点燃温灸局部,温灸前先用医用过氧化氢冲洗皮肤破损处;点燃艾条的一端,在压疮上方行温和灸,距离皮肤3 cm左右,20~30分钟,皮肤潮红为度,灸后用无菌纱布覆盖,防止摩擦、感染,1天两次。10天为1个疗程。

二诊:1个疗程后,家属代诉疮面未进一步扩大,继续予以上述方案治疗。

三诊:两个疗程后,家属代诉疮面较前缩小,疮面覆盖结痂,嘱患者观察结痂下是否有波动感,若有波动感应该及时切除结痂排脓,若无波动感继续予以温和灸。

四诊:三个疗程后,家属代诉结痂已掉,疮面呈粉红色,无破损,无湿润液体流出,嘱患者可继续施灸。

注意事项:

(1)艾灸时家属一手持艾条,一手放置疮面周边,感受艾灸温度,温度较高有灼热感,可调整艾条高度,防止烫伤。

(2)平日勤翻身,每隔 2 个小时翻身 1 次,注意饮食、保暖,尽量保持创面的干燥。

(3)救治过程中用有烟艾条,把燃烧时的烟熏到创面,效果会更好。

(四)按语

(1)中医观点　气血虚弱、气滞血瘀是导致褥疮的主要原因,患者多为久病卧床,受压部位气血不畅,血脉不通,经络痹阻,肌肉筋骨失养则溃腐成疮,缠绵难愈。现代医学对压疮的修复治疗效果欠佳。中医艾灸具有行气活血、温经通脉、散瘀通滞之效,施灸于疮面可促进局部气血运行,经络、气血通畅则促进疮面修复、愈合,也为新组织提供氧气等营养成分。

(2)营养状况　全身营养缺乏,肌肉萎缩,受压处缺乏保护,如长期发热及恶病质等患者。全身营养障碍,营养摄入不足,出现蛋白质合成减少、负氮平衡、皮下脂肪减少、肌肉萎缩,一旦受压,骨隆突处的皮肤要承受外界压力和骨隆突处对皮肤的挤压力,受压处缺乏肌肉和脂肪组织的保护,引起血液循环障碍出现压疮。

(3)皮肤抵抗力降低　皮肤经常受潮湿、摩擦等物理性刺激(如石膏绷带和夹板使用不当、大小便失禁、床单皱褶不平、床上有碎屑等),使皮肤抵抗力降低。

(五)调护和注意事项

(1)瘀热阻滞型饮食　宜高热量、高营养、富含蛋白质和补脾益气、养血之品,如黄芪、乌鸡、牛奶、瘦肉、鸡蛋、水果、蔬菜等,忌食辛辣刺激食物。

(2)蕴毒腐溃型饮食　以高营养、易消化饮食为主。宜进食清淡、易消化食品,多食汤水,忌辛辣、烟酒、鱼腥等物。

(3)气血两虚型饮食　以高营养、易消化饮食为主,少量多餐,必要时行胃肠内营养液支持。

(该案例由蔡倩云整理)

二、带状疱疹

带状疱疹(herpes zoster,HZ),是由水痘-带状疱疹病毒引起的急性炎症性皮肤病,中医称为"缠腰龙""缠腰火龙""蛇串疮""缠腰火丹",俗称"蜘蛛疮""蛇丹"。其主要特点为簇集的丘疱疹或水疱沿一侧周围神经做群集带状分布,累累如串珠,常伴持续性灼痛、阵发性刺痛,部分患者疼痛较剧烈或疱疹愈后较长时间仍有神经痛。初次感染表现为水痘,而后病毒可长期潜伏在脊髓后根神经节,免疫功能减弱时可激活水痘带状疱疹病毒再度活动、生长繁殖,沿周围神经波及皮肤,发生带状疱疹。带状疱疹后神经痛(postherpetic neuralgia,PHN)为 HZ 最常见的并发症,我国将其定义为 HZ 局部皮疹愈合超过 4 周后仍然存在的持续性或反复发作性疼痛,如烧灼、刺痛或瘙痒等,可影响 10%~20% 的 HZ 患者,该病的发病率和严重程度与年龄增长呈正比。此外,PHN 患者常有麻木感、蚁行感等感觉异常和疼痛等症状,发作时患者寝食难安、情绪焦躁,致机体免疫失衡加重,从而恶性循环;慢性疼痛性疾病给患者及其家属带来极大的焦虑情绪、心理压力及经济负担。

(一)病因病机

1.中医病因病机

从中医文献对本病的论述,古代医家对蛇串疮病因病机的认识大致有以下 5种:一为风湿毒邪搏于血气;二为衣沾蜘蛛遗尿,或虫蚁游走,染毒而生;三为心、肝二经风火;四为脾、肺二经湿热;五为肝火妄动。在临床实践中,本病多由于情志不遂,气郁化火,火毒外溢于皮肤而发;饮食不节,脾虚湿蕴而化热,湿热互相搏结于气血,外发于肌肤;年老体弱,气血亏虚,复因外感毒邪停滞,气滞血凝,瘀阻脉络肌肤而发病。

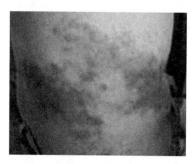 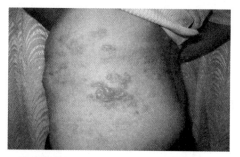

图 5-1 带状疱疹

带状疱疹与心、肝、脾、肺有关,久病及肾,属本虚标实之证。中医学将本病统称为"火丹",按其分布部位而有相应不同的名称,发于胸胁部者称为"缠腰火丹",发于头面部则称为"抱头火丹",发于其他部位者有"蜘蛛丹""蛇串疮"等不同称谓。疼痛原因主要是毒邪化火,与肝火、湿热搏结,阻于经络,气血不通,不通则痛;或者说肝火脾湿郁于内,毒邪乘之诱于外,气血瘀阻为其果。毒火稽留血分,发为红斑,湿热困于肝脾,遂起水疱,气血阻于经络,则见疼痛。年老体弱者,常因血虚肝旺、湿热毒蕴,致气血凝滞,经络阻塞不通,以致疼痛剧烈,病程迁延。本病初期以湿热火毒为主,后期是正虚血瘀夹湿为患。

2.西医发病机制

西医学认为,本病由水痘-带状疱疹病毒引起,好发于春、秋季,成人多见。病毒通过呼吸道黏膜进入人体,经过血行传播,在皮肤上出现水痘,但大多数人感染后,不出现水痘是为隐性感染,成为病毒携带者,此种病毒为嗜神经性,在侵入皮肤感觉神经末梢后,可沿着神经移动到脊髓后根的神经节中,并潜伏在该处;当宿主的细胞免疫功能低下时,如患感冒发热、系统性红斑狼疮以及恶性肿瘤时,病毒又被激发,致使神经节发炎坏死,同时再次被激活的病毒,可以沿着周围神经纤维再移动到皮肤发生疱疹,在少数情况下,疱疹病毒可散布到脊髓前角细胞及内脏神经纤维,引起运动性神经麻痹,如眼面神经麻痹,以及胃肠道和泌尿道的麻痹症状。

(二)临床表现、诊断与治疗

(1)本病的病原属脱氧核糖核酸疱疹病毒,与水痘病毒一致,故又称水痘-带状疱疹病毒。通常先有轻度的前驱症状,如发热,乏力,全身不适,食欲不振,局部淋巴结肿痛,以及患处皮肤灼热,感觉过敏或神经痛等。皮肤的病变主要在表皮,水疱位于表皮的深层,在疱内及边缘处可见明显肿胀的气球状,表皮细胞在变性的细胞核中可见嗜酸性核内包涵体。与皮疹相应的神经节内也有病变,表现为脊髓后柱节段性脊髓灰质炎,神经节和神经后根有剧烈炎症反应。真皮内的感觉神经纤维在皮疹出现后,不久也出现明显变性。典型的皮损在炎症基础上出现,呈成簇而不融合的粟粒,至黄豆大丘疹,继而变为水疱。疱液澄清,疱壁紧张围以红晕,皮损沿周围神经分布,排列成带状,很有特征性,有诊断价值。各簇水疱群间,皮肤正常,若无继发感染,数日后,水疱干涸结痂,愈后留有暂时性色素沉着,一般不留瘢痕。

由于机体免疫状态的不同,表现常不典型,而有不同名称,对有神经痛而无皮疹者,称无疹性带状疱疹;仅有红斑丘疹,而不发展为水疱的称无疹性带状疱疹;仅有红斑丘疹而不发展为水疱的称顿挫性;发生大疱的为大疱性;出血的为出血性;坏死明显的为坏疽性;皮损因病毒血源播散的称泛发性;累及内脏,如肺、肝或脑部时称带状疱疹,肺炎、肝炎或脑炎极少数可累及两个以上神经节,产生双侧性或同侧有数支不同神经分布的损害。

(2)**鉴别诊断** 根据单侧沿周围神经分布的成簇水疱性损害及是否伴有神经痛,进行诊断。本病应与单纯疱疹区别,后者常分布于皮肤黏膜交界处,与周围神经的分布无关,易复发,痛不明显,在带状疱疹前驱期,及无疹性带状疱疹,有时易误诊为肋间神经痛、胸膜炎或急腹症等,也应予以注意鉴别。

（3）临床治疗　带状疱疹具有自限性,西医治疗原则为"抗病毒、止痛、消炎、防治并发症",提倡早期足量抗病毒治疗,如阿昔洛韦、伐昔洛韦、溴夫定,同时止痛;急性期采用三环类抗抑郁药、亚急性或慢性加巴喷丁或普瑞巴林;采取糖皮质激素抗感染治疗,同时采用外用药物干燥消炎;物理治疗如局部照射促进水疱干涸结痂。但临床疗效、疼痛程度、皮损情况、痊愈时间均不理想,甚至在药性消退、减弱后会出现复发情况,有后遗神经痛,导致治疗时间长、费用昂贵等。而中医药在治疗带状疱疹及其并发症方面却有独特的优势和全面的方法,如服用中药汤剂,针灸疗法包括火针、电针、梅花针、腕踝针、揿针、刺血、艾灸、灯火灸、热敏灸、棉花灸、刺络拔罐、外治法、特殊穴位治疗等。与现代医学相结合,可以提高其镇痛效应,降低后遗神经痛发生率。

（三）临床医案

【案例1】　葛某,男,63岁,2014年8月初诊。

右侧季肋部阵发性疼痛2天就诊,似火灼感,有加重趋势。近几日因出差疲劳,别无异样,寝食无改变,大便偏干,小便黄,舌质偏红,苔薄黄,脉弦滑。查体:右季肋部可见成簇状晶莹水疱,基底潮红,沿肋间神经分布,棉签触之,表皮疼痛。

中医诊断:缠腰火丹(肝胆湿热,气滞血阻);西医诊断为带状疱疹。

治则:清利湿热,通气活血。

治法:针刺加棉花灸、温和灸。

取穴:疱疹局部,同侧期门、章门、支沟、阳陵泉。

操作:毫针围刺成簇疱疹,加刺期门、章门,以上穴位均沿皮刺。支沟、阳陵泉垂直进针,得气后留针,间歇行针2次,治疗过程中疼痛减轻。

中药处方:生山栀10 g,丹皮10 g,炒黄芩10 g,柴胡6 g,炒车前子20 g(包),丹参15 g,甘草6 g,制没药10 g,炒白芍10 g,元胡15 g。以上诸药煎水内服,每日1剂,分2次服。

第二日就诊:水疱明显增多、增大,少数兼有血性液体,疼痛加重。和患者沟通好后,予以棉花灸法。将医用干棉花均匀拉薄透光(透视线),铺在水疱上极薄一层,用打火机点燃明火,在患者皮肤上一燃即过,瞬间消失。灸后加上法针刺,不取围刺。

第三日就诊:所有水疱已瘪,继续以两根清艾条点燃后在右季肋部温灸,每次1个小时以上,灸后患者自觉舒服。

继续上法治疗8天,局部结痂,不留疼痛。随后停止治疗,待患者慢慢恢复。

棉花灸要点——

（1）棉花灸所用棉花必须是医用。因其是脱脂棉花,燃烧时火力不会太猛,患者易承受,对皮肤的破坏性小。

（2）棉花应尽量拉薄,以极薄为宜。

（3）该疗法开始前要和患者充分沟通,燃烧时虽有疼痛但瞬间即过,征得患者同意后方可进行。

【案例2】 李某,男,42岁,2014年8月初诊。

右腋下疼痛伴皮疹3天,影响睡眠,自觉轻微发热未予重视,饮食、二便正常,小便黄赤,大便微干,舌质红,苔薄黄,脉弦。查体:视其右腋下疱体成簇,疱液清亮。

中医诊断:缠腰火丹(少阳风火,循经上攻);西医诊断为带状疱疹。

治则:疏解风火。

治法:艾条悬灸加针刺。

取穴:疱疹局部,双支沟,双阳陵泉,双风池。

操作:同时点燃2支艾条,悬灸在疱疹局部,回旋灸法约30分钟,灸至局部不痛为止。停灸后针刺以上穴位,1周后完全缓解。

体会:灸法属于火治法,火性主动,具有生发、燥湿等特点,有启郁闭、通瘀滞的功效。可借温热之力促使体内郁积的毒热透达体表,灸法温通,行气活血,经络得畅,通则不痛。灸治过程中一定要灸至患者自觉不痛为度。现代研究表明,灸法机制可能与局部火热刺激有关,火热刺激不仅加快了病患的局部血液循环,而且还降低末梢毛细血管的通透性,增强其防御功能,减轻并消散病灶周围的水肿及炎性反应,进而起到止痒、止痛及促进皮损恢复的功效。

（四）按语

针刺治疗带状疱疹,可引火外出,加快疱疹干涸、结痂速度;同时疏通经络,调和局部气血,缓解带状疱疹神经痛,降低后遗神经痛的发生率。在带状疱疹初起时使用棉花灸,既简便又有效。《医学入门》提出:"虚者灸之,使火气以助元阳也;实者灸之,使实邪随火气而发散也;寒者灸之,使其气复温也;热者灸之,引郁热之气外发,火就燥之义也。"铺棉灸以薄棉点燃后局部高温灼烫穴位以达到"郁而发之"的作用,促进因火邪郁滞肌肤导致疼痛的快速缓解。实践中应按照疱疹的面积,将医用脱脂棉拉扯成极薄的一片,若面积太大,可分次进行。点燃棉花后,在燃烧将尽时吹掉棉花。一般一次即可止痛,如效果不佳,可于次日再灸1次。只要操作得当,不会烧伤皮肤,患者亦不会感觉痛苦。此疗法治疗越早则效果越明显,也曾治过发病1周以上的,灸后仍然有效。

带状疱疹病位在肝胆经,病性以湿热居多,可夹有血瘀气滞。所以取穴和遣方用药常从此考虑。带状疱疹后遗神经痛,历时较长,表现为剧烈的成串样胀痛,从辨证分析多有气滞血瘀。可用梅花针叩刺结合拔罐,去除血中瘀热,再结合艾灸,疗程拉长,多可缓解。

带状疱疹文献摘要——

《诸病源候论》:"甑带疮者,绕腰生,此亦风湿搏于血气所生,状如甑带,因此为名,又云此疮绕腰匝则杀人。"

《疡医准绳》:"或问绕腰生疮,累累如贯珠,何如? 曰是名火带疮,亦名缠腰火丹。"

《外科启玄》:"蜘蛛疮,此疮生于皮肤间,与水窠相似,淡红且痛,五七个成攒,亦能萌开。可用麻在疮上揉搓水出,即以兰麻烧灰为末,置在疮上即愈。"

《外科秘录》:"蛇疮生于身体脐腹上下左右,本无定处,其形象宛如蛇也。"

《外科大成》:"缠腰火丹,一名火带疮,俗名蛇串疮。初生于腰,紫赤如疹,或起水疱,痛如火燎,由心肾不交,肝火内炽,流入膀胱而缠带脉也,宜内疏黄连汤清之,壮实者贵金丸下之,外以清凉膏涂之自愈。如失治,则缠腰已遍,毒由脐入,膨胀不食者,不治。"

《医宗金鉴·外科心法要诀》:"此症俗名蛇串疮,有干湿不同、红黄之异,皆如累累珠形。干者色红赤,形如云片,上起风,作痒发热,此属肝、心二经风火,治以龙胆泻肝汤;湿者色黄白,水疱大小不等,作烂流水,较干者多疼,此属脾、肺二经湿热,治宜除湿胃苓汤;若腰生之,是肝火妄动,宜用柴胡清肝汤治之。其间小疮,用针线穿破,外用柏叶散敷之,若不速治,缠腰已遍,毒气入脐,令人膨胀,闷呕者逆。"

《疡科心得集》:"蜘蛛疮,或衣蜘蛛遗尿,或虫蚁游走,染毒而生。形如水窠疮相似,淡红,作且五七个成簇,日渐延开,甚亦使人恶寒发热。即以犀角磨汁涂之则愈;否则以麻在疮上揉搓水出,用金黄散敷之;或以雄黄、枯矾等分,研细,干掺亦可。"

(五)调护和注意事项

(1)避免触摸和抓挠皮疹,一方面防止通过手接触传播病毒,另一方面防止留下瘢痕或色素改变。

(2)皮疹结痂之前不接触以下特殊人群:没有出过水痘或没有接种水痘疫苗的孕妇;早产儿或低体重出生儿;免疫系统功能低下的人群(在化疗或服用免疫抑制剂的人群、器官移植人群、HIV 感染者、艾滋病患者等)。同时也要做好家庭内隔离。

(3)用纱布或吸水性差的衣物遮盖皮疹,避免密切接触,降低周围人群感染水痘带状疱疹病毒的风险。

(4)尽可能地保持皮疹部位的清洁和干燥,勤换衣物,不建议擅自使用乳膏或

242

凝胶类产品,擅自应用常会导致继发细菌感染。

(5)应穿着舒适、宽松的衣物,减少局部摩擦刺激,防止水疱破损。

(6)恢复期饮食应忌辛辣温热之品,如酒、烟、生姜、辣椒、羊肉、牛肉及煎炸食物等,因本病多由湿热火毒蕴结肌肤所生,食后易助火生热,加重病情。慎食肥甘油腻之品,如肥肉、饴糖、牛奶及甘甜等食物,以上食物多具滋腻、肥甘壅塞之性,可使本病之湿热毒邪内蕴不散,病情易缠绵不愈。慎食酸涩收敛之品,如豌豆、芡实、石榴、芋头、菠菜等,本病可由情志不畅、肝气郁结、久郁化火,复感毒邪所致,而上述酸涩收敛之品,易使气血不通、邪毒不去、疼痛加剧。

(7)炉甘石洗剂对皮肤有舒缓、冷却作用,可用于缓解瘙痒。若水疱渗液,瘙痒难忍,可用作冷敷,每日数次,以舒缓皮肤并保持水疱清洁。

(8)慢性疼痛患者,尤其是老年患者易伴发焦虑、精神紧张及抑郁症状,医者及家属应密切关注患者的负面情绪及睡眠状况,对患者给予更多的耐心与理解,并加强老年人心理健康教育及心理疏导工作,以更好缓解及控制疼痛。

第六章　妇儿科病证

一、痛经

凡在经期或经行前后,出现周期性小腹疼痛,或痛引腰脊,影响工作、学习,甚至剧痛伴有呕吐晕仆者,称为"痛经",亦称"经行腹痛"。

西医学把痛经分为原发性痛经和继发性痛经,前者又称功能性痛经,是指生殖器官无明显器质性病变者,后者多继发于生殖器官某些器质性病变,如盆腔子宫内膜异位症、子宫腺肌病、慢性盆腔炎等。本节讨论的痛经,包括西医学的原发性痛经和继发性痛经。功能性痛经容易痊愈,器质性病变导致的痛经病程较长,缠绵难愈。

(一)病因病机

本病的发生与冲任、胞宫的周期性生理变化密切相关。主要病机在于邪气内伏或精血素亏,更值经期前后冲任二脉气血的生理变化急骤,导致胞宫的气血运行不畅,"不通则痛";或胞宫失于濡养,"不荣则痛",故使痛经发作。常见的分型有肾气亏损、气血虚弱、气滞血瘀、湿热蕴结。"不通则痛""不荣则痛""虚实夹杂"是本病发病的病机。

《金匮要略》中论述:"带下经水不利,少腹满痛,经一月再见者,土瓜根散主之。"从此开始,痛经这一疾病被提出。虽然不是明确的定义,但是描述出了痛经的本质。痛经的定义最早见于《华佗神方》,其曰:"妇人行经时,腹痛如绞,谓之痛经。"随后开始对痛经用其临床症状进行解释,没有严格的定义出现,直到清代沈金鳌在《妇科玉尺》中言:"至如痛经一症,乃将行经而少腹腰腿俱痛。"描述的痛经定义与现代医学中对痛经下的定义基本相同,从古文献中可以看出,痛经定义从最初作为月经不调的伴随症状被描述,到根据该疾病本身的特点进行定义,最后将其自身特点同典型伴随症状与并发症相结合,共同成为痛经的定义。"痛经"这一病名的出现不是一蹴而就的,在其发展过程中经历了"月水来腹痛""经来腹痛""经期腹痛""经行腹痛""经前腹痛""经后腹痛"等多种称谓。"痛经"一词最早出现在《华佗神方》中,虽然出现较早,但在当时并未被医家所认可使用,直到清代徐大椿在《女科指要》中对痛经的病因病机、临床脉象、选方用药等方面进行了全面的论述后,"痛经"这一称谓再次出现并被沿用至今。

月水来痛,隋巢元方《诸病源候论·卷之三十七·妇人杂病诸候一·二十一·月水来腹痛候》载:"妇女月水来腹痛者,由劳伤血气,以致体虚,受风冷之气,客于胞络,损冲任之脉……"宋代《太平圣惠方》中记载:"夫妇人月水来腹痛者,劳伤血气,至令体虚,风冷之气,客于胞络,损冲任之脉……治妇人月水每来,不得快利,于脐下疼痛不可忍,熟干地黄散……"宋代《圣济总录·卷第一百五十一·室女月水来腹痛》云:"室女月水来腹痛者,以天癸乍至,荣卫未和,心神不宁,间为寒气所客,其血与气两不流利……治妇人月水不调,腰腹疼痛,茯苓饮方……"隋唐至宋代的医家认识到了痛经是由虚实等致病因素阻于胞络,致使冲任受损而导致痛经,"月水来痛"这一病名在此时被广泛使用。

元代危亦林《世医得效方·卷第十五·调经·撞气阿魏丸、大圣丸》曰:"治经行胞痛不可忍者,立效,红丸子亦效。"《慎斋遗书》云:"经行腹痛……至于痛死者,是火之搏击,宜行血散火,令脾能统血……"在《校注妇人良方》中也有"经来腹痛"的相关记载:"妇人经来腹痛。"

清代傅青主《傅青主女科》中曰:"妇人有经前腹痛数日,而后经水行者,其经来多是紫黑块……","妇人有经水将来三五日前。脐下疼痛,状如刀刺者,或寒热交错……"《医学见能》中也有相关记载:"经前腹痛,以及行经不利者,血分有瘀滞也,宜加味香苏散……"

(二)临床表现

经期或其前后有严重下腹痛、腰酸等,影响工作及生活。原发性痛经与继发性痛经的表现如下:

(1)原发性 自初潮即有痛经,疼痛剧烈者卧床不起,不能工作。妇科检查无明显异常,子宫发育稍差,较小。多见于未婚未育者。

(2)继发性 由生殖器官器质性病变引起,常见于盆腔炎、子宫内膜异位症等。

痛经分为3种程度:重度、中度、轻度。

(1)重度的特点 腹痛难忍、坐卧不宁;伴恶心、呕吐;用一般止痛措施不缓解;严重者导致休克。

(2)中度的特点 腹痛明显;面色苍白、冷汗淋漓;影响工作、学习;用一般措施止痛暂缓解。

(3)轻度的特点 四肢发冷;伴腰部酸痛;伴关节酸胀;经期时睡眠不好。

(三)临床医案

【案例1】 张某,女,25岁,2019年2月18日初诊。

经行腹痛2年有余。患者15岁初潮,月经周期正常。2年前经期吃冷饮后,出现经行腹痛,以少腹为主,剧烈时伴四肢不温,呕吐,不能工作。得温痛减,经血量少,色暗有块,形寒肢冷,乏力。舌质淡,苔白,脉沉细。

患者平素喜冷饮雪糕,经期饮食不规律。期间曾服用中药,稍有缓解。末次月经:2019年2月16日。体检:未见明显阳性体征。

诊断:中医诊为痛经(寒湿凝滞);西医诊为痛经。

治则:温经散寒,化瘀止痛。

治法:隔姜灸。

取穴:关元,地机,三阴交。

操作:在穴位上涂抹少量凡士林,将新鲜生姜切成厚0.3 cm、直径约3 cm的姜片,中间用针穿刺数孔,置于穴位处,将艾炷(炷高和炷底直径1 cm)置于其上施灸,待艾炷燃尽,更换艾炷,每次灸3壮,以皮肤潮红、不起疱为度。每天1次,连灸3天。艾灸期间若患者自觉灼痛,可用止血钳将姜片一端提起,片刻后放下。

3月16日二诊:患者诉疼痛较前缓解,但仍有形寒肢冷,乏力症状。治疗:继续隔姜灸治疗,每天1次,连灸3天。

4月13日三诊:患者诉疼痛较前明显好转,偶有形寒肢冷,嘱其经期注意保暖,清淡饮食。继续隔姜灸每天1次,连灸3天。

注意事项:艾灸时注意询问患者温热感,避免烫伤;艾灸时注意保暖,避免受风寒;生姜应用新鲜老姜,现切现用;艾灸结束后如果出现小水疱,可不用处理,若水疱过大,则可用无菌针灸针将其挑破后涂上碘伏或万金油。

按语:患者经行腹痛2年有余,辨病当属祖国医学"痛经"范畴,四诊合参,辨证为"寒湿凝滞证"。患者平素过食生冷,寒凝胞中,寒湿凝滞,气血运行不畅,不通则痛,发为本病。关元属任脉,起于胞中,与足三阴经交会,可温经散寒、调补冲任,地机为足太阴脾经郄穴,可调经止痛,三阴交为足三阴经的交会穴,可调理肝、脾、肾。隔姜灸可温经通络,散寒止痛。三穴合用,共奏温经散寒、化瘀止痛之功。

(该案例由李健整理)

【案例2】 张某,女,23岁,未婚,2019年3月12日初诊。

主诉:每逢经期,小腹疼痛难忍,今日恰逢月经,遂来就诊。自13岁月经初潮,月信不准,近3年,每置经临行之时,小腹剧痛,伴手足不温,以腰骶部为甚,疼痛拒按,月经量少,色黑,质稠,有血块,舌淡,苔白腻,脉沉紧。

诊断:中医诊为痛经(寒湿凝滞);西医诊为原发性痛经。

治则:温中散寒,祛湿止痛。

治法:隔姜灸并佐以温经汤。

取穴:中极,地机,水道。

操作:取生姜1块,以新鲜老姜为佳,沿生姜纤维纵向切取,切成厚0.2~

0.3 cm厚的姜片,中间用三棱针穿刺数孔。施灸时,将其放在穴区,置大或中等艾炷放在其上,点燃。待患者有局部灼痛感时,略略提起姜片,或更换艾炷再灸。一般每次灸6~9壮,以皮肤局部潮红不起疱为度。灸毕可用正红花油涂于施灸部位,一是防皮肤灼伤,二是更能增强艾灸活血化瘀、散寒止痛功效。

3月18日复诊:病史同前,患者诉此次经期小腹疼痛感较前明显好转,效不更方,继续上述治疗一个疗程后,嘱患者下次月经初行时复诊。

4月10日三诊:患者月经初行遂来就诊,诉疼痛较前明显改善,仅有轻微疼痛感,停用中药方剂,继续艾灸上述俞穴一个疗程。逾期2个月,患者前来门诊道谢,诉自上次治疗之后,近2个月痛经不复发作。

按语:妇女正值经期或经行前后,发生小腹疼痛异常,谓之"痛经"。疼痛表现有阵发性的,亦有持续性的,疼痛性质有胀痛、冷痛、刺痛等多种。严重时可伴有面色苍白、手足冷凉、恶心呕吐,甚至昏厥。本病的发生与冲任、胞宫的周期性生理变化密切相关。主要病机在于邪气内伏或精血素亏,更值经期前后冲任二脉气血的生理变化急骤,导致胞宫的气血运行不畅,"不通则痛",或胞宫失于濡养,"不荣则痛",故使痛经发作。常见的分型有肾气亏损、气血虚弱、气滞血瘀、寒凝血瘀和湿热蕴结。《素问·举痛论》曰:"妇人之病,因虚,积冷,结气……"《傅青主女科》曰:"夫寒湿乃邪气也,妇人有冲任之脉居下焦……经水由二经而外出……若寒湿满于二经而内乱,相应而作痛,经欲行而腹不应,则气拂而痛生。"《沈氏尊生方》曰:"经前腹痛,无非厥阴气滞,络脉不疏。"又曰:"经止而复腰腹痛者,血海寒虚气不收也。"痛经的治疗原则是以调冲任、理气血为主。针灸治疗原发性痛经作用明显,且能改善月经周期,对多种疾病具有双向调节功能。

(该案例由胡开理整理)

【案例3】 李某,女性,25岁,已婚,职员,2019年6月12日初诊。

临经小腹刺痛半年有余。患者半年前淋雨受寒后出现临经时小腹刺痛,疼痛剧烈,小腹部发凉,喜温拒按,每自行热敷后疼痛缓解,经后痛减,面色青白,既往月经周期、经期尚规律。末次月经:2019年5月13日至19日,经水量少,经色紫黑,有少量血块,平素喜食寒凉,睡眠可,二便调,舌暗红,苔薄,脉沉。

辅助检查:妇科彩超子宫及附件未见明显异常。

诊断:中医诊为痛经(寒凝血瘀);西医诊为原发性痛经。

治则:温经通脉,活血化瘀。

治法:温和灸神阙、关元、三阴交双、血海双。

每穴位施灸20分钟左右,或以局部皮肤潮红为度,每天1次,连续灸3天为1个疗程,下次月经前3天开始治疗。

调护:避风寒,畅情志,忌寒凉饮食,施灸时注意不要烫伤局部皮肤,施灸后注意局部皮肤保护。

2019年7月10日二诊:病况同上,经治疗后疼痛稍有减轻,小腹发凉明显缓解。舌质暗红,苔薄白,脉沉细。治疗:继续原方案治疗3天。

2019年8月9日三诊:病况同上,末次月经为2019年7月14日。腹痛较前明显减轻,月经量不多,夹血块,但较前有所减少。舌质淡红,苔薄白,脉沉。

治疗:继续原方案治疗3天。

2019年9月6日四诊:末次月经为2019年8月11日。痛经较前明显好转,小腹已无寒凉。月经量稍少,色暗红,偶夹血块。舌质淡红,苔薄白,脉细。

治疗:继续原方案治疗3天。

3个月后随访,已愈。

按语:痛经是指妇女在经期前后出现的周期性痉挛性腹部疼痛,甚者可伴有恶心呕吐、手足冰冷、头痛和昏厥,严重影响患者正常工作和生活。临床将痛经分为继发性痛经和原发性痛经两种。继发性痛经主要是由器质性疾病(如盆腔感染、子宫内膜异位症、子宫腺肌症及子宫内膜息肉等)引发;原发性痛经是指未见生殖器官明显器质性病变出现的痛经,好发于青春期女性,发病原因尚不明确,发病率有升高趋势。中医认为,脐通五脏六腑,联络于全身经脉,是经络总枢、经气汇海,艾灸神阙穴能较好地调节机体神经-内分泌-免疫机制。关元穴亦称丹田穴,是男子藏精、女子蓄血之处,是人体元阴元阳之交会处,三阴交是足部的三条阴经中气血物质交会处,血海穴为活血化瘀之要穴,有调经统血之功。通过艾条燃烧所产生的热度作用于上述腧穴,可以促进血管扩张,改善局部血液循环,提高痛阈,减轻疼痛。诸穴共用,以温经驱寒,活血调经,通络止痛。

(该案例由钱见见整理)

【案例4】 王某,女,38岁,2018年6月就诊。

反复痛经20余年,加重有2年。

患者于14岁月经初来时,即出现痛经,但尚可忍受。2年前因小产后调养不甚,出现腹痛加剧。每于月经来时,小腹呈痉挛性疼痛,服用止痛药后方能勉强活动,经量少,有血块。经中西医治疗无效。末次月经为2018年5月28日。刻下症:手脚冰凉,自诉冬日里全天犹如在冰块环境中。腰膝时有酸软,纳食一般,眠差。大便稀,小便可。形体消瘦,面色淡黄。舌胖大、有齿痕,苔白,脉沉细。

诊断:中医诊为痛经(寒凝胞宫);西医诊为痛经。

治则:暖宫散寒,通调止痛。

治法:督脉灸。

取穴:大椎穴至腰俞穴脊柱区间的督脉、华佗夹脊、膀胱经第一侧线上施灸的一种方法。这五条经上该段穴位,皆是本疗法所覆盖的腧穴。

操作——

（1）患者自带切碎的 1 kg 生姜。

（2）患者俯卧在治疗床上，裸露后背，先在患者的整个背部的督脉及膀胱经上涂抹自制活血通络药膏；然后再在背上铺两层白色纱布；后用自制艾灸盒放于患者背部；在艾灸盒内适量均匀地铺上一层生姜。

（3）将提前准备好的适量长的艾炷点燃，均匀地放于盒内生姜上。

（4）盖好聚烟罩，接好排烟管；待艾炷燃烧完全后，换艾炷再灸，一般灸两三炷即可，1 周 1 次。

注意事项——

（1）灸前向患者做出必要的说明，取得患者配合；患者不宜在过饥过饱、情绪激动下做治疗。

（2）选择温暖适宜的环境，操作者要安神定志，操作间隙操作者不得离开治疗室。

（3）灸后患者注意保暖、休息，注意营养。

（4）如果患者皮肤被烫伤，要注意涂抹烫伤膏，并以干净的纱布覆盖伤口。

治疗效果：患者治疗 3 次后，月经于 2018 年 6 月 25 日来潮，疼痛大减，可以不需服用止痛药，夜晚也觉手脚开始温暖。连续治疗 3 个月，患者月经来潮时已基本不痛，月经量转多，血块减少，手脚温暖，睡眠改善。

体会：痛经一名最早来源于《金匮要略》"带下，经水不利，少腹满痛，经一月再见"。《诸病源候论》首立"月水来腹痛候"，认为"妇女来腹痛者，由劳伤血气以致体虚，受风冷之气客于胞络，损伤冲任之脉"。为研究痛经的病因病机奠定了理论基础。宋朝陈自明《妇人良方》亦云："妇人月水来腹痛者，由劳伤血气以致体虚，受风冷之气，客于胞络。"可见患者过劳、身体虚弱，复于经期感染风寒是妇女发为本病的一大诱因。本例患者亦是因为体弱感寒而发作。治疗上采用在背部督脉及膀胱经艾灸为主，艾叶能宣理气血，温中逐冷，除湿开郁，生肌安胎，利阴气，暖子宫，杀蛔虫，灸百病，能通十二经气血，能回垂绝之元阳。用于内服治宫寒不孕，行经腹痛，崩漏带下。外用能灸治百病，强壮元阳，温通经脉，祛风散寒，舒筋活络，回阳救逆。艾叶用于灸法非常安全可靠，艾灸法比药物内服治病的范围更广、更方便，而且没有药物服用不当给人体带来的毒副作用。在背部腧穴铺生姜既能防止艾灸与人体直接接触出现烫伤事故，又能发挥生姜的温散作用，加速艾叶的温通功能向人体内部传达，另外，生姜中还能储藏一部分艾叶的能量，防止艾灸能量的丢失，实乃一举三效。督脉为人体的阳脉之海，总督人身诸阳，诸阴经通过经别的联系合于阳经，因此督脉可以沟通全身经络，大椎穴为督脉要穴，是诸阳之会，具有温补阳气、调整诸阳之功效，补益机体一身之阳，激发人体抗衰防老之正气，抗病驱邪，延年益寿。另外,督脉旁边乃人体的华佗夹脊、足太阳膀胱经,华佗夹脊对于调整内脏功能,振奋五脏气血有不可替代的作用。足太阳膀胱经乃人身体上最大的经脉,起到保卫人体不被外邪伤害的功能,在其上面还有人五脏六腑的腧穴,通过对其的艾灸,能够调补五脏、通调六腑,增加人体的抵抗力。因此,艾灸督脉能够起到益肾通督、温阳散寒、壮骨透肌、破瘀散结、通痹止痛的功效,用于调理时能够达到平衡阴阳、抵御病邪、调和气血、调整虚实的功效。

(该案例由秦文彪整理)

调护和注意事项——

(1)保持心情愉悦、舒畅,防止精神因素的刺激,避免学习、工作、家庭压力。消除经前恐惧心理。正确对待月经的来潮,消除紧张心理。

(2)注意经期、产后的卫生保健,在经前或经期避免饮冷、游泳、涉水、淋雨,防止寒湿之邪的入侵。保持外阴的清洁卫生。

(3)饮食上要忌辛辣刺激、油腻,避免暴饮暴食,防止对胃肠道的刺激。

(4)注意劳逸结合,防止过度消耗体力与脑力。起居有常,生活有规律。节制房事。

二、月经不调

月经不调,又被称为月经失调,是一种常见的妇科症状,主要表现为月经周期、经血量的异常。症状起因可能是器质性病变或内分泌功能失调等。

不规则阴道出血,是指除正常的月经出血外,表现为月经过多、经期过长、不规则出血、接触性出血等现象,出血多时可出现贫血,严重时并发出血性休克,危及生命。为此,对阴道出血必须予以重视,不可盲目治疗,应分清病因。

(一)病因病机

《素问·上古天真论》云:"女子七岁,肾气盛,齿更发长,二七而天癸至,任脉通,太冲脉盛,月事以时下,故有子……七七任脉虚,太冲脉衰少,天癸竭,地道不通,故形坏而无子也。"

唐代孙思邈在《千金方》曰:"病若胁下坚,寒热,腹满不欲饮食,腹胀,悒悒不乐,妇人月水不利,腰酸痛,名曰肝虚寒也。"《景岳全书》有云:"经水不调,病多在肾""调经之要,贵在补脾胃以资血之源;养肾气以安血之室。"而"脾肾之中,尤以肾为重要。"前贤论述见仁见智,甚为精当。

人体是一个有机整体,任何一脏出现功能失调,均能引起气血生化不足、运行不畅,经脉遇阻而发病。中医认为"治病必求其本",临证必当辨证治疗。故有从肝论治、从肾论治、从肺论治、从心论治、从冲论治之不同。

常见病因——

(1)子宫颈肿瘤　宫颈癌也可以引起出血,开始为接触性出血,以后可发展为少量不规则阴道出血,晚期出血量增多,甚至大出血。

(2)功能失调性子宫出血　发生在青春期前后、生育年龄以及更年期前后。表现为月经周期、经量均出现异常,出血可以时多时少、时有时无,甚至淋漓不止。

(3)阴道肿瘤、阴道壁肿瘤　如阴道癌,但一般出血量不多。阴道损伤、阴道异物也可引起出血。绝经后女性阴道壁很薄,性生活损伤也可导致出血。

(4)宫腔异物　如剖宫产后胎膜残留,由于影响了子宫内膜的收缩及修复而导致出血。宫内节育器机械性压迫,可使子宫内膜发生局部损伤、坏死及浅表的溃疡导致出血。子宫内膜异位症、子宫腺肌症也有可能出血。

(5)子宫病变　急性子宫内膜炎由于子宫内膜充血、水肿,重者月经量过多,或阴道出血淋漓不止。慢性子宫内膜炎患者经量增多或经期延长,或阴道不规则出血。另外,子宫内膜结核也会引起阴道不规则出血。

(6)妊娠期出血　见于各种流产,如先兆流产、难免流产、不全流产、滞留流产、习惯性流产,正常分娩时胎盘娩出不全,或流产后胎盘组织残留。发生宫外孕,高发于18～45岁女性。葡萄胎、恶性葡萄胎及绒毛膜上皮癌也可发生出血。

(二)临床表现

表现为月经周期或出血量的紊乱有以下几种情况:

(1)不规则子宫出血　这是一个临床症状,具体包括月经过多或持续时间过长或淋漓出血。常见于子宫肌瘤、子宫内膜息肉、子宫内膜异位症等疾病或功能失调性子宫出血。

(2)功能失调性子宫出血　指内、外生殖器无明显器质性病变,而由内分泌调节系统失调所引起的子宫异常出血,是月经失调中最常见的一种,常见于青春期及更年期。分为排卵性和无排卵性两类,约85%患者属无排卵性功能失调性子宫出血。

(3)闭经　是妇科疾病中常见的症状,可以由各种不同的原因引起。通常将闭经分为原发性和继发性两种。凡年过18岁仍未行经者称为原发性闭经;在月经初潮以后,正常绝经以前的任何时间内(妊娠或哺乳期除外),月经闭止超过6个月者称为继发性闭经。

(4)绝经　绝经意味着月经终止,指月经停止12个月以上。但围绝经期常有月经周期和月经量的改变。表现为月经周期缩短,以滤泡期缩短为主,无排卵和月经量增多。

（三）临床医案

杨某,女,24岁,2016年5月初诊。

主诉月经不调,时前时后,偶有几个月不至,有时一个月两至,量少,色红,夹有血块,持续1年有余,近3个月加重。经期偶有可忍耐的疼痛,自行缓解,四肢冰凉,舌淡红、苔薄白、脉弦细。

诊断:中医诊为月经不调(痛经,寒凝血瘀);西医诊为月经不规则。

治则:温经散寒,行气止痛。

治法:温针灸。

取穴:血海,地机,三阴交,中极,次髎。

操作:针刺腧穴,进行捻转,提插得气后,将2~3 cm长的艾条段插到针柄上,距皮肤2~3 cm,在点燃前要在艾灸的区域放上硬纸片,防止燃烧后的灰烬落到皮肤上造成烫伤,温针灸一般灸3壮即可,留针30分钟。

月经期只灸不针,3日后患者明显感觉疼痛减轻,腹部温暖感,7天为1个疗程。1个疗程后,患者诉长期四肢冰凉有缓解,月经结束后,温针灸继续治疗两个疗程,嘱患者畅情志、避风寒,次月月经期,患者腹部隐痛,得热则解,无血块,颜色正常。

注意事项:在温针灸以后要避免被灸的地方受凉,使病情加重。在艾灸过程中要及时询问被灸者的感受,以免造成烫伤。灸后避免受寒,尽量少食寒凉性食物。

（四）按语

针灸对痛经有较好的疗效,地机为脾经郄穴,阴经的郄穴治疗血证,善于止痛、止血。三阴交为足三阴经交会穴,能调济肝、脾、肾,活血止痛。中极可通调冲任,理下焦之气。经期注意卫生,避免重体力劳动、剧烈运动和精神刺激,防止受凉,勿过食生冷。

（五）调护和注意事项

(1)保持精神愉快,避免精神刺激和情绪波动,个别在月经期有下腹发胀、腰酸、乳房胀痛、轻度腹泻、疲倦、嗜睡、情绪不稳定、易怒或易忧郁等现象,均属正常,不必过分紧张。

(2)注意卫生,预防感染。注意外生殖器的卫生与清洁。月经期绝对不能同房。注意保暖,避免寒冷刺激。

(3)避免过劳。经血量多者忌食红糖。

(4)内裤要柔软、选棉质,通风透气性能良好,要勤洗勤换,换洗的内裤要放在阳光下晒干。

(5)不宜吃生冷、酸辣等刺激性食物,多饮开水,保持大便通畅。血热者经期前宜多食新鲜水果和蔬菜。

(该案例由牛丽娟整理)

三、浆细胞性乳腺炎

浆细胞性乳腺炎,又称导管扩张症,是乳腺的一种慢性非细菌性炎症,指各种原因引起乳腺导管腔内分泌物瘀滞、乳腺导管扩张,导管周围出现无菌性炎症及肿块,乳头有粉刺样或浆液性溢液,病变中可找到大量淋巴细胞浸润。见于 30～40 岁的非哺乳期妇女。

(一)病因病机

中医学认为,本病多由其人素有乳头凹陷畸形,加之情志抑郁不畅,肝郁气滞,营气不从,经络阻滞,气血瘀滞,聚结成块,蒸酿肉腐而成脓肿,溃后成瘘;若气郁化火,迫血妄行,可致乳头溢血。

(二)临床表现

(1)乳房局部疼痛不适,并可触及肿块。

(2)肿块位于乳晕周围或向某一象限伸展,质韧或硬。表面呈结节样,界限不清,与胸壁无粘连。肿块有不同程度的红、肿、热、痛,全身炎性反应轻微。抗感染治疗过程中,肿块可缩小或扩大。

(3)同侧腋下淋巴结肿大、质地柔软,伴触痛,随着病程的进展可缩小或消退。

(4)病程反复发作,渐成瘢痕,使乳头内陷。

(5)少数患者伴血性或水样的乳头溢液。

(三)临床医案

张某,女,26 岁,2017 年 7 月初诊。

右乳有个孔流液,2 年余,在外院经治疗未见好转。初期作为乳腺炎处理未见明显效果,后经病理学证实为"浆细胞性乳腺炎",迁延至今。西医方案,一作部分乳腺切除。如果还不理想,可做全乳切除。患者不愿接受而求治于中医。寐食正常,平素性情急躁,转而忧郁不欢,不在哺乳期,月经规律,血量正常,乳腺内有结块约 5 cm×6 cm,质硬,重按有痛感。舌质淡红,苔薄白,脉缓。

诊断:中医诊为乳泣(脾胃虚弱,气郁血阻);西医诊为浆细胞性乳腺炎。

治则:益气健脾,疏肝通络。

治法:温和灸创面,乳根穴、膻中穴。

操作:点燃清艾条,先在创面温灸 0.5～1 小时,再在乳根、膻中,每穴灸 15 分钟,灸后创面和穴区皮肤潮红,每天上、下午各 1 次。

中药:制乳香 6 g,生黄芪 30 g,蒲公英 30 g,皂刺 10 g,浙贝母 10 g,玄参 15 g,银花 15 g,白芷 10 g,党参 15 g,炙甘草 6 g,香附 10 g,共 10 服,每天 1 服,水煎分 2 次服。以此方为基本方加减。流水汁量多加生晒参 5 g,炒白术 10 g;疼痛明显加制没药 10 g,路路通 15 g;肿块不消加猫爪草 30 g,夏枯草 15 g。

每次复诊,患者均表示效果明显,经过一个半月治疗,该患者最终痊愈。

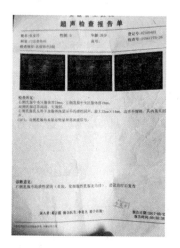
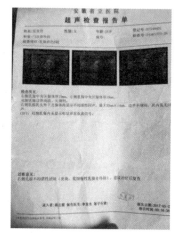

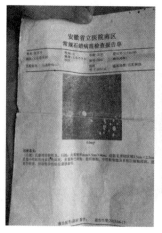
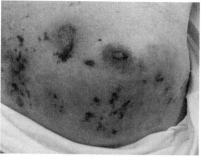

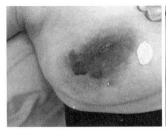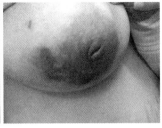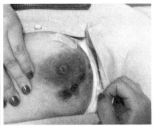

图 6-1 检查报告及恢复情况

(四)按语

女性在哺乳期和经期要加以乳腺保养。全身大部分血液流经胸部,通过专业手法按摩疏通,可以有效加速胸部的气血循环。

(1)经脉疏通 通过疏通手臂六条经络,加送胸部血液循环,促进乳腺新陈代谢。三焦一通,人体的上、中、下就贯通了。

(2)改善肩、颈、腰、背痛 前胸和后背是相通的,将人体中穴位最多的膀胱经疏通之后,能够让胸部的气血循环变得更加流畅,对于肩、颈、腰、背酸痛可以起到明显的改善作用,同时可以排出身体中的毒素。

(3)预防乳腺疾病 通过对女性胸部做深层按摩拉伸运动,促使血液循环,通过拨筋加速胸部血液循环可使肿块变软、变小,促使乳房的血液及淋巴系统循环顺畅,改善和预防女性的乳房疾病。

(4)调节内分泌 乳房与子宫卵巢都是性腺器官。通过对女性胸部做深层按摩拉伸运动,可以有效改善其他性腺功能,调节内分泌。

(5)增强免疫力 拨筋促使气血循环,加速新陈代谢和毒素的排出,增强全身器官的运转,减少体内毒素,提高免疫力。

(五)调护和注意事项

(1)女性应每年定期做乳腺检查,以达到早期发现、早期诊断、早期治疗。

(2)注意个人卫生,特别是经期和产褥期阴部的卫生。应注意保持乳头、乳晕区的清洁,清除分泌物,避免穿过紧的上衣和乳罩。

(3)增强体质,提高自身免疫力。注意劳逸结合,多参加体育锻炼,多进食富含维生素的新鲜蔬果。

四、婴幼儿腹泻

婴幼儿腹泻是婴幼儿期的一种胃肠道功能紊乱,以腹泻、呕吐为主的综合征,以夏、秋季发病率为高。本病致病因素分为3个方面:体质、感染及消化功能紊乱。临床主要表现为大便次数增多、排稀便和水电解质紊乱。本病如治疗得当,效果良好,但不及时治疗以致发生严重的水电解质紊乱时,可危及患儿生命。

(一)病因病机

1. 体质因素

本病主要发生在婴幼儿,其内因特点:

(1)婴幼儿胃肠道发育不够成熟,酶的活性较低,但营养需要相对多,胃肠道负担重。

(2)婴幼儿时期神经、内分泌、循环系统及肝、肾功能发育均未成熟,调节功能较差。

(3)婴幼儿免疫功能也不完善。血清大肠杆菌抗体滴度以初生至2周岁最低,以后渐升高。因而婴幼儿易患大肠杆菌肠炎。母乳中大肠杆菌抗体滴度高,特别是初乳中致病性大肠杆菌分泌型IgA高,所以母乳喂养儿较少发病,患病也较轻。同理,小婴儿轮状病毒抗体低,在同一集体流行时,小婴儿罹病多。

(4)婴幼儿体液分布和成人不同,细胞外液占比例较高,且水分代谢旺盛,调节功能又差,较易发生体液、电解质紊乱。婴儿易患佝偻病和营养不良,易致消化功能紊乱,此时肠道分泌型IgA不足,腹泻后易于迁延。

2. 感染因素

分为消化道内与消化道外感染,以前者为主。

(1)消化道内感染 致病微生物可随污染的食物或水进入小儿消化道,因而易发生在人工喂养儿。哺喂时所用器皿或食物本身如未经消毒或消毒不严,亦有感染可能。病毒也可通过呼吸道或水源感染。其次是由成人带菌(毒)者的传染,成为无症状肠道带菌(毒)者,可导致病原传播。

(2)消化道外感染 消化道外的器官、组织受到感染也可引起腹泻,常见于中耳炎、咽炎、肺炎、泌尿道感染和皮肤感染等。腹泻多不严重,年龄越小者越多见。引起腹泻的原因一部分是因为肠道外感染引起消化功能紊乱,另一部分可能是肠道内外均为同一病原(主要是病毒)感染所引起。

(3)肠道菌群紊乱 长期较大量地应用广谱抗生素,如氯霉素、卡那霉素、庆大霉素、氨苄西林、各种头孢霉素,特别是两种或以上并用时,除可直接刺激肠道或刺激自主神经引起肠蠕动增快、葡萄糖吸收减少、双糖酶活性降低而发生腹泻外,更严重的是可引起肠道菌群紊乱。此时正常的肠道大肠杆菌消失或明显减少,同时耐药性金黄色葡萄球菌、变形杆菌、绿脓杆菌、难辨梭状芽孢杆菌或白色念珠菌等可大量繁殖,引起药物较难控制的肠炎。

3. 消化功能紊乱

(1)饮食因素。

(2)不耐受碳水化合物。

(3)食物过敏。

(4)药物影响。

(5)其他因素　如不清洁的环境、户外活动过少、生活规律的突然改变、外界气候的突变(中医称为"风""寒""暑""湿")等也易引起婴儿腹泻。

4. 中医认识

本病病因虽然复杂多样,但基本病机是脾虚湿盛,致使肠道功能失司而发生泄泻。病变部位是肠,但主病之脏为脾,同时与肝、肾密切相关。病理因素主要为湿,因脾主运化,喜燥恶湿,而湿为阴邪,易困脾阳,以致脾胃受伤,小肠无法分清泌浊,则发生泄泻。同时,本病又有虚、实之分。一般来说,暴泻多以湿盛为要,病属实证;久泻多责之脾虚为主,病属虚证。二者往往又可以相互转化,互为因果。暴泻经及时治疗,可在短时间内好转,但如果治疗不及时或不得当,迁延日久,可由实证转虚,变为慢性泄泻,长期可累至肾阳受损,脾失温煦,命门火衰而成五更泄泻。久泻脾虚不运,内湿困脾,若外感湿邪,可致内湿与外湿相互为患,引发暴泻。同时要注意暴泻不止的患者,可迅速耗气伤津,转为痉、厥、闭、脱等危重症候,可危及生命。现主要论述前三点:

(1)外邪所伤　在外感致病邪气中,无论是寒、热、暑、湿均可引起泄泻,但尤以湿邪为要。《杂病源流犀烛·泄泻源流》:"湿盛则飧泄,乃独由于湿耳。不知风寒热虚,虽皆能为病,苟脾强无湿,四者均不得而干之,何自成泄?是泄虽有风寒热虚之不同,要未有不源于湿者也。"湿邪易困脾土,使脾胃气机升降失常,致运化不利、清浊不分引起本病。

(2)饮食所致　或因食不洁之物,或过食肥甘厚味、辛辣生冷,均可导致内生寒、热、湿、食滞之邪,使脾运失职、升降失调而发。

(3)情志不调　忧郁、思虑过度或是愤怒紧张,都会导致肝气郁结、横犯脾土、脾失健运、气机升降失常而发病。正如古代《景岳全书·泄泻》记载:"凡遇怒气便作泄泻者,必先以怒时夹食,致伤脾胃。"而对于久病体虚及先天禀赋不足者,皆为脾胃虚弱,运化失职,不能受纳运化水谷导致。

(二)临床表现

临床主要表现为大便次数增多、排稀便和水电解质紊乱。

1. 一般症状
因腹泻轻重而异。

(1)轻型腹泻 主要是大便次数增多,每日数次至 10 余次。大便稀,有时有少量水,呈黄色或黄绿色,混有少量黏液。每次量不多,常见白色或淡黄色小块,是钙、镁与脂肪酸化合物的皂块。偶有少量呕吐或溢乳,食欲减退,体温正常或偶有低热。面色稍苍白,精神尚好,无其他周身症状。体重不增或稍降。体液丢失在 50 ml/kg 以下,临床脱水症状不明显。预后较好,病程 3～7 天。

(2)重型腹泻 可由轻型加重而成。每日大便十数次至 40 次。开始转为重型时,便中水分增多,偶有黏液,呈黄色或黄绿色,有腥臭味,呈酸性反应。换尿布不及时者,常腐蚀臀部皮肤,表皮剥脱而发红。随病情加重和摄入食物减少,大便臭味减轻,粪块消失而呈水样或蛋花汤样,色变浅,主要成分是肠液和少量黏液,呈碱性反应。大便量增至每次 30 ml,多者可达 50 ml。镜下见脂肪滴、游动的细菌、黏液,重症偶见红细胞,白细胞可达每高倍视野 10 个。患儿食欲低下,常伴呕吐。多有不规则低热,重者高热。体重迅速降低,明显消瘦。如不及时补液,脱水、酸中毒逐渐加重。少数重症病起急剧,高热在 39～40 ℃,频繁地呕吐、泻水样便,迅速出现水和电解质紊乱的症状。近 10 年来,由于多能提早就诊,严重的重型腹泻已明显减少。

2. 水和电解质紊乱症状

以脱水、酸中毒为主,有时有低钾、低钙症状。

(1)脱水 患儿较快地消瘦、体重减轻,精神萎靡,皮肤苍白,甚至发灰,弹性差,前囟和眼窝下陷,黏膜干燥,腹部凹陷,脉细数,血压降低和尿量减少。脱水分为轻、中、重三度。①轻度脱水:体液丢失占体重的 5% 以下。患儿精神稍差,面色略苍白,皮肤稍干但弹性尚好,眼窝稍陷,小便较平时略少。②中度脱水:体液丢失占体重的 5%～10%。患儿萎靡、阵阵烦躁,皮肤苍白发灰、干燥、松弛、弹性差,捏起后不能立即展平。口周发青,前囟和眼窝明显下陷,唇及黏膜干燥,心音钝,腹部凹,四肢发凉,小便明显减少。③重度脱水:体液丢失占体重的 10%～15%。患儿萎靡、淡漠,对周围环境无反应,皮肤苍灰,弹性极差,捏起后不易平复。前囟与眼窝深陷,眼不闭,结膜干涩,哭无泪,角膜无光,口唇发绀,黏膜干燥、心率加速,血压不易测出。腹深陷,四肢厥冷,尿极少或无尿。

估计脱水程度时,应重视眼窝、前囟凹陷程度。低渗性脱水易出现皮肤弹性减低,而营养不良儿平时弹性就差,应予注意。

(2)酸中毒 主要表现为精神萎靡,呼吸深长。严重者呼吸增快,甚至昏迷。新生儿或小婴儿无或较晚出现呼吸深长,主要表现为嗜睡、苍白、拒食、衰弱等,估计酸中毒时,要注意患儿年龄。

(3)低钾血症 多在水泻 1 周以上出现明显低钾,原有营养不良者出现较早、较重。一般患儿未输液前较少有低钾症状,输入不含钾液体后,随脱水酸中毒的纠正,逐渐出现低钾症状:精神萎靡、肌张力低、第一心音钝。再重则出现腹胀、肠鸣音减弱或消失、腱反射减弱。如未及时补钾,低钾严重时可出现肌肉麻痹,甚至呼吸肌麻痹、肠麻痹、膀胱麻痹、腱反射消失,心率减慢、心律不齐、心尖部出现收缩期杂音、心脏扩大,可危及生命。血钾在 3.5 mmol/L 以下多出现低钾症状。

(4)低钙血症 原有营养不良、佝偻病或腹泻日久的患儿,常在输液后出现烦躁不安、手足搐搦,甚至惊厥等低钙症状。检查可见佛斯特和腓反射阳性。

(5)低镁血症 少数患儿纠正脱水、酸中毒、补充钙后出现低镁性手足搐搦症。表现为手足震颤、搐搦、哭闹、易受刺激、不能入睡。

3. 检查

(1)血常规检查。

(2)大便镜检 消化不良者有脂肪滴或少量黏液,肠炎者有白细胞及偶见红细胞及吞噬细胞,真菌性肠炎可见真菌孢子及菌丝,培养可分离出致病菌。

(3)泄泻 排便次数增多,粪质稀溏或完谷不化,甚至泻出如水样便为主症的病证。古代将大便稀溏而势缓称为泄,大便清稀如水而势急称为泻,现一般统称为泄泻。导致本病发生的因素有很多,但最为多见的有外邪所伤、饮食所致、情志不调、久病体虚及先天禀赋不足等。

(三)临床医案

吴某,男,2 岁,1987 年 11 月初诊。

腹泻呈稀水蛋花样便,每天难以计数,4 天。体温正常,大便常规:可见不消化食物、脂肪球、少许白细胞,小便量少,在外院住院 3 天,经补液、止泻、血浆输入等治疗,腹泻未见改善。见婴儿消瘦,尿片可见便水分离,量少,肛周潮红。小儿双手指纹淡红隐约于气关、命关之间。

诊断:中医诊为泄泻(脾虚失运,湿热下注);西医诊为婴儿腹泻。

治则:健脾助运,清利湿热。

治法:点灸笔点灸。

取穴:双耳尖,脐周四穴(水分、阴交、双天枢),双足三里,双公孙,双列缺,双脾俞,双大肠俞。

操作:见点灸法。每天上、下午各 1 次,每次 5 分钟。该患者治疗两天后痊愈。

体会:婴幼儿脏气清灵,随拨随应,点灸后穴区皮肤微微潮红即可。双耳尖是周楣声老师治疗诸多疾病必选之穴位,脐周四穴为治疗腹泻有效之经验穴,足三里健脾胃,公孙通冲脉,可治胃、心、胸疾患,对合并呕吐最好,列缺合并脾肾治水,清水之上源,脾俞、胃俞为脾、胃之本穴。

（五）调护和注意事项

1. 严密观察病情

(1)患儿入院后严密观察一般情况,神志、精神、面色、四指温度及 T 与 R 等变化。观大便的色、质、量、气味及次数,必要时留取大便送检。同时做好护理记录。

(2)寻找患儿哭闹的原因,如饥饿、腹泻时腹痛、尿布浸湿、过热过冷、卧位不舒适等均可引起哭闹,及时发现原因并及时对症处理。

(3)保持病室空气新鲜,光线充足。每日开窗通风 2 次,每次 30 分钟,每日用循环紫外线消毒 1 个小时,室温 18～20 ℃,湿度 55％～65％。

(4)注意肛周皮肤护理,保持清洁干燥,特别是女婴,及时更换尿布,使用软的尿布,避免用塑料布包裹。便后用温水洗净臀部及会阴部皮肤,并涂 5％鞣酸软膏。局部发红或有渗出或有潜在溃疡者,可用灯泡照射或用暴露理疗,使创面干燥愈合。

(5)腹泻严重患儿,加之饮食控制,往往有脱水症状。要注意防寒保暖,随时增减衣服。若患儿四肢发冷,可用热水袋保暖,但注意观察,防止烫伤皮肤,也可用空调适当提高室内温度。

(6)加强口腔护理 饭后可用金银花液、甘草液漱口,如有鹅口疮可用药棉蘸 2％苏打水清洗患处,后涂 10％甲紫或制霉菌素粉,如患儿呕吐,要取头低位。

2. 注意事项

(1)婴幼儿皮肤娇嫩,点灸速度要快,稍有停顿,皮肤可能出现小水疱,保护好不要擦破,让其自行吸收。

(2)婴幼儿腹泻的预后与患儿的体质、病因、治疗时机和治疗方法有关。

注意喂养,增强小儿体质,注意饮食卫生,给婴儿增加辅食时,应循序渐进。避免与腹泻患儿接触。

五、痄腮

小儿痄腮多是由腮腺炎病毒引起的急性呼吸道传染病,呈世界性分布,在我国归属于法定丙类传染病,全年均可发病,以冬、春季为高峰。多发于儿童,呈散发或流行,在集体儿童机构中可形成暴发流行。临床以唾液腺急性非化脓性肿胀为特征,常伴发脑膜炎、胰腺炎及睾丸炎。

（一）病因病机

中医称流行性腮腺炎为"痄腮",病名首见于金代窦杰《疮疡经验全书·痄腮》:

"痄腮,毒受在耳根、耳聤,通于肝肾,气血不流,壅滞颊腮,是风毒症。"其病因为感染风温邪毒,病变部位主要在足少阳胆经,严重者可累及足厥阴肝经。风温邪毒从口鼻而入,首犯肺卫,肺卫失宣,故见发热、恶寒、头痛、咽痛等表证;邪毒入里,内犯少阳经脉,循经上攻,与气血相搏,结于耳下腮部,则腮腺肿胀、疼痛。若邪毒较重,或素体虚弱,正不胜邪,邪从火化,毒热炽盛,壅阻少阳经脉,气血凝滞,则致腮部胀甚疼痛,坚硬拒按,张口咀嚼不便;热毒炽盛则高热不退;邪热扰心,则烦躁不安;足少阳胆经和足厥阴肝经互为表里,热毒炽盛,邪盛正衰,邪陷厥阴,扰动肝风,蒙蔽心包,可见高热、抽搐、昏迷等症。足厥阴肝经循少腹络阴器,邪毒内传,引睾窜腹,可见睾丸肿胀、疼痛,或少腹疼痛等。若邪毒循胸过肋,入脘腹,结阳明者,则可出现上腹疼痛剧烈、恶心呕吐等症状。

(1)邪犯少阳　外感风湿邪毒,从口鼻而入,壅阻足少阳经脉,邪毒与气血相搏,凝滞于耳下腮部,引起肿胀疼痛。

(2)毒窜睾腹　足少阳胆经与足厥阴肝经互为表里,若邪由足少阳胆经传于足厥阴肝经,可引发少腹痛、睾丸痛等。

(3)邪陷心肝　温毒炽盛,热极生风,内窜心肝,扰乱神明,则可出现高热、昏迷、抽搐等。

(二)临床表现

(1)潜伏期　为2～3周,平均18天。

(2)前驱期表现　前驱期很短,数小时至1～2天。常有发热、食欲不振、全身无力、头疼、呕吐等。少数患儿早期并发脑膜炎,可出现脑膜刺激征。

(3)腮腺肥大期　腮腺肿大先于一侧,然后另一侧也肿大,也有仅一侧肿大或腮腺无肿大的病例。肿大的特点是以耳垂为中心,向周围扩大,边缘不清,触之有弹性感及触痛,表面皮肤不发红。肿胀范围上缘可达颧骨弓,后缘达胸锁乳突肌,下缘延伸到颌下,达颈部。腮肿3～5天达高峰,继而渐缩小,一般1周左右消退,偶有延至2周者。有时颌下腺和舌下腺均可肿大,以前者肿大为多见,有些病例仅有颌下腺肥大而腮腺不大。部分患儿颌下腺、舌下腺及腮腺可始终无明显肿胀,而仅有病毒血症或并发症的表现。腮腺管口可见红肿。患儿感到腮腺局部胀痛和感觉过敏,张口和咀嚼时更明显。在腮腺肿大的同时体温仍高,但体温增高的程度及持续时间的长短与腮腺肥大程度无关。发热持续时间不一,短者1～2天,少数可达2周。发热以中等度多见,低热与高热均少见,约20％体温始终正常。其无特殊治疗药物,主要采取对症处理。

当腮腺有明显肿胀,又有明确的接触史,在除外其他原因引起的腮腺肿大的情况下,临床做出诊断并不困难。单纯颌下腺或舌下腺肿大的病例,在有明确的传染源,除外局部淋巴结炎后,即可做出诊断。腮腺肿大前,或无腮腺肿大的病例出现脑炎者,临床诊断比较困难。

外周血白细胞计数大多正常或稍增,分类检查淋巴细胞相对增高。血、尿淀粉酶测定轻至中度升高,但需与胰腺炎鉴别,血清脂肪酶测定对诊断胰腺炎有帮助。疑有脑膜炎者可做脑脊液检查,但症状明显,腮腺炎诊断明确者,可不必检查脑脊液,轻症无特殊处理需要。为做出病原学诊断,应做血、唾液、尿及脑脊液病毒分离。

(三)临床医案

葛某,男,5岁,2014年4月初诊。

左侧耳垂肿大,疼痛,伴发热1天。幼儿园有腮腺炎患儿。体温38.4℃。舌红,少津。

诊断:中医诊为痄腮(热郁少阳);西医诊为流行性腮腺炎。

治则:通调少阳,疏风散热。

治法:点灸法。

取穴:左角孙穴,左翳风,左腮腺周围,双支沟,双阳陵泉。

操作:点灸笔点灸角孙穴是重点,可点5次,其余穴位点两三次,每天1次,1次后体温正常,三四次肿胀消退。

(四)按语

本法操作简单,一次操作3~5分钟。加强护理,局部湿热敷,多饮水。

本病预后良好,均能完全恢复。并发脑膜脑炎者,一般预后良好,偶有重症因呼吸、循环衰竭致死者。少数患者可发生一侧永久性感音性耳聋。

(五)调护和注意事项

1. 自动免疫

腮腺炎减毒活疫苗已证实安全有效,日前常采用麻疹、风疹、腮腺炎三联疫苗。接种后抗体阳转率可达96%,腮腺炎自然感染的保护效果可达97%。免疫后中和抗体至少可维持9.5年。疫苗一般无发热或其他反应,但孕妇、免疫缺陷及对鸡蛋过敏的患儿应忌用。

2. 被动免疫

丙种球蛋白和腮腺炎高价免疫球蛋白均无预防效果,也不能减轻症状,减少并发症的发生。

3. 隔离与留观

患者应隔离至腮肿完全消失为止。对接触者应逐日检查,见有可疑症状,应隔离观察。集体儿童机构应检疫 3 周。

4. 中医预防

（1）金银花 15 g，板蓝根 20 g，鸭跖草 12 g，蒲公英 18 g，蜜枣 5 枚，上药加水煎成 300 ml 左右药液，分 2 次温服。若潮湿季节可加土茯苓 15 g，干燥季节可加玄参 10 g，生地 15 g。

（2）痄腮流行期间，要避免与腮腺炎患者接触，也可服用板蓝根颗粒（冲剂）或取中药板蓝根煎服。

六、输卵管通而不畅

输卵管是一对细长而弯曲的肌性管道，是卵子与精子结合的场所及运送受精卵的通道。输卵管管腔长且较窄、壁薄，容易受多种因素的影响而发生阻塞，使卵子与精子不能正常结合或受精卵不能正常移至子宫，导致不孕及异位妊娠。

（一）病因病机

输卵管通而不畅的原因有输卵管发育地进行性异常，再就是继发感染引起的通而不畅，如解脲支原体感染、宫腔操作后没有及时的抗感染治疗等多种因素导致的，主要临床表现就是不孕。古代医家对不孕症没有相关阐述，其症状见于"绝子""绝产""小腹痛""月经不调"等篇幅中。中医认为输卵管阻塞性不孕主要是因为多种病因导致胞宫、冲任二脉损伤，气血瘀阻，冲任二脉不通，致使精子输送被阻碍，进而诱发不孕。目前，大量学者均认为输卵管不通性不孕的发病机制除了包括外邪入侵、内伤七情造成的气血瘀滞外，还包括寒凝、气虚、脉络不通等问题。而在我国不孕症发病率为 7%～10%，其患病率占女性不孕的 20%～40%，又以输卵管通而不畅为常见，因此了解其中医病因病机，掌握中医治则和治法可为我们攻克输卵管阻塞性不孕另辟思路。

引起输卵管通而不畅性不孕症的病因病机可划分为以下几点：

1. 瘀血阻滞（气滞血瘀型、瘀血阻络型）

传统中医理论认为，输卵管为肝经循行之处，有学者认为，输卵管阻塞则是由瘀血阻滞、脉络不通而使两精无法相搏致不孕，血瘀为输卵管阻塞主要的病因病机。基于其以上发病机制，中医临床治疗则以通络化瘀为主，发挥出标本兼治之效。

《神农本草经》云："谓主妇人多无子，因无子者多系冲任瘀血，瘀血去自能有子也。"说明瘀血、湿浊等有形之物阻碍胞脉，胞络受阻，无法摄精成孕可致不孕，输卵管炎症可导致管腔存在不同程度的粘连堵塞及功能损伤，符合中医血瘀证的病理特点,故其根本病因在于"瘀",根本病机是瘀阻脉络,经脉不通,证型以气血瘀滞型、肾虚血瘀型为主,早期以气血瘀滞型为主,后期则以肾虚血瘀型为主,此时则多见盆腔粘连、输卵管积水、伞端闭锁等临床表现。

2.肝旺气滑,冲任不利

肝藏血,主疏泄。肝郁化火,阻滞气机,使肝失条达。肝经与任脉密切相关,《灵枢·经脉》指出,肝经的循行部位是"循阴股,入毛中,过阴器,抵小腹……"《素问·骨空论》谓任脉者,"起于中极之下,以上毛际,循腹里,上关元……",而主孕育。两经经脉同行小腹,且任脉有腧穴与肝经相会,因此,气不行,则易导致冲任不利而不孕,症状主要为经前乳胀,输卵管造影可显示为:通而不畅,舌质红、少津,苔白腻,脉细弦。

3.湿热瘀滞

输卵管通而不畅应属中医"脉络闭阻"范畴。多由于经期产后调摄不当、房事不节及卫生不洁,又适逢身体虚弱、胞脉空虚未闭,无力抵御外邪,湿热之邪或虫毒乘虚内侵,与冲任气血相结,气血不畅,瘀血内停,脉络闭阻而致不孕、血瘀,或兼肾虚,或兼气滞,或兼寒湿,或兼湿热。

多数医家均认为"血瘀"是本病的本质特征,或兼肾虚,或兼气滞,或兼寒湿,或兼湿热,"血"是本病的本质特征,在治疗中化瘀通络应贯穿始终。

4.外邪浊毒

中医学认为经期产后,外邪乘虚侵入胞宫胞络,外邪留滞为患,以致气血瘀阻,其病因病机是瘀血痰浊、阻滞胞宫,导致冲、任二脉不通,活血通络是主要的治疗法则。

5.肝经气血瘀滞

输卵管通而不畅不孕症,根据其临床表现,大致归属于中医之"不孕""经""产"等范围。《格致余论·受胎论》说:"男不可为父,得阳道之亏者也;女不可为母,得阴道之塞者也。"概括了不孕不育,在男性主要由于肾精亏损,在女性主要由于输卵管阻塞。《针灸甲乙经》载"女子绝子,血在内不下",提出瘀血是为其因。中医认为输卵管位居少腹两侧,正值肝经所属。女子以肝为先天,肝肾同源,肝藏血,女子以肝为用,所以直接或间接原因导致肝经气血瘀阻,为输卵管不畅之病机。

6.气血瘀结,阻滞经脉

根据中医学理论,输卵管阻塞属于"瘀证"范畴。中医认为,输卵管不通主要是由多种因素致气血畸结,阻碍经脉,人体带脉阻塞,身体向附件和子宫部位的供血量不够,造成输卵管瘀积及代谢废物不能及时清理,新陈代谢与肌体不相适应造成的。

总之,输卵管通而不畅性不孕症是由瘀血阻滞、脉络不通而使两精无法相合而致不孕,血瘀为输卵管阻塞主要的病理病机,基于其以上发病机制,中医临床治疗则以通络化瘀为主。

(二) 临床表现

(1)多毛症　输卵管不通会导致女性不孕,而输卵管通而不畅的危害也是非常大的。主要是人体内含有过多的雄激素而引起多毛。由于种族不同,亚洲妇女没有欧美患者的多毛症明显。有时伴随痤疮、脱发。

(2)肥胖症　在输卵管疾病的发病过程中,统计约有 25％的患者会出现肥胖,肥胖症与多囊性卵巢综合征的关系很复杂,可能与胰岛素敏感性降低有关,而且雄性激素降至正常后,肥胖依然存在。

(3)输卵管通而不畅的症状是慢性不排卵　输卵管通而不畅的症状有很多,其中最明显且容易察觉的就是月经异常和不调。主要表现为月经失调,月经次数少、经量少,甚至闭经。少数患者很久才来一次月经,而且经量很多,经期长。

(4)不孕　如果输卵管通而不畅的病情严重时,还会导致女性不孕。这可能是激素紊乱或卵巢功能不全引起的无排卵,也可能是卵子质量差或孕激素缺乏造成子宫内膜生长不良而不利于受精卵着床、发育引起的。

(三) 临床医案

左某,女,28 岁,2018 年 5 月初诊。

结婚 4 年,夫妇同居,性生活正常,未能受孕,男方精子分析正常,否认烟酒嗜好。女方月经规律,性激素 6 项正常,测排卵双侧卵巢有卵子排出,双方免疫学检测正常,碘油造影显示右侧输卵管闭塞,左侧通而不畅。建议行手术治疗,患者暂未同意,病程中寐食正常,排卵期双侧乳房轻微胀痛。舌质偏暗,舌边有少量瘀点,苔薄白,脉细弦。

诊断:中医诊为不孕症(肝郁气滞,瘀血阻络);西医诊为右输卵管不通、左通而不畅。

治则:疏肝解郁,化瘀通络。

治法:艾盒灸加针刺。

取穴:神阙,关元,双归来,双太冲,双三阴交,双阴陵泉,左还巢穴配右妇科穴,右还巢穴配左妇科穴(董氏奇穴)。

操作:点燃 3 cm 的艾条置艾灸盒内,放于神阙、关元处,灸完再换 1 支艾条。针刺太冲、归来、三阴交、阴陵泉、还巢和妇科穴,得气后留针 30 分钟,中途行针 1 次,隔日 1 次。1 个月后,每周 2 次,直至怀孕。

中药:路路通 15 g,王不留行 15 g,当归 10 g,炒白芍 10 g,熟地黄 20 g,川芎

10 g,香附 10 g,丹参 20 g,水蛭 6 g,皂刺 10 g,莪术 10 g,甘草 6 g,醋制元胡 15 g。每日 1 服,水煎分 2 次服,早、晚各 1 次,月经期停服。

经 3 个月治疗患者受孕,超声检测受精卵着床在子宫底部,正常孕检,一年后随访,平产分娩一女婴。

(四)按语

输卵管通而不畅主要临床表现就是不孕,输卵管不孕在中医学中属于"不孕症"的范畴。《素问·上古天真论》中首次提出不孕与天癸、肾气、冲任的关系。"女子二七而天癸至,任脉通,太冲脉盛,月事以时下,故能有子。……七七任脉虚,太冲脉衰少,天癸竭,地道不通,故形坏而无子。"此处强调不孕多与肾虚天癸不至相关,而现代医家发现现代女性为追求时尚衣着不能顾护腰脐部、足踝等,导致寒邪入侵胞络,胞络受阻。因而临床上妇女因外感风、寒、湿、热,七情所伤、肝气郁结或素体气血虚弱致气血运化不足,血脉瘀滞,瘀阻胞宫,则输卵管通而不畅,导致不孕概率大大上升。古代诸多医家提出输卵管的通畅对于女性受孕有重要作用,且输卵管的通畅与气滞、湿阻、血瘀有关,大体分为虚、实、虚实夹杂,肾气充足、脾胃调和、冲任通畅为本,痰湿瘀阻滞为标。如《神农本草经》有云:"无子者多属冲任瘀血,瘀血去自能有子也。"又有云"月水不利而无子者……,血结子脏,……所以无子也"。《医林改错》亦有云:"元气既虚,必不达于血管,血管无气,必停留而为瘀。"《医宗金鉴·妇科心法要诀》中论述不孕:"无子只故伤冲任,不调带下经漏崩,或因积血胞寒热,痰饮脂膜病子宫。"《张氏医通》中提出"湿盛则气滞,气滞则精虽至而不能冲透子宫,故尔不能成孕"。

在治疗方面,蔡圣朝认为可通过补益脾肾、祛寒化瘀、除湿通络、疏肝理气等治则,使机体气血、阴阳调和,使输卵管恢复通畅,及其正常排卵。经云"腰为肾之外府";带脉环于腰腹;任、督二脉皆布及腰腹,腰部受寒,寒邪侵入任督带脉,任脉有担任"担任、妊养";任脉为"阴脉之海",调节阴经气血,"任主胞胎";督脉为"阳脉之海",调节一身阳气;督脉络肾,又与生殖相关。任、督二脉皆起于胞宫;寒邪损伤任督二脉,最终导致一身阴阳、气血失调;寒邪循经入于胞宫,胞宫失养,不能妊养;带脉约束纵行诸经,带脉损伤,诸经不束,经脉不畅,水湿内生、瘀血内阻。足踝乃足三阴经所过,足踝受寒,寒邪入侵足三阴经,损伤足之肝、脾、肾三阴经。最终导致任督带脉及足三阴经损伤,胞脉受阻,受孕困难。艾灸盒放置在下腹部,兼顾到神阙、归来及下腹部穴位。太冲疏肝气,女子以肝为本,肝气舒畅,藏血正常,则气血调和。三阴交是足三阴经交会之处,针刺该穴有调理足肝、脾、肾三经作用,脾生化有源,肝有血可藏,肾精充沛。董氏奇穴的还巢和妇科穴皆可调理妇科方面问题。中药:活血化瘀,通经活络。路路通、王不留行有通络之效,四物汤生血养血为妇科之圣方,香附、元胡、丹参、水蛭、皂刺、莪术理气活血、破血逐瘀,甘草调和之。

(五)调护和注意事项

1)房事中要做好避孕工作。

2)注意性生活卫生:

(1)尽量适龄开始性生活,避免多个性伴侣,性生活时做好安全措施。

(2)月经期避免性生活。

(3)定期进行妇科检查,发现有妇科炎症者需积极治疗。

(4)及时、规范地治疗盆腔炎性疾病。

3)做到定期检查身体,发现病原体后,及时消除。

4)科学合理地饮食,保持膳食的均衡。

(1)多食新鲜蔬果,可以满足每日身体所需的维生素 A、维生素 C 以及钙质和铁等。

(2)每日补充鲜奶,每日主食的摄入,富含维生素 B 和微量元素的粗粮要多吃。

(3)每天加食一两个鸡蛋,蛋类含有丰富的蛋白质、钙、磷及各种维生素。

(4)豆类食物含有大量容易消化的蛋白质、维生素 B、维生素 C、铁和钙质,黄豆芽和绿豆芽还含有丰富的维生素 E。

(5)肉类、鱼类富含大量的蛋白质,海带、紫菜、海米等海产品可以保证碘的摄入量。

七、妊娠恶阻

妊娠早期(6 周左右),出现恶心呕吐,头晕倦怠,恶闻食气,甚或食入即吐者,称为"妊娠呕吐",又称"子病""病儿""妊娠阻病""妊娠恶阻"等,多于 3 个月后逐渐消失。如仅见恶心嗜酸、择食倦怠,或晨间偶见呕吐,为早孕反应,不作病论。恶阻的记载始见于《金匮要略·妇人妊娠病脉证并治》,《诸病源候论·恶阻候》首次提出恶阻病名,并指出"此由妇人元本虚羸,血气不足,肾气又弱,兼当风饮冷太过,心下有痰水夹之,而有娠也",是指受孕后 2～3 个月,反复出现的以恶心、呕吐、厌食或食入即吐为主要症状的孕期病证。古人因其恶心而阻碍饮食,所以称之为"恶阻",如《胎产心法》所说:"恶阻者,谓有胎气,恶心阻其饮食也。"祖国医学称其为妊娠恶阻,是妊娠早期的常见病之一,《广嗣配要》云:"恶阻者,谓有妊而恶心阻其饮食也。"

有半数以上妇女在怀孕早期会出现早孕反应,包括头晕、疲乏、嗜睡、食欲不振、偏食、厌恶油腻、恶心、呕吐等。症状的严重程度和持续时间因人而异,多数在孕 6 周前后出现,8～10 周达到高峰,孕 12 周左右自行消失。少数孕妇早孕反应严重,频繁恶心、呕吐,不能进食,以致发生体液失衡及新陈代谢障碍,甚至危及孕妇生命。

西医学的"妊娠剧吐"可参照本病。

(一)病因病机

妊娠恶阻主要病机是冲气上逆,胃失和降。常见病因为脾胃虚弱、肝胃不和,若病情渐进,可发展为气阴两虚恶阻重症。

(1)脾胃虚弱　脾胃素虚,孕后经血不泻,冲脉气盛,冲脉隶于阳明,冲气上逆犯胃,胃失和降反随冲气上逆,而致恶心、呕吐。或因脾虚不运,痰湿内生,冲气夹痰饮上逆,而致恶心、呕吐。

(2)肝胃不和　素性肝旺,或恚怒伤肝,孕后血聚胞宫以养胎,冲脉气盛,冲脉附于肝,肝脉挟胃贯膈,冲气挟肝火上逆犯胃,胃失和降,遂致恶心、呕吐。

在现代医学中,妊娠剧吐的原因可能与体内人绒毛膜促性腺激素(HCG)增多、胃肠功能紊乱、胃酸分泌减少和胃排空时间延长有关。0.3％～1％的孕妇会发生妊娠剧吐,多见于年轻初产妇,一般认为与 HCG 显著升高有关。其依据是,早孕反应出现与消失的时间与孕妇血 HCG 值上升与下降的时间相一致。葡萄胎、多胎妊娠孕妇血 HCG 值明显升高,剧烈呕吐发生率也高,说明妊娠剧吐可能与 HCG 水平升高有关。但临床表现的程度与血 HCG 水平有时并不一定成正比。精神过度紧张、焦急、忧虑及生活环境和经济状况较差的孕妇易发生妊娠剧吐,提示此病可能与精神、社会因素有关。近年研究发现,妊娠剧吐还可能与感染幽门螺杆菌有关。

(二)临床表现

妊娠剧吐发生于妊娠早期至妊娠 16 周,多见于年轻孕妇。一般停经 40 天左右出现早孕反应,逐渐加重,直至频繁呕吐,不能进食。呕吐物中有胆汁或咖啡样物质。严重呕吐可引起失水及电解质紊乱,并动用体内脂肪,使其中间产物丙酮聚积,引起代谢性酸中毒。患者体重明显减轻、面色苍白、皮肤干燥、脉搏弱、尿量减少,严重时出现血压下降,引起肾前性急性肾衰竭。

妊娠剧吐可导致两种严重的维生素缺乏症:

1.维生素 B_1 缺乏

可导致 Wernicke 综合征,临床表现为中枢神经系统症状,即眼球震颤、视力障碍、共济失调、急性期言语增多,后逐渐精神迟钝、嗜睡,个别发生木僵或昏迷。若不及时治疗,死亡率达 50％。

2. 维生素 K 缺乏

可导致凝血功能障碍,常伴血浆蛋白及纤维蛋白原减少,孕妇出血倾向增加,可发生鼻出血,甚至视网膜出血。

妊娠剧吐主要应与葡萄胎、甲亢及可能引起呕吐的疾病,如肝炎、胃肠炎、胰腺炎、胆管疾病等相鉴别。有神经系统症状者应与脑膜炎和脑肿瘤等鉴别。

检查:

(1)尿液检查　测定尿量、尿比重、酮体,注意有无蛋白尿及管型尿。

(2)血液检查　测定红细胞数、血红蛋白含量、血细胞比容、全血及血浆黏度,以了解有无血液浓缩。动脉血气分析测定血液 pH、二氧化碳结合力等,了解酸碱平衡情况,还应检测血钾、血钠、血氯含量及肝肾功能。

(3)其他　必要时行眼底检查及神经系统检查。

(三)临床医案

孙某,女,26 岁,1988 年 6 月初诊。

停经 3 周,泛泛欲吐,口中酸水多,不能进食,仅仅喝点米粥也难以下咽,持续1周。

妊娠指标:黄体酮、体内人绒毛膜促性腺激素水平均和妊娠时间相符合。尿酮体阳性。面色蜡黄,精神萎靡,尿少而黄赤,就诊时不停吐口腔分泌物。舌质瘦小偏红,苔薄黄,脉弦细。

诊断:中医诊为妊娠恶阻(胎气上冲,脾胃不和);西医诊为妊娠呕吐。

治则:平冲降逆,调和脾胃。

治法:艾条悬灸。

取穴:双公孙穴。

操作:点燃艾条悬灸在双公孙穴,双侧同时进行,灸至局部潮红,维持 30 分钟,上、下午各 1 次。1 天灸后,症状略有缓解,可进食米汤。2 天治疗后,只是偶有恶心感。以后每天灸治 1 次,直至完全缓解。3 天测尿酮体为(±)号,一周测转阴。

注意事项:灸治过程灸量一定要足。局部皮肤潮红仍要维持半个小时以上。治疗过程中,如少腹、胃脘区域有热感,疗效会更好,要等热感消失再停止本次治疗。

如果尿酮体阳性,说明机体代谢发生紊乱,最好结合补液支持治疗,防止对母婴产生不良影响。

(四)按语

公孙穴是八脉交会穴,通冲脉,具有平冲降逆之功。经气冲穴外出于足少阴经交会,沿腹两侧,上达咽喉。该穴为治冲之要穴,凡有冲逆之病当首选。

（五）调护及注意事项

（1）树立信心　妊娠呕吐是一种正常的生理反应,不是疾病,每个孕妇都会发生。只要解除思想顾虑,树立胜利的信心,保持精神和心理平衡,可减轻妊娠反应的发生。

（2）适度休息　轻度妊娠反应,不影响正常生活和工作,只是不要过度劳累。重度妊娠反应,应该适当休息,以减少不必要的消耗,可减轻反应发生。

（3）调剂饮食　饮食应根据孕妇的喜好,选择喜欢吃的、营养丰富、易消化的食物。适当增加酸味和咸味,可帮助开胃和止吐。要多吃些蔬菜和水果。采用少吃多餐的方法进食。

（4）中医中药　根据妊娠反应症状的轻重,应用中医辨证施治,效果比较好。呕吐严重者,可用针灸止吐,取内关、足三里、公孙等穴,也可用耳针。针灸治疗止吐效果较好,对胎儿没有不良影响。

（5）剧吐应及时就医　呕吐严重,有脱水和酸中毒危险者,应到医院补充糖和电解质,维持身体物质代谢的平衡。早期用药应慎重,不要擅自用药,以防影响胎儿发育,或造成胎儿畸形。如经一周的治疗仍持续呕吐,体温超过 38 ℃,黄疸加重、谵妄、昏睡,出现视网膜出血、多发性神经炎者,应考虑终止妊娠。

第七章　五官科病证

一、面瘫(面神经麻痹)

面神经麻痹是生活中一种常见的疾病,中医病名为"面瘫",是面神经受损导致面肌瘫痪的一种神经缺损症状。面神经从颅内中枢发出,最后分布在面部,支配面肌运动。面神经通路较长,其中任何一处的面神经运动神经元受损,均可导致面神经麻痹。

(一)病因病机

关于面瘫的认识,历代祖国医学文献中出现过不同的提法。《黄帝内经》中提作"口喝""卒口僻"。唐代之前的文献中出现"口僻""喝僻""口偏"等称呼。宋陈无择的《三因极一病证方论》提到了"吊线风"的名称,而宋代以后"口眼喝斜"这一病名逐渐多见,至清代,《针灸集成》中则直接出现了"面瘫"一词。本病的特点:起病急速,有一定的自限性,大部分患者可痊愈,少部分会出现后遗症和并发症,预后多数良好。

面瘫病因有外感内伤之分,外感者因风、寒、湿、火等侵袭,内伤者伤于七情、饮食、劳倦,终致气虚、血虚、郁、内热、血瘀等当实邪客于面部经络,气血阴阳紊乱,经筋功能失调,筋内失于约束,则出现口眼喝斜。

(1)本虚　巢元方《诸病源候论》指出"偏风口,是体虚受风,风入于夹口之筋也"。宋严用和《严氏济生方》指出"以元气为根,荣卫为本,根本强壮,荣卫和平,腠理致密,外邪客气莫能为害。或因喜怒忧思惊恐或饮食不节,或劳役过伤,遂致真气先虚,荣卫失度,腠理空疏,邪气乘虚而入。乃感也,为半身不遂,肌肉痛,……口眼喝斜,偏废不仁"。以上均说明气血不足是致病根源,正所谓"邪之所凑,其气必虚"。

(2)风邪外袭　巢元方《诸病源候论》中说"风邪入于足阳明、手太阳之筋。遇寒则筋急引,故使口喝,言语不正,面目不能平视",其中又记载到"风邪入于足阳明、手太阳之筋,遇寒则筋急引起,故使口喝僻,言语不正,面目不能平视。"风为百病之长,风邪兼夹寒热湿等侵袭阳明、太阳经脉,经络失养或经筋功能失调可引发面瘫。

元代李杲《东垣十书》指出"治中风,口眼㖞斜,气短急迫,此中火盛,必汗不止小便数"。故火热之邪上犯头面,也可发生面瘫,因此火热邪气有别于外感。

"故口㖞眼斜者,多属胃土有湿,治法宜辛温,泻金气之短缩,平土之湿由。"说明若中焦生湿,湿内阻致气血不畅、经脉不通,也可成为发生面瘫的一个原因。

以上均说明风、寒、湿、热等邪实均可客于面部筋脉导致本病,感邪途径可为外感或内伤或两者兼夹而发。

(3)经脉与经筋　《医部全录》中提到"凡半身不遂者必口㖞眼斜,亦有无半身不遂而口㖞眼斜者……多属阳明病"。事实上,除阳明经外,其余阳经也都上行至头面,并与眼、耳、口、鼻等器官相关联,故三阳经均可能受邪而致面部发病。具体经络循行,《灵枢·经脉》有记载:"大肠手阳明之脉。其支者,从缺盆上颈贯颊,入下齿中,还出挟口,交人中,左之右,右之左,上挟鼻孔。"

"足阳明之脉,起于鼻之交頞中,旁纳太阳之脉,下循鼻外,入上齿中,还出挟口环唇,下交承浆,却循颐后下廉,出大迎,循颊车,上耳前,过客主人,循发际,至额颅;其支者,从大迎前下人迎,循喉咙,入缺盆,下膈属胃络脾。"

"小肠手太阳之脉……其支者,别颊上䪼抵鼻,至目内眦,斜络于颧。"

"膀胱足太阳之脉,起于目内眦。上额,交巅。"

"三焦手少阳之脉……其支者,从耳后入耳中,出走耳前,过客主人前,交颊,至目锐眦。"

"胆足少阳之脉,起于目锐眦,上抵头角,下耳后,循颈。其支者,别锐眦,下大迎,合于手少阳,抵于䪼,下加颊车,下颈合缺盆以下胸中。"

故十二经脉中多条都循面部,并且都与面部有着密切联系。

(二)临床表现

根据病因不同分为两种不同的表现症状:

1. 中枢性面神经麻痹

病灶对侧下部面肌瘫痪。表现为鼻唇沟变浅、口角歪斜、讲话漏风等,但额纹存在,皱眉、闭眼等动作无异常;病灶对侧的面部随意动作丧失,但仍有哭、笑等表情。

2. 周围性面神经麻痹

病灶同侧上部及下部面肌瘫痪。表现为眼裂变大、鼻唇沟变浅、口角歪斜、讲话漏风、流涎,不能顺利完成皱眉、闭眼、吹口哨等动作,丧失同侧面部表情,少数患者可出现口鼻面部的不适感。

最常见的特发性面瘫。面神经麻痹患者,在用力闭眼时,眼球向外上方转动,露出白色巩膜,称为"Bell 现象"。

（三）临床医案

刘某,男,36 岁,职员,2019 年 3 月 17 日初诊。

"口眼歪斜 1 个月有余。"患者诉 1 个月前因骑电动车受凉后自觉右侧耳后疼痛,且日渐加重,于当地诊所行针刺治疗后未见明显缓解,遂来我科诊治。

查体:患者右侧面肌麻痹,右眼睑闭合不全,右额纹消失,鼻唇沟浅,鼓腮漏气,不能皱眉、露齿,口角左歪,漱口漏水,四肢活动正常。舌红,苔白,脉弦。

诊断:中医诊为面瘫(风寒阻络);西医诊为周围性面瘫。

治则:祛风散寒,活血通络。

治法:隔姜灸加针刺。

取穴:印堂,四白(右侧),鱼腰(右侧),阳白(右侧),迎香(右侧),太阳(右侧),下关(右侧),颊车(右侧),地仓(右侧),夹承浆(右侧),合谷(双侧),足三里(双侧)。

操作:局部皮肤常规消毒后取 1 寸毫针刺印堂、四白(斜刺);取 1.5 寸毫针透刺,采用提捏进针法,即左手拇指、食指两指将所针腧穴部位的皮肤捏起,右手持针,从捏起的上端将针刺入后针尖与皮肤夹角呈 15°,向所需方向沿皮缓慢透刺,切勿使针尖穿透皮肤;阳白穴向鱼腰穴方向透刺;太阳穴向下关穴方向透刺;颊车穴向地仓穴透刺;夹承浆穴向大迎穴方向透刺,直刺双侧合谷穴、足三里穴。并于患者下关穴(右侧)、颧髎穴(右侧)上置生姜各 1 片(厚约 2 mm,直径为 1～2 cm,姜片中心可刺数个小孔),姜片中心安放如小指腹大圆锥形艾炷一个,从上端点燃,热度使患者能够耐受,太热可稍稍移动姜片,每穴须连灸 5～7 壮。上述各穴进针得气均使用平补平泻手法,留针 3 分钟,期间行针 1 次,每日 1 次,7 天为 1 个疗程,共两个疗程。

2019 年 4 月 6 日二诊:患者自觉耳后疼痛有所好转,右额纹呈现,右眼可闭合,但闭眼力量较健侧差,口角左偏较前减轻,右侧面部肌肉麻木感较前减轻,其余改善不明显。继续之前的治疗。

2019 年 4 月 22 日三诊:患者耳后疼痛消失,右眼基本闭合,口角未见明显歪斜。两侧额纹对称,鼻唇沟对称,鼓腮时,右侧口角稍低于左侧口角。后再经一个疗程后,患者基本痊愈。

注意事项:(1)隔姜灸用的姜应选用新鲜的老姜,宜现切现用,不可用干姜或嫩姜。

(2)在灸治的过程中,如果患者感觉皮肤灼热,应该在灼热部位加垫姜片,避免灼伤患者皮肤。

（四）按语

该患者由于风寒之邪侵入面部经络,使经气运行失常,气血失和,且寒主收引,经脉阻滞失养而弛缓不收所致。患者病变部位为阳明经循行之处,故选穴多以手足阳明经和面部穴位为主,可激发调整脏腑经络功能,调整阴阳平衡。《四总穴歌》说"面口合谷收",针刺合谷穴通过强化感觉运动皮层之间的功能关系,配合足三里振奋人体正气,可提高针刺治疗周围性面瘫的临床疗效。在面部穴位上运用隔姜灸法,意在取其祛散外邪,温通经脉,达到气血调和、经脉疏利的目的。闭眼不能或闭眼不全的患者,白天出门的时候可戴上眼镜或护目镜,有助于防止阳光刺激和风沙的直接伤害或划伤;晚上戴眼罩,可以保护眼睛夜间免受持续刺激。患者应注意避免面部长期接受冷风刺激,保持开心、愉悦的心态,生活作息规律,多进行体育锻炼,加强自身免疫力,学会自我保健,调理自身状态。对其他引起面神经麻痹的疾病,可以进行针对性的预防。

病因预防:应保持良好的生活方式,控制体重,予以低盐、低脂饮食,戒烟戒酒。高血压患者坚持控制高血压,按时服用降血压药物,防止血压波动过大;糖尿病患者应严格控制血糖,预防糖尿病性神经病变。

（五）调护和注意事项

面瘫的发病不仅仅会影响患者的正常生活,而且会造成患者的心理疾患。面瘫常见的护理措施有:

(1)生活护理　多食新鲜蔬菜、水果、粗粮、豆类等;保持心情的愉悦,适当的晨练,有充足的睡眠,减少外界(如手机、电脑)的刺激,注意面部的保暖。

(2)眼部护理　由于眼睑闭合不全或不能闭合,瞬目动作及角膜反射消失,角膜长期外露,易导致眼内感染,损害角膜,因此减少用眼动作。在睡觉或外出时应佩戴眼罩或有色眼镜,并用抗生素滴眼,用眼膏涂眼,以保护角膜及预防眼部感染。

(3)宜避风寒,外出戴口罩,注重面部保暖,用毛巾浸热水后湿敷患侧颜面,每天五六次,每次10分钟。也可用热水袋外包毛巾热敷面部,温度宜70℃左右,每天三四次,每次20～30分钟。

(4)本病起病突然,有些患者认识不足,内心压抑,担忧面容的改变,终日不语,更多的患者却担心预后情况,针对患者的种种思虑,医者应诚恳、耐心地解释患者提出的问题,并主动向患者解释发病原因、病情变化和预后转归。对患者口眼歪斜的面容,应尽力体贴关怀,加强生活上的帮助、语言上的沟通。患者得到了尊重和安慰,情志愉悦,气血调达流畅,使患者驱心病、除忧虑、树信心,配合治疗,更有利于康复。

(该案例由陈婵整理)

二、耳鸣、耳聋

耳鸣是指患者自觉耳内鸣响,如闻蝉声,或如潮声。耳聋是指不同程度的听觉减退,甚至消失。耳鸣可伴有耳聋,耳聋亦可由耳鸣发展而来。

两者临床表现和伴发症状虽有不同,但在病因病机上却有许多相似之处,所以放在一起讨论。耳鸣、耳聋可作为临床常见症状,常见于各科的多种疾病过程中,也可单独成为一种耳疾病。西医的耳科病变(如中耳炎、鼓膜穿孔)、急性热性传染病(如猩红热、流行性感冒)、颅内病变(如脑肿瘤、听神经瘤)、药物中毒,以及高血压、动脉硬化、梅尼埃病、贫血、神经衰弱等疾病,均可出现耳鸣、耳聋。

(一)病因病机

古代医家对于耳鸣、耳聋发病病机看法不一,多数认为病因与外感、脏腑内伤及治疗失宜密切相关。《黄帝内经》中记载肝、脾、肾脏腑病变引起耳鸣条文占比较多,可知耳鸣与此三脏联系紧密。耳鸣的发生以虚证为多,以肝、脾、肾脏腑虚损为主,风火痰湿邪气侵犯所致。现代医家指出本病首辨虚实,实证多因外感风邪或肝胆郁火循经上扰清窍;虚证与肾精不足、耳窍失养有关。基本病机是邪扰耳窍或耳窍失养,亦有医家指出耳鸣、耳聋发病与瘀血阻滞密切相关。

(二)临床表现

(1)耳鸣　耳鸣是患者自觉耳中鸣响而周围环境中并无相应的声源,如蝉如潮,时发时止、响声不断,且妨碍听觉。可发生于单侧或双侧,有时患者自觉鸣声来自头颅内部,可称为"颅鸣"或"脑鸣"。耳鸣常为耳聋先兆,耳聋前后多有耳鸣发生,约占70%。一般于耳聋前数小时出现,多为嗡嗡声,亦有蝉鸣声、折管声。可持续1个月或更长时间。有些患者可能强调耳鸣而忽视了听力损失。

(2)耳聋　患者听力不同程度的减退或失听,且人体对周围环境中声音的敏感性降低,程度较轻者称为"重听"。此病来势凶猛,听力损失可在瞬间、几小时或几天内发生,也有晨起时突感耳聋。慢者耳聋可逐渐加重,数日后才停止进展。其程度自轻度到全聋。

(3)眩晕　部分突聋患者伴有不同程度的眩晕,其中约10%为重度耳聋,恶心、呕吐,可持续4~7天,轻度眩晕感可存在6周以上。少数患者以眩晕为主要症状而就诊,易误诊为梅尼埃病。数日后缓解,不反复发作。

(4)耳堵塞　耳堵塞感一般先于耳聋出现。

(5)眼震　如眩晕存在可有自发性眼震。

（三）临床医案

高某,男,67 岁,2018 年 7 月初诊。

双耳渐渐失聪 1 年有余,听力渐渐下降,夜晚伴有耳鸣,声音小,如机械轰鸣,白天不明显。病程中无眩晕,有腰酸背痛,易疲倦,饮食尚可,但较前也减少,睡眠较前差,主要是晚间耳鸣导致心烦,难以入睡。舌质淡红,苔薄微滑,脉弦细。五官科检查:耳膜正常,电测听显示高分贝丢失明显,左侧重于右侧。

诊断:中医诊为耳鸣、耳聋(肾气不足,三焦不畅);西医诊为耳鸣、耳聋。

治则:补肾益气,通畅三焦。

治法:喷灸加针刺。

取穴:外耳道,阳维,听会,耳中,角孙,支沟,太溪 。以上穴位均取双侧。

操作:热流喷灸双侧外耳道,每次半小时,每天 1 次。以双外耳道温热为度。灸后针刺其余穴位,得气为度,留针 30 分钟,中途行针 1 次。10 次为 1 个疗程,连续两个疗程,耳鸣、耳聋明显改善。

注意事项:热流喷灸和针刺结合运用不可偏颇。阳维、听会、耳中、角孙是治疗耳源性疾病经验处方。支沟通调三焦之气机,太溪补肾经之原。保持心情舒畅,避免烦劳,保证睡眠。

（四）按语

古籍文献中早有大量相关导引法治疗此病的记录,运用导引法预防治疗耳鸣、耳聋可减轻患者的服药及针刺痛苦,也可节省经济成本,简便易行,是治疗耳鸣、耳聋的一大特色。如《景岳全书》记载:"凡耳窍或损,或塞,或震伤,以致突发性聋或鸣不止者,即宜以手中指于耳窍中,轻轻按捺,随捺随放,或轻轻摇动以引其气,按之数次,其气必至,气至则窍自通矣。"故而每天坚持做一遍下列中医保健按摩,可以有效地防治耳鸣、耳聋。

（1）按揉三穴　在外耳道前有一软骨凸起称为耳屏,如把耳屏比作小山,在耳屏前对应着两个山脚和山顶,自上而下于一条直线上排列着三个穴位,分别叫作耳门、听宫、听会。我们张嘴时三个穴位都会出现凹陷。按揉它们都有治疗耳鸣、耳聋的作用。老年人每天可以用手指按揉它们,也可用食指或中指指腹上下搓擦,以发热为最佳的按揉程度。

（2）指摩耳轮　中医有介绍,"以手摩耳轮,不拘遍数,所谓修其城郭,以补肾气,以防聋聩"。双手握空拳,以拇、食指沿耳轮上下来回做推摩直至发红、发热。再用两拇指、食指、中指屈蜷成钳子形状,夹捏外耳道做向前、后、左、右的提扯动作,整套动作做 6 次。

（3）鸣天鼓　两手掌心按住耳孔，食指放于中指上做弹击耳后枕部约 20 次。

（4）振耳　接上法，手掌置于耳上，一紧一松挤压耳部。先慢而有力，再做快速振颤。

（5）黄蜂入洞　将两食指或中指插入耳孔，指腹向前，转动 3 次再骤然抽出，每次做 3 遍。

（6）点穴　按揉后枕部酸痛点及双侧风池穴，要有酸胀感。

（7）猿猴摘果　用手经头上提捏对侧耳尖各 14 次。

（8）全耳腹背按摩　搓热双手，手指伸直，由前下向后上推擦耳郭，然后反折耳郭推擦耳背返回，反复五六遍；以掌心劳宫穴（握拳时中指指尖下）分别对准耳腹及耳背做按揉，使全耳发红、发热。

（五）调护和注意事项

（1）积极防治因急性传染病所引起的耳聋，做好传染病的预防、隔离和治疗工作，增强机体（尤其是儿童）的抵抗力。

（2）对耳毒性药物的使用，要严格掌握适应证，如有中毒现象应立即停药，并用维生素和扩张血管的药物。

（3）早期积极治疗急、慢性化脓性中耳炎和分泌性中耳炎。

（4）饮食调理　合理饮食，多摄入高纤维、高维生素、高蛋白食物，避免辛辣刺激性食物。

（5）出现耳鸣、耳聋症状时应尽早就医诊治，治疗越及时，预后越佳。临症时指导患者尽早排查，明确病因，选择正确的治疗方案。

（6）颈源性耳鸣患者平时应注意防治颈椎病的发生，避免长时间伏案工作，适当颈椎功能锻炼。

（7）注意患者心理疏导，保持愉悦心情，减少情绪刺激。防止因长期的耳鸣导致焦虑、抑郁、失眠和脑鸣等不良的心理反应而加重病情。

（8）生活起居规律，避免过度劳累、熬夜等。生活环境保持安静舒适，避免噪音刺激。